医院管理与研究

主 编　于先会　李洁月　宋振鹏　李 超
　　　　马清翠　贾素霞　王丽莉

四川科学技术出版社

图书在版编目(CIP)数据

　　医院管理与研究 / 于先会等主编. —成都：四川
科学技术出版社，2023.7
　　ISBN 978 - 7 - 5727 - 1011 - 7

　　Ⅰ.①医…　Ⅱ.①于…　Ⅲ.①医院—管理—研究
Ⅳ.①R197.32

　　中国国家版本馆 CIP 数据核字（2023）第 108043 号

医院管理与研究

YIYUAN GUANLI YU YANJIU

主　　编　于先会　李洁月　宋振鹏　李　超　马清翠　贾素霞　王丽莉

出 品 人　程佳月
责任编辑　李迎军
封面设计　刘　蕊
责任出版　欧晓春
出版发行　四川科学技术出版社
　　　　　成都市锦江区三色路 238 号　邮政编码 610023
　　　　　官方微博：http：//weibo.com/sckjcbs
　　　　　官方微信公众号：sckjcbs
　　　　　传真：028 - 86361756
成品尺寸　185mm × 260mm
印　　张　18
字　　数　420 千
印　　刷　成都博众印务有限公司
版　　次　2023 年 7 月第 1 版
印　　次　2023 年 7 月第 1 次印刷
定　　价　78.00 元

ISBN 978 - 7 - 5727 - 1011 - 7

邮　　购：成都市锦江区三色路 238 号新华之星 A 座 25 层　邮政编码：610023
电　　话：028 - 86361770

本书编委会

前　言

　　医疗卫生体制改革的不断深化对当前医院管理提出了新的要求和挑战。为适应医院管理工作的要求，培养适应新时代医院管理改革与发展需要的人才，我们在繁忙的工作之余，组织了部分专家、学者，在广泛参考国内外文献资料的基础上，结合自身经验和体会编写了《医院管理与研究》一书，奉献给各级医院管理人员，以便促进医院的建设和发展，为人人享有卫生保健做出应有的贡献。

　　本书共分13章，内容包括医院管理概述、医院组织管理、医院文化管理、医院人力资源管理、医院质量管理、医院医疗管理、医院护理管理、医院感染管理、中医药事业管理、医院预防保健与卫生服务管理、医院信息管理、突发公共卫生事件管理和免疫预防管理等。内容新颖实用，可供各级医院尤其是基层医院管理人员阅读。

　　由于医院管理学的发展日新月异，尽管我们竭尽努力，书中仍有疏漏之处，敬请专家、学者和读者提出宝贵意见，不胜感激。

　　本书在编写过程中，参考了大量国内外文献，因篇幅所限，未能一一列出，在此表示诚挚的谢意！

编　者

2023 年 2 月

目 录

第一章 概　述

第一节　医院管理

医院是现代社会中的一种特殊组织，在国家和社会中起着十分重要的作用。医院管理的产生源于医学科学的发展和管理科学在医院中的具体运用。在全球化背景下，医院的服务内容得到了拓展，医院的功能也进一步完善，医院规模逐渐扩大，同时医院间的竞争也日趋激烈。如何完善医院管理，更好地适应经济社会的发展，是现代医院经营者必须面对的现实。

一、医院的定义

医院是运用医学科学理论和技术，对患者、特定人群或健康人群提供医疗、预防、保健和康复等服务的场所，备有一定数量的病床、医务人员和必要的设备，通过医务人员的共同协作，对住院或门诊患者实施诊疗、护理与预防工作，以达到保障人民群众健康的目的。

二、医院的主要特点

（一）医院的目的是诊疗疾病，促进健康

医院是诊疗疾病、护理患者的主要场所，其根本目的和存在的价值是治病救人，促进人类健康。

（二）各医院必须拥有一定的医疗和康复设施

医院必须拥有正式的病房和一定数量的病床设施，拥有基本的医疗设备，有条件对住院患者提供合格与合理的诊疗、护理和基本服务。

（三）医院提供的医疗服务以医学科学技术为手段

医院在运行过程中，必须遵循现代医学科学理论，能运用现代医疗技术进行诊断、治疗，医生的行为必须符合医学规律和卫生学要求，满足患者和服务人群的医疗保健需要。

（四）医院是一个特殊的服务机构

医院首先是一个服务机构，主要任务是提供诊疗疾病、护理患者、保健、康复等卫生服务。

（五）医院是一个协作组织

医院是一个分工协作系统，一般设有门诊、住院、急诊等诊疗部门，并设有药剂、检验、放射、手术、消毒及供应等医技部门，同时还设有行政、财务、后勤服务等管理和辅助部门。各部门均应合理配置相应的、系统的专业人员，包括卫生技术人员、管理和后勤服务人员等。各部门、各类人员通过分工协作构成整体医疗卫生组织。

（六）医院必须具备相应的制度与行为规范

为了保证医院分工和各类人员能有效协作，实现整体功能，医院必须建立起相应的工作制度和各种行为规范，包括组织制度、人事制度、质量监控制度，以及各种检查、诊疗规范等。

三、医院的产生与发展

医学经历了传统医学、实验医学和现代系统医学发展时期，欧洲传统医学与实验生物学的结合诞生了西医学，中国传统医学和西医学的融合正在形成系统医学的模式。医院的形成和发展过程，大致可分为4个阶段：古代医院萌芽阶段、医院初期形成阶段、近代医院发展阶段和现代医院发展阶段。

（一）古代医院萌芽阶段

医学是人类在长期与疾病做斗争的实践中产生和发展而成的。在它的漫长发展过程中，大致也经历了原始医学、古代经验医学、近代实验医学和现代医学的过程。古代医院起源于古代经验医学时期，如社会抚恤组织的成立。

我国周代就开始建立专门的卫生机构，公元前7世纪，齐国设立了残废院，收治了残疾人并提供了食宿，这是我国古代医院的雏形。秦汉以后，我国已开始有了收治麻风病患者的"医院"。唐宋时期有了为病残人设立的"病房""养病房""安济房"等。元代有了军医院"安乐堂"。除了民间或军队中设立了一些"医院"外，我国历代王朝都有自己的医事组织，如太医署等。

在国外，一些国家比其他国家较早地从原始社会过渡到奴隶制社会，如埃及人在尼罗河中游、巴比伦人在底格里斯河和幼发拉底斯河流域的美索不达米亚平原、印度人在印度河及恒河流域各自创建了自己的文明。奴隶制社会生产力的发展使劳动进一步的分工，出现了职业医生和医院。在奴隶制度下，医学只是奴隶主的一种工具，公元前18世纪，经由巴比伦王汉谟拉比制订的《法典》规定："奴隶因医生手术而死亡或致残者，须赔偿奴隶主全部或一半的奴隶身价；如果残疾或死亡的是自由民，则将医生的两手砍断作为处罚。"这充分反映了当时的社会关系。由于古代生产力低下，缺乏科学知识，人们尚不能认识疾病的真正原因，人类社会出现原始宗教观念以后，则把疾病现象归之为鬼神作祟。这一时期的医学宗教色彩甚浓，宗教与非宗教的经验医学混杂。

古巴比伦和埃及有两种医生，一种为僧侣，治病方法是咒文、祈祷；另一种是有实际经验的医生，由平民担任。

据可靠资料记载，大约在公元前600年，印度有了医院的雏形，他们尊重公共卫生原则，能做断肢、眼科及剖宫产等手术。

在7世纪时，伊斯兰文明的一个突出贡献就是对医院发展的推动。罗马的军队医院和较少的宗教医院，无论从数量、组织和完善程度上都无法和伊斯兰的医院相媲美。在穆罕默德时期，一个真正的医院系统出现了：不同的病区诊治不同的疾病，如发热、眼病、腹泻、外伤和妇产科病；即将康复的患者和重患者分开护理；病例的临床报告被用于临床教学。

在中世纪，在巴格达、大马士革和开罗等地都有著名的大医院。大马士革的医院和医学院有藏书丰富的图书馆。

在欧洲，542 年和 641 年分别在法国里昂和巴黎建立医院。

在中世纪早期，医院的组织与工作都具有宗教性质，它的护理重于医疗，主要目的在于洗净患者的灵魂。此时的医院因其目的不同，名称各异。例如，照料患者的称医院，接收患者的称为收容院，收容穷人的称为济贫院，收容妇女及女孩的称为妇婴院。在整个中世纪，除在 9 世纪出现产科医院外，医院几乎不分专科。12 世纪后，收容患者的机构进一步独立，正式医院开始兴起。欧洲的第一个正式医院罗马的圣灵医院建于 1204 年。14 世纪后，欧洲麻风患者减少，许多麻风院逐渐改作普通医院，医生也逐渐由非神职人员担任，医院规模由中世纪初期一般只容十几名患者的小医院，发展到一些城市有最多达 220 张病床的医院。

由于欧洲文艺复兴，促使近代科学的形成与发展。相应的，医学科学由经验医学转变为实验医学，医学从宗教与神学中分离出来，出现了医学大发展时期：中欧和德国的医学繁荣，人体解剖作为一种科学问世，随后，生理学、病理学、细菌学等相继建立，英国皇家内科医生学院、皇家科学院也相继诞生。医学的发展促进了医院的发展和医院管理的进步。由此步入由古代医院向近代医院的转型时期，新的医院大量建立。

综合我国和国外萌芽阶段的医院，基本上可分为以下几种组织类型：社会救助医疗组织、宫廷医疗组织、寺院医疗组织、军队医疗组织、传染病收容机构、安息所等。

这个阶段的医院有以下特征：①医院不是社会医疗的主要形式，不仅数量少、组织简单，而且多数是临时收容和隔离的机构。②个体独立行医是主要的医疗形式，医院仅是医疗服务的补充，数量少，规模小，常不固定，条件差。③医院一般有隔离和慈善的性质，如传染病、麻风的隔离需要，军队受伤者的收治，以及社会残疾人员、贫困人员的慈善救治等。④没有定型的管理制度，机构的临时性和随意性较大。

（二）医院的初期形成阶段

18 世纪末叶至 19 世纪中叶，医院的发展是资本主义工业革命的一个写照。1789 年，法国资产阶级革命的胜利，使社会生产力从封建制度的束缚下获得了解放。随着世界贸易的迅速发展，又带来了产业革命，即由手工业生产过渡到大机器工业的生产，极大地促进了社会经济和科学技术的发展，加之城市人口的急剧增长和传染病的不断涌现，为近代医院的形成和发展提供了客观条件。在当时，法国的医生卡巴尼斯（Cabanis）发表了对巴黎医院的若干意见，提出了改善医院的必要措施。1803 年，拿破仑颁布了医学教育和医院卫生事业管理的法律，医院事业由此得到了统一管理和改善，这标志着医院进入了初期形成时期。在我国，西方医学体系随着帝国主义的入侵而传入，从 1828 年至 1949 年中华人民共和国成立，分布在全国的大小教会医院有 340 余所。

这个阶段的医院主要有以下几个特征：①城乡医院发展的不平衡性。②医疗技术手段的多样化和不完善性。③医院业务系统的逐步条理化和组织的不完善性。

（三）近代医院发展阶段

这一阶段的社会经济文化的发展，是近代医院形成和发展的物质基础和前提条件。另一方面，医学科学技术的发展，为近代医院的形成和发展奠定了科学技术基础。在此期间，基础医学得到全面的发展，临床医学已发展到诊断、治疗等多学科专业化协作的阶段。医院的正式形成从 19 世纪中叶开始，经历了上百年的时间。它的产生和发展是社会经济发展的必然结果，也是医学科学技术迅速发展的产物。经济的发展推动了社会对医疗需求的快速增长，客观上对医院的建设与发展提出了更高要求，也为医院的发展提供了物质条件。医学科学进入近代医学发展阶段带来的先进医疗技术和所形成的医学科学体系为医院的形成和发展提供了技术条件。如 1889 年临床实验室开始在医院设立；1896 年 X 射线用于疾病诊断；1901 年血型被发现；1903 年心电图被用于心血管疾病诊断；1929 年脑电图开始被用于脑神经疾病诊断，外科麻醉技术得到不断改进，消毒方法更加完善。这些先进技术的运用使得医院在诊疗疾病时更加便捷、有效。之后，磺胺、青霉素等抗生素的发现及应用，为临床治疗疾病提供了更有效的手段。19 世纪中叶，英国的南丁格尔创建了护理学，使医院的医疗服务与生活服务结合起来而发展成为护理体系。

我国的医院形成于鸦片战争后，是随着帝国主义对我国的文化侵略，由西方宗教的进入而建立的教会医院。我国第一个具有现代意义的医院是 1835 年由美国传教医生派克在广州建立的"眼科医局"。后来随着列强的入侵，各地设立的教会医院和诊所越来越多。1937 年，在华的英、美基督教会医院就达到 300 余所，床位约 2.1 万张，遍布 20 多个省、市。由中国自办的医院产生于 1932 年。当时国民政府内政会议决定筹设县立医院，1934 年改称为县卫生院，随后在南京建立了中央医院，在兰州等地区也建立了大型西医医院。到 1937 年，民国的医院达到 180 多所，其中省立医院 18 所（包括传染病院 3 所）、市级医院 17 所（包括传染病院 6 所）、县级医院 152 所。1945 年，国民政府卫生署发布了《公立医院设置规则》，随后医院和病床数量都迅速增长，医院的组织管理、医疗技术、医疗作风等方面也取得了显著进步。

近代医院是西方资本主义经济高度发展和科学文化高度发展，特别是近代医学科学发展的产物。从共性的角度分析，它具有以下特征：第一，近代医院已成为社会医疗的主要形式。第二，医院在管理上体现出制度化、规范化。医院内部形成了专业分工、集体协作的格局，并相应建立了管理制度和技术性规章制度，运作科学有序。第三，以实验为基础，以物理技术和生物医学作为诊疗的手段，以疾病为中心开展防治工作。

（四）现代医院发展阶段

从 20 世纪 70 年代以来，随着信息技术的发展和全球化时代的到来，社会生产力得到空前发展，科学技术作为第一生产力日益发挥着巨大作用，带来了医学科学和医疗诊断技术的日新月异。与此相应，社会对医疗及预防有了更高要求，从而使欧美发达国家的医院进入了快速发展的现代医院阶段。

现代医院的主要特点表现为：第一，医院功能多样化。现代医院不再是简单的治病机构，而是集医疗、预防、康复、教学、科研及指导基层保健为一体的多功能机构，并日益成为地区的医疗、保健、教育和研究中心。第二，医院设备和技术手段的自动化、信息化程度日益增强。第三，医院经营出现集团化、规模化。第四，大型医院内呈现出高度专业分工与多科协作化，新兴学科及边缘学科纷纷成立，医学模式逐步发生转变。第五，医疗服务水平大幅提高，医疗环境进一步优化。第六，管理科学在医院管理中得到有效运用，医院管理学应运而生，并有效推动了医院的快速发展。

中华人民共和国成立以来，我国加大了医疗卫生方面的投入与建设，医院取得了较大的发展。改革开放后，国家积极推动卫生体制改革，特别是新医改以后，政府在医院建设、管理创新、学科建设等方面都给予了极大支持，医院正朝着现代化方向快速发展，尤其我国中医医院建设以更快的速度发展。

中华人民共和国成立初期，党中央制定了团结中西医、加强中医人才培养、鼓励西医学习中医、中医进医院等系列政策，有力地促进了早期中医医院的发展。

党的十一届三中全会的召开，为中医药事业的发展指明了方向。党中央以"中共中央"〔1978〕56 号文件，批转了卫生部*党组《关于认真贯彻党的中医政策，解决中医队伍后继乏人问题的报告》，并制订了一系列扶持和发展中医药的政策，在人、财、物等方面给予中医医院有力的支持，极大地促进了中医医院的恢复和发展。1982 年，《中华人民共和国宪法》明确规定"国家发展现代医药和我国传统医药"，确立了中医药发展的法律地位。1985 年 6 月，中共中央书记处在"关于卫生工作的决定"中指出："根据宪法发展现代医药和我国传统医药"的规定，要把中医和西医摆在同等重要的地位。由此，"中西医并举"成为我国卫生工作方针和中医药的基本政策。

2021 年末，全国医疗卫生机构总数达 1 027 636 个，比上年增加 7 714 个。其中：医院 36 570 个，基层医疗卫生机构 977 790 个，专业公共卫生机构 13 276 个（表 1 - 1）。在医疗机构的建设中，医院发展最快，从 2017—2021 年的五年间增加 5 514 家，复合增速达 4.17%。全国公立医院 11 804 个，民营医院 24 766 个。民营医院近年来发展迅速，民营医院占比从 2017 年的 60% 增加到 2021 年的 68%。三级医院 3 275 个（其中：三级甲等医院 1 651 个），二级医院 10 848 个，一级医院 12 649 个，未定级医院 9 798 个。从近 5 年数据来看，三级医院增速最快，年复合增长率达 8.8%，其次二级医院和一级医院，年复合增长率分别为 6.5% 和 6.0%。医院按机构类别分别为综合医院、中医医院、中西医结合医院、民族医院、专科医院和护理医院，2021 年末综合医院占比最大，为 55.3%，其次是专科医院和中医医院，占比分别为 26.5% 和 12.7%。

表 1 - 1　2017—2021 年中国医疗卫生机构数　　　　　　　　单位：个

医疗卫生机构	2017 年	2018 年	2019 年	2020 年	2021 年
医　院	31 056	33 009	34 354	35 394	36 570
基层医疗卫生机构	933 024	943 639	954 390	970 036	977 790
专业公共卫生机构数	19 896	18 033	15 958	14 492	13 276

四、医院类型

（一）综合医院

旨在处理各种疾病和损伤的医院是综合性医院，它们通常包括急诊部、门诊部和住院部。综合医院通常是一个地区的主要医疗机构，有大量的病床，可以同时为许多患者

　＊ 卫生部现改为卫生健康委员会，简称卫健委。

提供重症监护和长期照顾。

1. 一级综合医院

1）床位：住院床位总数 20～99 张。

2）科室设置

（1）临床科室：至少设有急诊室、内科、外科、妇科、预防保健科。

（2）医技科室：至少设有药房、化验室、X 线室、消毒供应室。

3）人员

（1）每床至少配备 0.7 名卫生技术人员。

（2）至少有 3 名医生、5 名护士和相应的药剂、检验、放射等卫生技术人员。

（3）至少有 1 名具有主治医生以上职称的医生。

4）房屋：每间建筑面积不少于 45 m²。

5）设备

（1）基本设备：心电图机、洗胃器、电动吸引器、呼吸球囊、妇科检查床、冲洗车、气管插管、万能手术床、必要的手术器械、显微镜、离心机、X 线机、电冰箱、药品柜、恒温培养箱、高压灭菌设备、紫外线灯、洗衣机、常水、热水、蒸馏水、净化过滤系统。

（2）病房每床单元设备：见表 1-2。

表 1-2 病房每床单元设备

设 备	数 量
床	1 张
床垫	1.2 条
被子	1.2 条
褥子	1.2 条
被套	2 条
床单	2 条
枕芯	2 个
枕套	4 个
床头柜	1 个
暖水瓶	1 个
面盆	2 个
痰盂或痰杯	1 个
患者服	2 套

（3）有与开展的诊疗科目相应的其他设备。

6）制订各项规章制度、人员岗位责任制，有国家制定或认可的医疗护理技术操作规程，并成册可用。

7）注册资金到位，数额由各省、自治区、直辖市卫生行政部门确定。

2. 二级综合医院

1) 床位: 住院床位总数 100 ~ 499 张。

2) 科室设置

(1) 临床科室: 至少设有急诊科、内科、外科、妇产科、儿科、眼科、耳鼻喉科、口腔科、皮肤科、麻醉科、传染科、预防保健科, 其中眼科、耳鼻喉科、口腔科可合并建科, 皮肤科可并入内科或外科, 附近已有传染病医院的, 根据当地《医疗机构设置规划》可不设传染科。

(2) 医技科室: 至少设有药剂科、检验科、放射科、手术室、病理科、血库(可与检验科合设)、理疗科、消毒供应室、病案室。

3) 人员

(1) 每床至少配备 0.88 名卫生技术人员。

(2) 每床至少配备 0.4 名护士。

(3) 至少有 3 名具有副主任医生以上职称的医生。

(4) 各专业科室至少有 1 名具有主治医生以上职称的医生。

4) 房屋

(1) 每间建筑面积不少于 45 m^2。

(2) 病房每床净使用面积不少于 5 m^2。

(3) 日平均每诊人次占门诊建筑面积不少于 3 m^2。

5) 设备

(1) 基本设备: 给氧装置、呼吸机、电动吸引器、自动洗胃机、心电图机、心脏除颤器、心电监护仪多功能抢救床、万能手术床、无影灯、麻醉机、胃镜、妇科检查床、冲洗车、万能产床、产程监护仪、婴儿保温箱、裂隙灯、牙科治疗椅、涡轮机、牙钻机、银汞搅拌机、显微镜、电冰箱、恒温箱、分析天平、X 线机、离心机、钾钠氯分析仪、尿分析仪、B 超、冷冻切片机、石蜡切片机、敷料柜、洗衣机、器械柜、紫外线灯、手套烘干上粉机、蒸馏器、高压灭菌设备、下收下送密闭车、常水、热水、净化过滤系统、冲洗工具、净物存放、消毒灭菌密闭柜、热源监测设备(恒温箱、净化台、干燥箱)。

(2) 病房每床单元设备: 除增加床头信号灯 1 台外, 其他与一级综合医院相同。

(3) 有与开展的诊疗科目相应的其他设备。

6) 制度: 制定各项规章制度、人员岗位责任制, 有国家制定或认可的医疗护理技术操作规程, 并成册可用。

7) 注册资金: 注册资金到位, 数额由各省、自治区、直辖市卫生行政部门确定。

3. 三级综合医院

1) 床位: 住院床位总数 500 张以上。

2) 科室设置

(1) 临床科室: 至少设有急诊科、内科、外科、妇产科、儿科、中医科、耳鼻喉科、口腔科、眼科、皮肤科、麻醉科、康复科、预防保健科及神经内科。

(2) 医技科室: 至少设有药剂科、检验科、放射科、手术室、病理科、输血科、核医学科、理疗科（可与康复科合设）、消毒供应室、病案室、营养部和相应的临床功能检查室。

3）人员

（1）每床至少配备 1.03 名卫生技术人员。

（2）每床至少配备 0.4 名护士。

（3）各专业科室的主任应具有副主任医生以上职称。

（4）临床营养师不少于 2 人。

（5）工程技术人员（技师、助理工程师及以上人员）占卫生技术人员总数的比例不低于 1%。

4）房屋

（1）每床建筑面积不少于 60 m^2。

（2）病房每床净使用面积不少于 6 m^2。

（3）日平均每门诊人次占门诊建筑面积不少于 4 m^2。

5）设备

（1）基本设备：给氧装置呼吸机、电动吸引器、自动洗胃机、心电图机、心脏除颤器、心电监护仪、多功能抢救床、万能手术床、无影灯、麻醉机、麻醉监护仪、高频电刀、移动式 X 线机、X 线机、B 超、多普勒成像仪、动态心电图机、脑电图机、脑血流图机、血液透析器、肺功能仪、支气管镜、食管镜、胃镜、十二指肠镜、乙状结肠镜、结肠镜、直肠镜、腹腔镜、膀胱镜、宫腔镜、妇科检查床、产程监护仪、万能产床、胎儿监护仪、婴儿保温箱、骨科牵引床、裂隙灯、牙科治疗椅、涡轮机、牙钻机、银汞搅拌机、显微镜、生化分析仪、紫外线分光光度计、酶标分析仪、尿分析仪、分析天平、细胞自动筛选器、冲洗车、电冰箱、恒温箱、离心机、敷料柜、器械柜、冷冻切片机、石蜡切片机、高压灭菌设备、蒸馏器、紫外线灯、手套烘干上粉机、洗衣机、冲洗工具、下收下送密闭车、常水、热水、净化过滤系统、净物存放、消毒灭菌密闭柜、通风降温、烘干设备、热源监测设备（恒温箱、净化台、干燥箱）。

（2）病房每床单元设备与二级综合医院相同。

（3）有与开展的诊疗科目相应的其他设备。

6）制度：人员岗位责任制、制定各项规章制度，有国家制定或认可的医疗护理技术操作规程，并成册可用。

7）注册资金：注册资金到位，数额由各省、自治区、直辖市卫生行政部门确定。

（二）专科医院

治疗特定疾病或伤害的医院是专科医院。按不同疾病或伤害，可分为儿童医院、妇科医院、男科医院、肛肠医院、耳鼻喉医院、皮肤病医院、精神病院、肿瘤医院、传染病医院、肾病医院等。

（三）教学医院

为患者提供治疗，同时结合医学生和护理学生的教学工作的医院，是教学医院。教学医院可以是综合医院，也可以是专科医院。教学医院通常是医科大学、医学院或综合性大学医学院的附属医院。

（四）诊所

只能提供针对常见疾病门诊服务的医疗机构是诊所。诊所的规模一般都比较小。诊所也包括公立诊所（社区卫生服务中心）和民营诊所两种。

五、医院部门

医院为治疗各类患者，会按照疾病和身体异常情况进行分科分流。

（一）急诊部门

为情况紧急的患者提供服务的部门叫急诊科。

（二）门诊部门

负责治疗本身疾病并不紧急，不需要住院进行治疗的患者的部门叫门诊部。门诊部会依照各种疾病分科室，例如口腔科、神经科、体检科、男科、内科、外科、眼科、皮肤科、妇科、中医针灸科等。

（三）住院部门

需要住院治疗的患者所住的地方叫住院部。住院部也会依照各种疾病分科室。

（四）支持部门

支持部门包括药房、放射科、记录处等。

六、医院标志

（一）红十字会标志

现行的 1949 年 8 月 12 日四项日内瓦公约，正式承认三种战地救护识别标志，即红十字、红新月、红狮与太阳。1982 年，红狮与太阳标准被取消。武装部队医疗部门，在战地服务过程中，使用这类标志标明所属的医疗器材、人员、车辆、船只、飞行器、房舍等，都受到日内瓦公约的保护，不得随意受攻击。

（二）中国医院标志

1998 年，我国卫生部、国家中医药管理局及总后卫生部联合发文，起用红花白十字的标志作为我国医疗卫生机构的统一标志，由带着白边的 4 颗红花（红心）围绕着白十字组成。其寓意为：在医疗机构表示以患者为中心，在其他卫生机构表示以保护和增进人民健康为中心。其中，4 颗红心代表医务人员对患者的爱心（上方，最崇高最主要之意）耐心与细心（一左一右，相辅相成不可或缺）责任心（下方，为基础，承载上方的一切），十字表明我国近代医院起源于教会医院。

七、医院规模

2023 年 2 月 28 日，《中华人民共和国 2022 年国民经济和社会发展统计公报》显示：全国共有医疗卫生机构 103.3 万个，其中医院 3.7 万个，在医院中有公立医院 1.2 万个，民营医院 2.5 万个；基层医疗卫生机构 98.0 万个，其中乡镇卫生院 3.4 万个，社区卫生服务中心（站）3.6 万个，门诊部（所）32.1 万个，村卫生室 58.8 万个；专业公共卫生机构 1.3 万个，其中疾病预防控制中心 3 385 个，卫生监督所（中心）2 796 个。年末卫生技术人员 1 155 万人，其中执业医生和执业助理医生 440 万人，注册护士 520 万人。医疗卫生机构床位 975 万张，其中医院 766 万张，乡镇卫生院 145 万张。全年总诊疗人次 84.0 亿人次，出院人数 2.5 亿人。

八、医院性质

医院有私营和国有两种。如果医院的上一级单位是卫生局就是国有事业单位，否则，就是私营的。

根据卫生部于 1982 年 1 月 12 日颁布实施的《全国医院工作条例》，医院的基本性质是：

"医院是治病防病，保障人民健康的社会主义卫生事业单位，必须贯彻国家的卫生工作方针政策，遵守政府法令，为社会主义现代化建设服务"。

九、医院的功能

（一）医疗

医疗是医院的主要功能。医院医疗工作是以诊治和护理两大业务为主体，并与医院医技部门密切配合形成医疗整体为患者服务。医院医疗分为门诊医疗、住院医疗、急救医疗和康复医疗。门诊急诊诊疗是第一线；住院诊疗是针对疑难、复杂、危重的患者进行；康复医疗是运用物理、心理等方法，纠正因疾病引起的功能障碍或心理失衡，达到预期效果。

（二）教学

任何医院都有这种功能。医学教学的特点是：每个不同专业不同层次的卫生技术人员，经过学校教育后，必须进行临床实践教育和实习阶段。即使毕业后在职人员也需不断进行继续教育，更新知识和技术训练，才能熟练掌握各种医疗技能和提高医疗质量，以适应医学科技发展的需要。医学教学任务的比重，可根据医院性质做决定。

（三）科学研究

科学研究是医院另一个基本任务。医院是医疗实践的场所，许多临床上的问题是科学研究的课题，通过研究解决了医疗中的难点，又能推动医疗教学的发展，因此，医学科学的发展需要医院的参与。

（四）预防和社区卫生服务

医院不仅诊治患者，更要进行预防保健工作医学教育网搜集整理，成为人民群众健康保健的服务中心。在人人享有卫生保健的全球目标中，各级医院要发挥预防保健功能，开展社区医疗和家庭服务；进行健康教育和普及卫生知识；指导基层做好计划生育工作、健康咨询和疾病普查工作；提倡健康的生活行为和加强自我保健意识；延长寿命和提高生活质量等，并向社区提供全面的医疗卫生保健服务。

十、医院工作的特点

（1）医院工作以患者为中心，为患者提供全方位的医疗、护理。

（2）医院工作科学性、技术性强，医护人员要有全面的理论知识、熟练的技术操作能力和丰富的临床经验，更要有团结协作精神和高尚的职业道德。

（3）医院工作随机性大、规范性强，医院各科的病种复杂繁多，病情千变万化，需要严密观察和及时处理，同时，医院必须有严格的规章制度。

（4）医院工作时间性、连续性强，医院要顺应这个特点安排工作时间。

（5）医院工作社会性、群众性强，医院是一个复杂的开放系统，服务范围广，满足社会对医疗、护理的需求，同时也应争取社会的支持。

（6）医院工作是脑力劳动和体力劳动相结合的复合型劳动，也是复杂的创造性劳动。

（于先会）

第二节　医院管理学

管理既是一门科学又是一门艺术，合格的医院管理工作者必须掌握医院管理科学规律，了解当今国际先进的管理理论和方法，同时注重探索和创新，增强自己的管理能力和水平，在管理实践中完善管理技巧，讲究管理艺术。医院管理是一门科学，必须在实践中不断丰富和发展。因此，在医院改革不断深化的同时，认真学习医院管理科学知识，努力探索切合我国医院工作实际和医院发展规律的管理理论和方法，总结和交流医院管理实践经验，在广大医院管理工作者中已蔚然成风。然而，医院管理作为一门科学，在我国兴起的时间尚不太长；在现任的医院管理人员中，经过医院管理学系统培训的尚不太多；国际上医院管理科学发展日新月异，赶上发达国家医院管理发展的脚步尚需努力。完善我国医院管理科学体系，培养职业化医院管理队伍的任务还十分艰巨。

一、医院管理学的概述

医院管理学是一门应用科学，也是一门边缘学科。它与医学科学、社会科学都有联系，但管理学基本上属于社会科学。

医院管理学的研究对象，是医院系统的管理现象和规律；同时也要研究医院系统在社会大系统中的地位、功能和制约条件。

医院管理学是管理学的一个分支学科，是研究医院管理现象及其发展规律的科学，其目的是要提高医院工作效率和效果。作为一门应用科学，医院管理学为医院的管理实践提供了理论指导。

医院管理学作为学科体系，可以分为综合理论和应用两个部分。综合理论部分主要研究医院管理思想、原则以及医院管理学的方法论，就是医院管理学概论（总论），内容包括：医院管理学概念、研究对象、学科体系、发展概况和医院管理职能；辩证唯物主义方法论和现代自然科学方法论——系统论、信息论、控制论在医院管理学中的指导作用和原则；医院的性质、类别、功能、特点、工作方针；医院的历史发展和发展趋势，以及医学社会学等宏观医疗方面的研究。应用部分，应按系统思想展开。按照系统观点，医院管理是个系统，它是由若干有联系又有区别的要素所构成的管理整体。这些要素是：人的管理、事（医疗）的管理、信息的管理、物和设备的管理、财的管理。由这些要素形成的若干专业管理。

组织、人员管理的任务是，研究医院体制、机构的合理结构，各自的职、权、责及其相互协调，人员的合理配设和合理的智力结构，人员积极性的调动，人员的教育训练和素质的提高等问题的计划和组织工作。

对事的管理，主要是医疗业务的管理。按照医疗规律，通过计划、组织与控制，使医疗过程诸要素——医疗人员、医疗机构、医疗技术、医疗设备、医疗物资和医疗信息得到合理的结合和流通，以提高工作效率，提高医疗质量和技术经济效果。

医疗业务的管理可分为医疗管理、技术管理、质量管理。医疗管理，从功能和部门划分，包括病房管理、门诊管理、急诊管理、护理管理、医技管理、预防保健管理、急救管理、药事管理、感染管理等。技术管理是指对医疗活动中的技术要素进行计划、组织和发展提高的管理。一般包括医疗技术标准化管理，医疗技术措施的管理，预防技术管理，新技术开发和技术建设的管理，科学研究的管理，技术训练、教学管理和考核的管理等。质量管理是研究医疗质量形成的规律和进行计划、组织、控制以及评价的方法。

对物的管理包括设备管理和物资管理。这是为使医院医疗活动建立在良好的物质保障基础之上所进行的计划、组织和控制工作。对物的管理既有经济的方面，又有技术的方面。医院设备管理包括医疗设备管理、建筑设备管理和后勤设备管理。物资管理就是对医疗过程中需要的药品、器材、物品、燃料等的采购、储备、供应、使用等的管理。

经济和财务管理则是进行经济核算和成本核算，以较少的财力、物力，取得较大的医疗效果。它的任务是管好、用好资金，合理地组织收入和支出，保证医疗业务正常开展和发展的资金需要。

信息管理，是研究医院信息情报的特点、信息处理方法和情报资料工作的管理。包括医院统计、病案管理、资料管理等。

在医院管理系统中，各项专业管理相互联系又相互区别。因此，既要研究各项专业管理之间的综合协调问题，又要研究它们各自的规律。在这些专业管理中，以医疗过程的管理，即医疗管理、技术管理和质量管理为主体（作为目的），其他各项专业管理（作为手段）围绕着这个中心联系起来并为医疗过程服务，从而构成医院管理系统。

二、医院管理学的发展

医院的科学管理始于 20 世纪初，医院管理学科体系的建立则在 20 世纪 30 年代左右。

医院管理学的形成源于管理科学的发展和医疗技术进步的推动。医疗技术进步推动着医院的迅速发展，使医院的医疗与经营活动日趋复杂。受泰勒"科学管理"思想的影响，国外一些大型医院开始将管理科学运用于医院管理实践，开始培训专门的医院管理者。1910 年美国学者豪兰等提出医院管理是一门独立的科学，提倡对医院管理人员进行相关教育。1917 年美国外科协会开展了医院标准化运动，对不符合该协会标准医院的医生不予承认会员资格，此后这项运动在全美展开。1934 年，美国芝加哥大学开始设立医院管理课程。1935 年美国外科协会调查委员会主席麦克依陈编写的《医院的组织和管理》一书，标志着医院管理学科体系的形成。

我国医院管理学起步较晚，其发展经历了一个曲折的过程，大致可以概括为三个阶段。

（一）初步研究阶段

1949 年以前，国内一些大城市的医院管理主要是借鉴欧美一些国家的管理方法。在解放区创建的医院采用的是适合革命战争需要的管理方法。中华人民共和国成立初期，大型医院主要是采用苏联的管理体制和方法，但同时也在积累我国社会主义建设时期的医院管理经验。1952 年，中华医学会成立了医院行政管理研究会。1957 年，卫生部召开了第一次全国医院工作会议并颁布了《综合医院工作制度》和《医院工作人员职责》。1962 年，医院行政管理研究会配合卫生部召开会议，讨论了《关于改进医院工作若干问题的意见》，此后又制定了高等医学院校《附属医院工作四十条》。在其后较长的时期内，我国的医院管理工作受到干扰和破坏，与此同时，也从正反两方面积累了很多宝贵的经验。

（二）快速发展阶段

十一届三中全会以来，党的工作重心逐步转移到了社会主义现代化建设上来，管理科学受到了应有的重视。卫生部在全面总结中华人民共和国成立以来医院管理工作经验的基础，修改制定了《全国医院工作条例》，修订颁发了《医院工作制度及各级人员职责》等文件，对整顿医院工作起了很大的指导作用，也促进了全国医院的科学管理。在学术方面，1980 年 11 月，中华医学会在北京召开第一届全国医院管理学术会议，并成立了中华医学会医院管理学会。这标志着我国的医院管理开始作为一门独立学科开展学术探讨，进入了一个新的历史时期。随后，各省、市、自治区相继成立了地方医院管理学会及分会，使医院管理的学术研究进入了有组织的活动时期。在医院管理学会的推动下，各级医院积极开展国际性医院管理学术交流，包括参加学术会议和派人员出国研修及考察等；在教育培训方面，从 1982 年开始，上海医科大学、北京医科大学、同济医科大学、华西医科大学、哈尔滨医科大学等高等医学院校相继设立了卫生管理系，系统地进行医院管理人才的培养。此外，不少省、市还成立了卫生管理干部学院或卫生管理干部培训中心，并纷纷举办各种内容和形式的管理培训班。1991 年卫生部成立了医院管理研究所，该研究所逐渐成为我国医院管理学研究和培训的中心机构。这些机构和专业的建立对培养高层次医院管理专业人才队伍、实现医院管理现代化无疑具有重要意义，医院管理科学在我国得到了快速发展，医院管理科学学术体系得以形成。

（三）与国际接轨阶段

这一阶段开始于 20 世纪 90 年代后期，缘于全球化背景对我国医院管理的影响。1997 年，中共中央、国务院《关于卫生改革与发展的决定》出台，强调"建立起有责任、有激励、有约束、有竞争、有活力的运行机制，进一步扩大卫生机构的经营管理自主权"。1999 年，国家颁布了《关于加强卫生机构经济管理的意见》《医院财务制度》《医院会计制度》，国家对医院实行"核定收支、定额或定向补助、超支不补、结余留用"的预算管理办法。2004 年，卫生部颁布了《关于加强医疗机构财务部门管理职能、规范经济核算与分配管理的规定》，强调医疗机构的一切财务收支、核算工作必须纳入财务部门统一管理。2009 年至今新医改阶段 2009 年，国务院《关于深化医药卫生体制改革的意见》和《2009—2011 年深化医药卫生体制改革实施方案》推行，新医改拉开帷幕；2010 年，医保覆盖面取得了巨大进步，在全国范围内推开基本医疗保险，保障范围也从重点保大病逐步向门诊小病延伸；2011 年，公立医院改革开始推行，包括公立医院管理体制、运营机制、监管机制改革和补偿机制改革等方面；2012 年，"十二五"医改规划提出加快健全全民医保体制、巩固完善基本药物制度、全面推进公立医院改革三项重点工作；2013 年，国家出台一批医改政策。其中，医药分开、医保控费、药品降价、基本药物目录扩容等政策成为影响行业发展的最主要政策；2014 年，医改的重心为深化公立医院改革，提高保障力度，支持社会办医。2015 年，国务院办公厅印发了《全面推开县级公立医院综合改革的实施意见》《城市公立医院综合改革试点的指导意见》，提出要采取多种形式推进医药分开，患者可自主选择在医院门诊药房或凭处方到零售药店购药，医药分开已然成为公立医院改革的大趋势。

总之，中华人民共和国成立以来，我国卫生事业发展取得的巨大成就，医疗改革也进一步明确了卫生工作的奋斗目标、指导思想，也为医院管理的研究指明了方向。中国加入世贸组织，使得中国医院面临全球市场竞争的挑战，医院管理开始与国际接轨，特别是与发达国家接轨，促使我国医院不得不转变经营与管理模式。发达国家先进的管理技术和理论，如医院质量管理、医院绩效管理、医院评审、追求卓越的医院管理等开始被引进并用于指导我国的医院实践。这不仅推动了我国的医院管理学研究与国际接轨，使我国的医院管理科学得以进一步发展，也使医院管理学的内容不断科学化、系统化和现代化。医院管理学研究开始步入国际化轨道，并逐步融入全球医院管理学科体系。

三、我国医院管理发展趋势

随着我国经济和社会的发展，群众医疗保健需求的持续增长，以及社会对医院的期望值上升，必然推动医院服务功能与任务逐步扩大，由此将会带来医院管理内容、管理方法及管理手段等一系列的变化。研究分析医院管理发展趋势，有助于管理者自觉遵循事物发展方向，促进管理工作。当前医院管理具有以下发展趋向。

（一）管理制度现代化

建立现代医院管理制度主要包括以下几个方面：

1）建立和完善法人治理结构。探索建立理事会为主要形式的决策监督机构，实行院长负责制和院长任期目标责任考核制度。

2）优化医院内部运行管理。鼓励探索建立医疗和行政分工协作的运行管理机制。

3）完善考核机制。建立以公益性质和运行效率为核心的公立医院绩效考核体系，考核结果与院长任免、奖惩、医院财政补贴和医院总体工资水平挂钩。

（二）管理队伍职业化

卫生部等五部委于 2010 年 2 月发布的《关于公立医院改革试点的指导意见》进一步指出：要"推进医院院长职业化、专业化建设"。这些都说明国家决策层对公立医管理队伍建设越来越重视，并使其成为公立医院改革的重要内容。

（三）管理方式精细化

目前，社会分工精细化及医疗服务质量精细化趋势越来越显著，这就对现代医院提出了实行精细化管理的要求，而以常规医院管理为基础，并将其进一步深化，其核心可以概括为四个字：精、准、细、严。

医院的精细化管理包括医疗活动、护理工作、绩效考核、资源、后勤保障、组织管理等多个方面。

（四）管理手段规范化、法制化

首先，应该强调医院的标准化管理，强化医院的临床医疗质量评估和医院各项工作的规章制度，临床技术质量标准，突发应急医疗专业化制度等，以达到医院的整体功能与系统层次的优化组合，运用科学的手段进行医院管理。其次，应强调现代医院管理要法制化、制度化。

（五）考核评估科学化

新医改强调要求公立医院建立以社会效益为主绩效考核评价指标体系，着重设立体现公立医院社会责任的绩效考核指标。我国的医院已经引入相关绩效考核评估方法体系。

（六）医院服务人性化

"人性"是指人所具有的正常的感情和理性，以及在一定的社会制度和历史条件下形成的人的本性。医疗活动中要求的人性化服务要贯彻以人为本的理念，一切设施、环境、制度、流程、职业行为和语言均以患者的需求为根本出发点，要求为患者治疗、护理的同时，为其提供审美的、精神的、文化的、心理的、情感的服务，最大限度地满足患者疾病以外的要求。

（七）医院组织集团化

医院集团化是我国医院管理者探索的方向。而在医院集团化改革实践中，当医院自身价值取向和社会价值取向出现矛盾时，如何正确把握和引导医院集团化的改革方向，使之与国家总体卫生改革方向相衔接，是新一轮卫生改革关注的重点。

（八）诊疗专业一体化

临床诊疗更加注重整体性，更加强调以人为本。搭建多学科诊疗平台，开展一体化诊疗服务正是中医医院主动适应医学模式转变，遵循中医药发展规律，充分发挥中医药特色优势，深化以患者为中心的服务理念，改革创新诊疗服务流程，提高医院管理水平和医疗服务质量的具体举措。

（九）公立医院公益化

公立医院的公益性是指公立医院的行为和目标与政府意志相一致，进而与社会福利最大化的目标相一致。当前，我国的人口老龄化现象严重，医疗费用上涨幅度较快，保障人民群众基本医疗需求的目标越来越严峻。2010年2月，五部门联合发布《关于公立医院改革试点的指导意见》，明确公立医院改革试点的指导思想、基本原则、总体目标、主要任务、实施步骤、主要内容和组织领导，并指出试点要坚持公立医院的公益性质，把维护人民健康权益放在第一位，以为群众提供安全、有效、方便、价廉的医疗卫生服务为目标。

（十）管理职能分离化

由于种种原因，医院办得"小而全"，承办管理着许多与社会其他部门相重叠的生产或服务性事业，如药品制剂、水电安装、基建维修、绿化清洁和食堂幼托等，使医院成为"社会型医院"，造成医院管理工作中医疗业务与非医疗业务混杂，增加了管理工作难度，这样既不利于管理者集中精力抓好医疗卫生的质量管理，也不利于办好非医疗服务事业。因此，随着商品经济及社会服务其他子系统的发展完善，那些非医疗卫生技术服务工作将从医院管理中分离出去，由社会来承办与管理。

（孙凌云）

第二章　医院组织管理

第一节 医院组织和机构

一、组织

组织是具有一定结构的系统，由许多功能相关的群体所组成，是按照一定目标形成权责关系。其是领导者为实现一定目标面对下属进行影响和控制，将人、财、物、信息在一定时空内合理配置的行为过程。组织是构成社会生产的第四要素，它不同于生产物质要素的特点在于：组织要素不能以生产物质要素取代，而劳动手段和劳动力等物质要素具有可换性，组织要素是能使生产物质要素合理配置并使其效益增值的要素。在现代化生产中，组织要素在提高效益方面的作用愈益显著。医院组织管理是应用管理学的有关原理和方法，研究医院组织的合理化配置和如何发挥医院员工的积极性，提高医院总体运作效能的一门管理学科。

二、组织功能

组织功能是组织体在实现组织目标的活动及其与社会环境的相互作用的过程中展现出来的社会特质。它包含以下相互制约的四个功能：

（1）建立合理结构的功能。

（2）有效地指挥组织体内各单位有序活动和运转的功能，以实现组织目标。

（3）消除组织内矛盾和功能损耗，协调各单位间关系的功能。

（4）在组织体内实现其目标活动中，使输入的信息和产生的观念、意见、反映在组织体内有效地传递、沟通和统一的功能。

三、组织结构

组织结构是表明组织各部分排列顺序、空间位置、聚散状态、联系方式及各要素之间相互关系的一种模式，是整个管理系统的"框架"。组织结构主要涉及部门组成、基本岗位设置、权责关系、业务流程、管理流程、组织内部协调及控制机制。

组织结构是组织正常运营和提高效益的支撑与载体。现代组织如果缺乏良好的组织结构，没有一套分工明确、权责清楚、协作配合、合理高效的组织结构，其内在机制就不可能充分发挥出来。医院组织结构是医院实现战略目标和构建核心竞争力的载体，是医院人力资源管理最基础的部分。因此，医院组织结构的设计在医院管理中占据着举足轻重的位置。

四、组织分类

组织分类有不同方法，从组织的形成方式、组织的体制等角度对组织进行分类来看，存在正式组织与非正式组织两种类型。

在医院中，具有隶属关系的角色间的结构是正式组织。非正式组织则是指任何没有自觉的共同目的的共同个人活动，即使这些活动也许有助于组织的共同目标的完成，这类活动也只是非正式组织，比如医院午餐时共同的桌友，或者住在同一楼层的不同管理线上的职工。它们并不是由正式组织所建立或所需要的，而是由人们相互联系而自发形成的个人和社会关系的网络。

从体制的要求上来看，医院的组织又可以分为直线组织、直线参谋组织、矩阵组织及其他复合组织类型。

（一）直线组织

医院组织类型中直线组织是最早、最简单的一种。这种组织的优点是机构简单，责任与权限明确，指挥统一，做出决定迅速，工作效率较高。缺点是要求医院行政负责人通晓多方面的知识，各方面的工作能力均较强，这往往是不容易做到的。这种组织只适合于规模较小，管理层次较为简单的医院，如街道、地段医院等一级医院。

（二）直线参谋组织

直线参谋组织是按照组织和管理职能来划分医院的部门和设置机构。这种组织的主要精神是保证医院内有一个统一的指挥和管理，避免多头指挥和无人负责的现象。同时有一套职能部门和人员，作为直线指挥人员的参谋助手，因而能对本组织内部的活动实行有效的管理。因此这种组织形式将医院管理人员分为两类：直线指挥人员和参谋人员（职能管理人员）。在参谋职能部门中，根据其从事的参谋工作的范围，又可分为综合性参谋职能部门和专业性参谋职能部门。前者如医院的院长办公室、医务处（科）等。它们处理的事务是全院性及涉及各个部门的工作，如医院调查研究设计、计划及计划总结、文书档案、内外联系等。后者如人事科、财务科、设备科、信息科等。

（三）矩阵组织结构

矩阵组织结构是按职能划分的部门和按产品（或工程项目、服务项目）划分的小组结合起来，形成一个矩阵。优点是：

（1）加强了组织内各部门之间的联系，有利于开展合作和提高效率。

（2）不同部门的专业人员开展协作，有利于激发职员的积极性和创造性，提升工作能力，提高技术水平和管理水平。

（3）有较强的灵活性、机动性和适应性，可根据环境的变化及时调整。

（4）提高中层和基层管理人员的责任感以应对医院日常工作，为高层管理者集中精力考虑组织的整体发展和战略事项创造条件。

矩阵组织结构的不足有：一是由于实行双重领导，容易产生矛盾；二是人员的频繁流动也会给管理带来困难，增加管理费用；三是工作缺少长期性，会削弱对工作的责任感。

矩阵组织结构适合于医疗和科研任务重、业务复杂、技术性强的大型医疗单位。

（四）其他复合组织类型

随着全球化进程的进一步加快，我国医疗服务市场向国内民间资本与国外资本开放，随着医疗市场的不断变化与发展，以及我国政府对于医疗改革的推进，社会上出现了许多复合组织类型的医院。这些医院在传统医院的组织机构基础上，融合现代企业管理的组织模式，使医院运转效率更高、管理更专业，诸如董事会领导下的医院集团。

五、组织的原则

（1）专业化分工的原则。
（2）统一指挥的原则。
（3）层次的原则。
（4）职责与权限一致的原则。
（5）例外的原则。
（6）能级原则和新陈代谢的原则。
（7）有效管理范围的原则。

（李洁）

第二节　医院规模的设置

医院规模的设置是医院组织管理的一个重要内容。主要涉及医院的床位数的编制和相应人员的编配两个方面。医院规模的大小通常是以医院的床位数来衡量的，床位数通常又是人员编配的重要参考标准。医院规模的设置必须遵循一定的原则，按一定的方法或参考国家的有关标准进行。

一、医院床位设置的原则

医院规模的大小及床位的多少，并不一定是医院业务水平高低的标志。医院床位的编制，通常要遵循以下基本原则。

（一）合理布局的原则

一个国家或地区的卫生资源是有限的。医院床位的编设要依照当地卫生行政主管部门对医疗卫生发展规划的总体要求，以保证卫生资源的合理配置和充分利用，满足本地区人群对医疗保健服务的基本需要。

（二）适应社会需求原则

所谓社会需求是指医院所服务的社区人群对医疗保健服务有支付能力的需要。社会需求是决定一个医院规模及相应的床位编制的一个重要的指标。医院服务范围、地区经济特征、服务人群的人口特征、人群疾病谱和发病率，以及其他医疗机构的分布状况和床位设置，当地医疗保障体制，医院及其工作人员的工作效率和业务能力等，都是影响社会需求的因素。

（三）服从医院等级原则

不同等级的医院承担着不同的社会功能，其床位设置的规模与比例也有所不同。目前的二、三级医院从其功能出发，一般配备适当比例的床位数。地段医院、乡镇卫生院等一级医院则以门诊服务为主，仅有少量床位。我国医院的走向是二、三级医院向医疗中心转化，一级医院向社区卫生服务中心转化。医院床位的编制更应从其功能定位，以其承担的功能为标准，从医院人才力量、设备条件以及兼顾医院发展规划综合性地加以研究，科学合理地设置。

（四）效益与动态管理的原则

医院床位编设，要注意医院床位使用的经济效益，以保证卫生资源的充分利用。随着医院进入市场经济竞争，医院的经济效益是各医院考核其经营水平的一个重要指标。目前在一个信息社会的时代，医院要随时掌握各类病种床位的需求信息及其使用情况，对医院床位进行动态管理。对于使用效率低的床位，要在充分论证的基础上，及时地、合理地加以调整；对于本地区发病率低、床位基本闲置的科室可不设床位。

（五）保证重点反映特色的原则

不同的医院一般都有自己的重点学科或反映本院特色的专科，特别是省、市级医院，其重点学科和专业特色在床位编设时须予以充分考虑，保证其重点学科与特色专科的发展，同时满足患者的医疗要求。

二、床位设置的方法

床位数和结构比例合理对医院管理而言尤其必要，床位数又基本上确定了医院人员的编设，进而决定管理效能和医疗服务的有效提供。我国的医院带有一定公益性质。医院规模设置既要充分满足服务大众的医疗保健需要，又要考虑市场经济条件下医院的经营效益。从社会住院服务的需要量或需求量出发来编配医院的床位是进行医院规模设置的常用方法。

三、床位设置的标准

为建立与经济和社会发展水平相适应、与居民健康需求相匹配的医疗卫生服务体系，为优化医疗卫生资源配置，2015 年 3 月我国颁布的《全国医疗卫生服务体系规划纲要（2015—2020 年)》中，提出了对医疗机构内床位数量设置的指导性标准。

四、医院人员的编制

（一）医院编制的概念

组织管理在很大程度上是人的配置与管理。医院工作人员是构成医院的重要因素，是医院进行各种活动的基础。医院人员的配置是应用现代医院的组织理论和人员管理理论，确定医院各级人员合适编制数量和任务分配的过程，是医院组织管理的重要组成部分。

从医院管理学的角度，医院编制有广义与狭义之分。广义的编制指确定所有法定医院的组织形式、机构设置以及规定工作人员的数量、构成和职务数的配额，是卫生行政部门从比较宏观的角度来界定的。狭义的编制等同于医院人员编制，即纯粹对医院工作人员数量、各类人员构成等的设定。医院的人员编制在医院管理中占有重要地位，是对

"人"进行管理，目的是使医院人员的编设定位恰当、结构合理，在动态管理中达到人力资源的优化配置，保证医院各项任务（医疗、预防、科研、教学等）的顺利完成，促进医院的发展。同时它作为一种规范，可以有效制约医院盲目扩大规模，防止卫生资源浪费等现象的发生。

（二）医院人员编制的特点

1. 系统性

我国卫生事业单位按照所承担的任务、性质不同，分为医疗机构、预防机构、科研机构和教学机构系统。各系统都有各自的编制法规和方法，核定编制员额。

2. 法规性

医院人员编制属于准法规的范畴，具有法律的效力。这就是说，一方面凡正式下达的编制，除编制主管部门外，任何单位或个人都不得擅自变更或突破。另一方面是指人员编制自身具有法的形式，这主要是指医院人员编制必须经过有权制定编制法规的机关批准，并以正式文件下达，任何一级业务行政部门不得擅自更改或修正其编制标准。

3. 递增性

我国医院的人员编制标准，根据我国社会经济发展和科学技术进步的速度以及人民对医疗保健要求不断提高的程度，有逐步递增的趋势。比如，目前医院人员编制的扩大，以临床医疗、设备维修、医学生物工程方面的技术人员增加较为明显。因此，医院人员编制不是固定不变的，它将随着客观条件的变化而有所增减。

（三）医院人员编制的影响因素

影响医院人员编制的因素多种多样。随着医院日益走向市场，医院人员编制在适应社会主义市场经济的基础上应当考虑两方面的因素：一是医院内部因素，二是医院外部因素。

1. 医院内部因素

如医院服务任务的轻重、医院专科特色及学科发展的需要、医院的软硬条件、医院的内部管理体制等。

2. 医院外部因素

影响医院人员编制的医院外部因素主要包括所服务人群的人口学特征、经济特征、地理环境和人事，工资，病、事、产假制度及计划生育、社会保障医疗保险制度等政策性因素以及各种社会条件的影响等。

（四）医院人员编制应遵循的主要原则

在考虑上述因素的基础上，医院人员编制应遵循的主要原则如下。

1. 功能任务定位的原则

我国目前三级医疗保健网中各级医院由于其功能、承担的任务、服务对象、拥有的卫生资源不同，各级医院的人员编制也不同。在人员编制的过程中应由医院的功能、任务来定位医院相应的人员编制。将来二、三级医院转化为医疗中心，一级医院转化为社区卫生服务中心后，医院的人员编制更应从医院功能定位出发，以利于卫生人力资源的充分利用。因此，应区别医院不同的等级和任务、不同的专业、不同的功能、不同的条件，从实际出发进行医院人员的编设。

2. 结构合理原则

医院的任务是多方面的，医、教、研需要各种不同类型的人才，同时，医院的工作具有高度的科学性、复杂性和严密性，每个层级工作人员的能力、资历、思想品质都应与其担负的职级相对称。要充分发挥这些人才的整体作用，必须使各类人才按一定层次和一定比例进行有机组合，从数量和质量上进行合理配置。从数量的角度看，卫生技术人员（包括医疗、预防、护理、药剂、检验检查、放射等人员）、行政管理人员、工程技术人员和工勤人员的数量及所占比例要合理；质量上的要求是指不同学历或不同职称人才的比例要恰当。只有按合理的比例进行人员编设，才能保证医院各部门或科室间的协调配合以及工作状态的稳定。

3. 低投入、高产出原则

社会主义市场经济的大环境使医院在编制人员时，应当按经济规律办事，要考虑人力成本与效益的关系，要优化人才组织结构，充分发挥个体的潜能和创造力，以最低的人力投入获得最大的医疗效果。在服务过程中要充分体现医疗技术的劳务价值，在注重社会效益的同时提高经济效益。

4. 动态发展的原则

尽管卫生行政主管部门对不同医院的人员编制有不同的编制技术标准，但我们知道并没有适合任何场合、任何时候的全能标准。客观实际的变化（医院内部如技术、装备、体制、机构的变化；医院外部如政策、服务人群特点的变化）要求人员编制保持弹性和动态发展。人员的流动在现代社会越来越频繁，能进能出、能上能下且具"预见性"的编制对于合理编配医院的人员是非常必要的。

（五）医院人员的编制方法

医院各类人员的编制是在已确定的医院组织编制原则的指导下，综合考虑医院的性质、规模、装备、专科特点、门诊工作量等影响医院编制的院内外因素，通过工时测定或国家标准（有时也根据经验）来确定人员编制的总额和比例。

五、我国医院工作人员的类别与职称

根据医院的组织结构、体制、任务、职能分工以及医院现代化的要求，我国医院人员的职类大体可分为卫生技术人员、工程技术人员、工勤人员和党政管理人员。

（一）卫生技术人员

按照《卫生技术人员职务试行条例》（职改字〔1986〕第20号）规定，我国的卫生技术职务分为医疗、预防、保健人员，中药、西药人员，护理人员和其他卫生技术人员四类进行管理。

1. 医疗、预防、保健人员

其技术职称划分为：主任医生、副主任医生、主治（主管）医生、医生、医士。

2. 中药、西药人员

主任药师、副主任药师、主管药师、药师、药士。

3. 护理人员

护理人员的技术职称划分为：主任护师、副主任护师、主管护师、护师、护士。

4. 其他卫生技术人员

其技术职称划分为主任技师、副主任技师、主管技师、技师、技士。

教学医院和附属医院的卫生技术人员，除授予医疗技术职称之外，还可授予教授、副教授、讲师、助教等相应的教学职称。

（二）工程技术员

医院中所需的工程技术人员的门类较多，各医院也因装备不同而具有较大的差异，但大体有生物医学工程、医疗设备工程、电子技术、建筑工程、机械工程、电子计算机、净化及环保设备、医疗器械、核子设备、激光、计量等专业，其技术职称划分为：高级工程师、工程师、助理工程师、技术员。

（三）党政管理人员

党政管理人员包括行政管理人员和政工人员。行政管理人员主要是指医院的决策指挥机构及保障协调机构中的工作人员。按照行政职务及隶属关系的不同，其职务分别为院长、副院长、处（科）长、科员、办事员。按照其专业技术不同，主要有会计、统计、经济、图书及翻译等专业。会计系列的职称级别分别为：高级会计师、会计师、助理会计师、会计员；统计系列的职称级别分别为：高级统计师、统计师、助理统计师、统计员；经济系列的职称级别分别为：高级经济师、经济师、助理经济师、经济员；图书管理系列的职称级别分别为：研究馆员、副研究馆员、馆员、助理馆员；翻译系列的职称级别分别为：译审、翻译、助理翻译等。

政工人员是指医院党的系统及群众团体组织管理人员，其专职并直接从事党务和群众工作的职务分别为书记、副书记、主席、副主席、主任、科长等，其技术职称纳入政工系列，分别为高级政工师、政工师、助理政工师、政工员。

（四）工勤人员

医院中的工人按照岗位技能要求的不同，可以分为技术工人和普通工人。技术工人是指工作岗位设置有明确的岗位职责要求、任职条件、必须具备的专业知识和等级技术水平要求的专业技术工人。医院中的技术工人包括厨师、电工、木工、铁工、水暖工和机修工等，除此之外，医院中的检验员、消毒员、药剂员、妇幼保健员等六类工勤人员，也被列入技工范围。技术工人可以分为不同的职务等级，而普通工不分职务等级。

（李洁）

第三章　医院文化管理

第一节 医院文化概述

一、文化的概念

西方"文化"一词，主要来源于拉丁文"Culture"，它的主要意思是指耕作、培养、教育、发展出来的事物，是与自然存在的事物相对而言的。英国著名文化人类学家爱德华·泰勒将文化的含义系统地表达为"文化是一种复杂体，它包括知识、信仰、艺术、道德、法律、风俗以及包括作为社会成员的个人而获得的其他任何能力、习惯在内的一种综合体"。在我国，"文化"一词在古代一般指"文治教化"。近代，胡适指出"文化是一种文明所形成的生活的方式"。毛泽东指出"一定的文化是一定社会的政治和经济在观念形态上的反映"。文化最本质、最核心是价值观念、思想意识。

二、医院文化的概念

医院文化是医院价值观在其指导思想、经营哲学、管理风格和行为方式上的反映。具体来讲，就是指医院在一定的民族文化传统、地域文化特色中逐步形成的具有本医院特色的价值观念、基本信念、管理制度、行为准则、工作作风、人文环境以及与此相适应的思维方式和行为方式的总和。

三、医院文化的内容

医院文化的内容可以归纳为"三个主义，三个精神，十个基本内容"，即以社会主义、集体主义和革命的人道主义为指导，以毫不利己、先人后己的精神，技术精益求精的精神和爱医院、爱患者，全心全意为人民健康服务的精神为宗旨。其基本内容是医院精神、服务文化、道德文化、思维文化、心理文化、管理文化、技术文化、环境文化、组织文化、制度文化等十方面。

四、医院文化的功能

医院文化的功能包括：

（一）导向功能

导向功能是指其引导医院员工为实现医院目标而自觉地努力、主动适应不同层次人群的健康需求的作用。医院文化是目标，以精神理念和价值观念为核心，通过文化的教化、熏陶和影响，使职工在潜移默化中接受共有的价值观念，并以此作为行为的方向和准则，在共享价值观的基础上引导员工将个人目标趋同于群体目标。

医院文化的导向功能通过以下方面体现和发挥出来：一是定位目标。医院作为价值主体，是在为社会服务过程中实现自己的价值，同时，又在为人们健康服务中满足自己的需求。因此，医院的价值目标应定位在不断满足人们日益增长的医疗保健需求上。二是校准价值取向。医院的每一位员工都必须用定位的价值目标来内化自己的价值观念，校正自己的价值取向。三是制定规章制度。使价值取向明文化、确定化，从而起到导向作用。四是把价值观念转化为全体员工的共同信念、共同意志，把价值观念转化为现实医疗保健活动，这一转变是价值观念的外化，也是医院文化导向功能的最终体现。

（二）凝聚功能

凝聚功能是指其把医院员工紧紧地联系在一起，同心协力，为实现共同的目标和理想，为了共同的事业而奋力拼搏、努力工作的作用。医院文化是引力，是医院内部一种强大的动力源。它能使广大职工对医院发展目标、行为准则、价值观念的认同产生强烈的使命感和职业自豪感，进而潜在地、自然地产生对医院的向心力。

医院文化的凝聚功能通过以下方面体现和发挥出来：一是通过医院文化这种强文化培养的群体价值意识；二是医院员工对医院目标的认同感；三是医院员工对人民健康事业的使命感；四是医院员工对医疗这一神圣职业的自豪感；五是医院员工对医院的归属感。

（三）约束功能

医院文化的约束功能是指通过观念文化（思想观念）、道德文化（道德观念）、制度文化（规章制度）对医院员工的行为进行约束和规范的作用。规章制度包括在医院文化中，起着约束和规范员工行为的作用，是一种硬约束。医院文化更偏重于软约束，软约束产生的依据在于人的文化性与社会性。医院文化所形成的无形的行为准则，使员工们自觉地接受文化的规范和约束，自觉地依照价值观的指导进行自我管理和控制，通过广大职工在医疗实践中形成的自我约束机制，从医院管理的深层规范、约束、塑造医院和职工的思想与行为，从而有效保证了医院经营目标和服务宗旨的实现。

（四）激励功能

医院文化的加强，使医院有明确的发展目标。通过良好的医院文化氛围，对职工的激励不是一种外在的推动，而是一种内在的积极性、创造性的发挥，并源源不断地提供激励的力量。

（五）辐射功能

医院文化一旦形成较为固定的模式，它不仅会在一定区域范围内发挥作用，对本区域群体成员的行为产生影响，而且也会通过各种渠道对社会产生影响，可以通过新闻媒介、患者的自身感受的介绍、患者之间的信息的传递等渠道，去影响大众的认知和选择。

（六）育人功能

育人功能是指通过医院文化的培育和熏陶，不断提高医院员工素质的作用。

五、医院文化特征

（一）时代性

医院文化作为医院管理学科的最新成果，是在一定的历史文化、现代科学技术和现代意识影响下形成和发展起来的，是时代精神的反映和具体化，因此，它受到当时当地政治、经济形势和社会环境发展变化的影响，带有时代的特征。

（二）人文性

人文性是医院文化最显著的特征之一。医院的一切活动都是以人为中心，医院的服务对象是人，是身患疾病的人群。

（三）社会性

医院是一个社会组织，是社会机体中的一个细胞。医院为员工提供了工作岗位和社会保障，提供了成就事业的条件，提供了工作和学习的环境，提供了个人及家庭生活的必要条件。同时医院的生存和发展也离不开它所处的社会大环境，因此，先进的医院文化追求与社会环境的和谐，具有高度的社会责任感。

（四）继承性

中国的医院文化是中华文化的一个组成部分，是现代文化的一个部分。传承民族优秀文化传统，借鉴各国文化精华，是医院文化的重要特征。一是继承悠久的中华文化传统，二是继承社会主义的革命文化传统，三是继承传统医学文化精华，四是继承本院的优秀文化传统。

（五）创新性

医院文化是医疗实践和医院管理活动中长期培养形成和不断充实发展起来的，而创新是发展的源泉。先进的医院文化具有随着医院环境的变化而自我更新的强大再生力，它以无形的魅力推动和引导医院员工发挥他们的创新潜能，这种创新不仅是医疗技术和医疗服务的创新，更重要的是观念、意识及相关体制和制度的创新。

（六）传播性

医院是知识密集、技术含量高的单位，是精神文明传播的窗口。一方面，医院通过其医疗活动，为保护社会生产力，为人民的健康做出贡献；另一方面，又以自己特有的医院文化外部辐射，影响整个社会。

六、医院文化建设的目的和意义

业内人士常说，小医院靠权力管理，中型医院靠制度管理，大型医院则必须靠文化去管理。只有文化创新、理念创新，才能实现管理创新和技术创新。医院间的优胜劣汰，可以说是不同医院文化之间彼此较量和消长的结果。医院文化建设具有以下意义：

（一）整合医院价值

一家医院，从院长到工人，因为学历、经历、经验、性格的不同导致所秉承的价值观截然不同。为使医院能够健康、有序、高效地发展和运营，必须进行价值观整合，使全体员工的思想、意识、理念和行为都统一在"医院文化"这面大旗下。

（二）促进有效管理

目前推崇的"标准化管理模式"的本质特征就是文化管理，而实施文化管理的前提是构建医院文化。医院文化因其特定的精神和物质的内涵和功能，能够给医院管理带来真正的高效力。

（三）提高经济绩效

通过建立人本文化、团队文化、制度文化、质量文化和形象文化等高生产力文化，促使医院尽快建立起新的高效力的运营机制。让懂管理的人管理，让管理专家管理，使领导层的决策高效率、管理高效率，真正管好能够为医院创造80%业绩的那20%的业务；再次要建立合理的"分配"机制，认真做好权力分配、利益分配和员工发展机会分配。

（四）树立百年品牌

每一项成功事业的背后都蕴涵着一种优秀的文化，据一项调查表明，世界500强出类拔萃的关键是有优秀的企业文化。医院的规模越大，文化的作用就越明显。成熟的医院文化能够使医院发展不再依赖某一个或某几个人，而是按照既定的理念、愿景持续发展。

（五）实现医院战略目标

医院要想往更高层次发展，就必须形成优秀的医院文化，用优秀的医院文化去引导人，用优秀的医院文化去推动医院的发展，实现医院的整体战略目标。

总之，医院要生存、发展并在竞争中立于不败之地，就必须有相应的医院文化作为根基。因为，医院文化建设既是市场经济的必然要求，是构建和谐社会的需要，也是医院提高管理水平、保持可持续发展的内在需要，同时还是提高职工素质整体水平的现实需求。

七、医院文化与医院精神文明的异同

（一）医院文化与医院精神文明的共同点

1. 研究和作用的对象重合

医院文化有丰富的内涵和宽广的外延，从医院文化的构成内容来看，医院精神的培育、医院价值的形成以及道德规范、行为准则、服务理念、经营意识等的构成，其落脚点都在一个"人"字上，即"人性化"和"以人为本"。而医院精神文明更是以人为对象，直接地做人的工作，解决人的思想、观点、方法和立场问题。

2. 作用机制相同

医院文化具有导向功能、凝聚功能、约束功能、激励功能、辐射功能、育人功能，主要是通过培育高尚的医院精神，确立健康向上的群体价值观念、道德行为准则和精神风尚，以此凝聚人心，激励斗志。医院精神文明则是以正面灌输、教育引导为其主要手段，但也重视榜样示范、目标激励、环境熏陶、以情感人、寓教于乐的作用，使具有时代特征的先进思想"内化"为广大员工的道德意志，并转化为高度的主人翁、责任感和持久不衰的工作热情。在做好人的工作，促进医院发展这一点上，两者殊途同归。

3. 具体运作的载体交叉

医院文化在具体建设实践中，要通过教育学习、报告演讲、文体活动等丰富多彩、生动活泼的手段来实施，还有医院目标、医院精神、规章制度、院歌、院训等具体表现形式。这些载体与精神文明建设的载体相交叉。

4. 效果相互渗透

医院精神文明建设的效果有些直接就是医院文化建设的成果。例如，做好服务过程中文明规范工作，其效果体现在服务改善和质量提高上，患者增加，这本身就是医院文化的物质形态。而医院文化建设的成果则为医院精神文明建设提供了条件，有些直接就是精神文明建设的成果。例如，医院文化建设以医院目标激励员工，引导员工牢固树立"与医院同兴衰、共命运"的主人翁责任感，同时是精神文明建设的成果。

（二）医院文化与医院精神文明的区别

1. 医院文化与医院精神文明的内容不同

医院文化是一种管理文化。它包括的内容相当广泛，既包括医院的精神成果，如：医院员工的科学文化素质，思想、道德、信念以及员工的文化生活；也包括医院服务经营的物质成果，如：医院的目标、服务宗旨、经营方法、经营效果。而精神文明主要包括精神产品和精神生活，注重人们的思想、文化素质的提高。此外，医院文化包括自然生成的要素，其中既有健康积极先进的因素，也有颓废消极落后的因素，开展医院文化建设，就是要弘扬和发展其中的健康积极先进的因素，排除其中颓废消极落后的因素；而医院精神文明只反映医院进步有积极意义的成果，消极落后的东西虽然也是在被排除之列，但不能纳入医院精神文明的总称之中。就是说医院精神文明所包括的内容较医院文化要窄一些。

2. 医院文化与医院精神文明的特性不同

医院文化具有鲜明独特的个性。每个医院都有自己不同的历史传统、不同的类型、不同的规模、不同的心理背景和不同的人员素质等因素，这些内在因素的不同，必然使医院在其经营服务过程中，形成具有本医院特色的价值观念、服务准则、经营作风、道德规范以及发展目标。不同地区、不同医的医院文化必然各具有其特色，每个医院的医院文化都鲜明地体现它自己的个性，没有个性的医院文化是没有生命力的。而医院精神文明特别是其中的意识形态部分则是融入医院载体中的一种社会性的共同东西，具有普遍的指导意义。它的目的在于普遍提高广大医护员工的思想道德素质和科学文化素质，它虽然也要通过具体措施来落实，具体事例来体现，但本身更具有概括性和共同性。

3. 在医院文化与医院精神文明的建设中，医院管理者所起的作用不同

医院管理者的经营思想、行为准则，甚至个性特质都直接影响着医院文化的培育和发展。在医院文化建设中，医院管理者起着工程师的作用，既是医院文化的设计者，也是医院文化的塑造者和传播者；没有医院管理者的设计和塑造就难以形成独具特色的现代医院文化。而在医院精神文明建设中，医院管理者主要起着传播、倡导、督促、教育和榜样的示范作用。

八、医院文化在现代医院管理中的地位和作用

现代医院管理，必须参与市场竞争。而市场竞争，不仅仅是医疗技术、设备、设施等硬件条件的竞争，更是人才、管理、文化的竞争。不仅仅是市场份额的竞争，更是医院文化的深层次、高水平、全方位的竞争。因此，医院文化建设在现代医院管理中的地位也越来越凸现。

（一）医院文化建设能推动医院管理的深化

医院管理千头万绪，但最根本的是对人的管理，人是医院管理发展的根本，现代医

院管理的核心是，尊重知识、尊重人才、充分调动全体员工的积极性。

医院文化建设注重医院精神的培育，更注重"以人为本"的思想，为医院发展创造良好的竞争环境、和谐环境和心理环境。以共同的愿望、共同的目标、共同的价值观，作为自己的自觉行为，增强对医院发展的向心力和凝聚力。

（二）医院文化建设能扩大医院管理的内涵

物态文化、制度文化和心态文化是医院医疗服务质量管理的基础，是坚实的保证，是智力的支持。先进的医院文化，使医院管理的内涵建设得以加强、得以深化、得以提高，确保一所医院长期能够充满生机和活力。医院管理内涵建设远远不仅仅是那些规章制度、行政命令、全面激励和组织形式的建设，而更是要注重现代管理思想在员工中内心化程度、自觉行动、价值观念和道德准则的建设，激发每一个人的热情和才干，使之产生强烈的责任感和使命感，人人都成为医院重大决策的参与者、执行者和监督者，广大医务员工不再是被动的打工，而是主动、能动、自觉、自愿地投身于医院的医疗事业。

（三）医院文化建设能促进医院管理的变革

随着医疗卫生体制的不断深化，传统的医院管理体制逐步被打破。医疗保险制度的出台，患者选择医生，营利和非营利性医院的共存等改革对医院管理是一场深刻的变革。但是，我们要认识到这场变革，归根结底是医院文化的变革。这种文化变革一般会反映到两个层面上：一是将知识管理认同为管理，注重利用信息系统的便捷性来达到对知识体系的更新的追求；二是将知识管理认同于人的管理，追求管理中的人文体系的研究。

因此，只有建设适应时常变革需求的先进的医院文化，才能使医院在改革的困境中，在种种医患矛盾中，摆脱困难，走一条可持续发展的医院改革发展之路。

（四）医院文化建设能带来医院的管理效益

医院文化在一定意义上讲是无形的，但先进的文化一旦注入管理系统，就会给医院带来良好的社会效益和经济效益。如医院文化提倡对外搞好社会公众的关系，对内提高员工的素质和凝聚力，培养员工的团结协作精神，塑造医院自身良好的社会形象。如医院的建筑外形优美，人性化的就诊布局，统一的标志和统一的专用色，都会给就诊患者带来身心愉快的感觉，在患者心目中也会产生良好的印象。同时良好的医院形象可以增加员工一种信任、一份荣誉，获得心理上的满足，从而促使员工把自己的行为与医院的发展紧密地联系起来。良好的医院形象，无形的品牌，能吸引海内外的顶尖人才，能吸纳更多的资产，能在患者心目中产生信赖，吸引更多的患者。因此，医院文化建设不仅能带来社会效益，而且会带来很好的经济效益，促进医院的全面发展。

（五）医院文化建设能保持医院的持续发展

现代化医院管理的持续发展，关键在于不断地提高医院员工队伍的素质。员工的素质好坏，直接影响医院的发展。而医院文化建设就是要建立完善员工培训制度、培训方法和培训体系。建立学习型的医院，学习型的科室和学习型的人的学习机制，使每个员工都成为终身学习的学员，不断顺应市场经济的潮流。

九、医院文化建设路径

随着医疗市场的竞争日趋激烈。医院之间的竞争已从传统的比规模、比设备和比技术上升为医院文化的竞争，竞争力的核心在于是否能以先进的文化为基础。医院文化已成为增强医院核心竞争力的重要内容，成为建设现代化医院的巨大推动力。优秀的医院文化所包含的丰富内容通过全体职工的实践与传播，必将形成建设医院的强大凝聚力和向心力、抵御风险的支撑力和提高服务品质的内动力，最终转变为不断增强医院综合竞争力和加快医院可持续发展的推动力。实践证明，一所医院成功发展的背后往往有着成熟的医院文化理念。所以，医院领导要不断提高对文化建设的认识，把医院文化建设作为现代化建设的大事来抓。通过建设现代化的医院文化，可以树立正确的办院理念、创建优秀的医院精神、培养高尚的价值观念和良好的群体行为，从而形成良好的文化定势，并使之转化为医院全体员工的自觉行动，统一医院员工的价值观念和行为规范，使医院的整体发展步入现代化建设的健康轨道。

为此，应该借鉴运用国内医院文化建设理论，结合医院实际情况，挖掘深厚的文化底蕴，从文化角度着手，驱动医院文化建设，完善精神文化、行为制度文化、环境文化。通过医院文化的规划、创新和建设，内强素质，外塑形象，增强凝聚力，提高竞争力，注重在继承、借鉴中创新，在创新、完善中提高。

实践证明：医院文化建设是医院管理永恒的课题，在医院管理中起到导向作用。通过以人本管理为核心，以学习创新为动力，以组织多种形式的文化活动为载体，不断深化以患者为中心的服务理念，培育优良的医院精神，树立严谨的医疗行风，为构建和谐医患关系，塑造良好医院形象，促进医院持续健康快速全面发展提供了坚强的思想政治保证和强有力的精神文化动力。以"以患者为中心，以质量为核心，尊重和关心患者"的管理理念管理医院，以医院文化建设为驱动力建设和发展医院，都能达到预期效果。

（一）完善医院精神文化建设

医院的现代化，首先表现在要有先进文明的精神理念。随着社会的进步，医疗实践中更多的介入了人文关怀，人文精神在医院建设中发挥着越来越重要的作用。因此，一所医院要建立自身特有的文化，这是历史发展的必然趋势，基于这种认识，把文化建设与精神文明建设进行了有机结合。首先是树立医院精神，引导职工价值取向。并根据自身特点在加强医院的理念建设中，提出"一个目的，两种意识，三种精神"。"一个目的"即以患者为中心，以质量为核心，提供优质、高效、便捷的医疗服务为目的；"两种意识"即质量意识和服务意识；"三种精神"即白求恩精神、主人翁精神和团队精神（简称"123"工程）。强调职工要深刻理解其精神内涵，自觉形成一种健康向上的心理思维定式，并将它贯穿于整个医疗实践中，体现在医疗发展进程里，成为推动医院各项工作的动因。

1. 确立以人为本的核心理念

这里所说的核心理念，即是确立怎样的核心理念才能解决医院管理运行，各种工作撞击中起决定作用的一个理念。思想理念，是认识观和价值观的问题，鉴于这种认识，即认为群众、职工包括住院患者有什么样的认识观就会有什么样的行动，所以应该按照医院文化建设的一般工作原理，参照有关的医院文化建设书籍并结合医院实际，确立了核心理念："以人为本，关爱生命""诚信为人、慈爱从业"的院训和"以人为本，明礼诚信；科技兴院，勇于创新；注重实践，严谨治学；团结进取，敬业奉献"的医院精神都充分体现了医院文化的核心和精髓。围绕这个核心设计体现以患者为中心、团结奋进为主题，使医院精神进一步启发人、激励人、鼓舞人，还可采取多种形式，多点渗透，多措并举，深入宣传医院精神、院训的深远意义和深刻内涵。如：利用会议集中教育、文体活动促动、环境自然熏陶、公益活动感动等方式陆续开展了"假如我是患者""医院在我心中，我为医院发展进言献策"大讨论、赴红色之旅、井冈山精神永照我心、知识分子"一帮一"等活动；对每个在职职工进行生日祝贺，为退休的职工发放载有他们业绩的纪念册；以"尊老爱少、尊重知识、尊重人才、尊重医生"为主题为外地户籍医务人员和老专家们举办知识分子茶话会；举行"我为岗位添光彩""爱岗敬业、精医尚德""不忘初心、砥砺奋进"演讲赛，使职工树立良好的职业情操，达到更好地为患者服务之目的。在工作中，把培育职工爱岗敬业精神作为医院文化建设的一项重要内容，让职工参与办院宗旨、办院方针及一些医院重大决策的讨论和制定，以润物细无声的方式使职工自觉形成牢固的精神理念。

2. 树立严谨求实的工作作风

医院对职业道德教育常抓不懈，做到观念教育与言行规范相结合，落实制度与技术培训相结合，满意度测评与效绩分配相结合。全面实施优质服务承诺制度，进一步加强医疗服务监督力度，切实完善行风监督机制。按照医院对主管部门、科室对医院、职工对科室三级承诺的要求签订《廉洁从业承诺书》；落实"谁主管谁负责"的行风工作责任制，并将工作分解、责任到人，使之更加细化、量化；建立和完善医护人员个人医德医风考核档案，个人医德医风考核与评先、职务职称晋升挂钩，使职工"一切以患者为中心，全心全意为患者服务"成为一种自觉行动；积极参加效能热线和在线访谈，定期召开院外监督员座谈会和患者工休座谈会，主动征求意见和建议，接受患者和社会的监督。传播正能量，弘扬清风正气，树立一批服务优良、德技双馨的先进科室和先进个人。

3. 建立富有个性的服务特色

现如今，医院的功能不再是传统意义上的诊疗疾病，而是要以高科技手段满足社会各类群体的医疗需求，其服务的内涵在不断拓展。为提高服务创新质量，要不断推进服务创新，以患者满意度作为衡量标准，围绕过硬的质量、特色的技术，良好的信誉和舒适的环境而狠下功夫。医护人员秉承医院"爱医院、爱岗位、爱患者"的优良传统和作风，紧紧围绕"以患者为中心"的服务理念，开展了多种形式的规范服务、温馨服务、亲情服务和感动服务。医护人员长期工作在临床一线，他们与患者距离最近，接触最直接、最密切，时间也最长，他们的仪表和服务也就是形象，会直接影响到患者对整个医疗过程的满意程度。为此，在强化服务理念，规范服务行为的基础上努力学习和创新服务技巧，把实施"人性化"服务作为提升医疗服务水平的切入点，在护理工作中开展以优化流程、方便患者、提高整体服务水平为着眼点的全程优质护理服务活动，实行责任制整体护理工作模式，为患者提供全面、全程、连续、专业的护理服务。在门诊设分诊护士和候诊护士,分别为患者提供分诊、候诊、健康教育等服务;成立亲情服务队,负责帮助新患者入院、患者转科、身体不便的患者就医或检查等;入院后责任护士负责患者的全部护理服务需求,并创造性地开展个体化的床旁服务;建立护理专业特色,深化护理专业内涵,提升护理服务水平。全面提高护理队伍管理能力,为患者解决临床实际问题。使用科学评价方法评价护理质量。

在加强医务人员医疗质量安全管理、全面改善医务人员医疗服务水平方面具体体现在:

1. 在"诊前服务"上多动脑筋

大力开展预约挂号,通过专用电话预约、专家热线电话预约、医院网站专用界面预约、网上专家论坛预约、就诊患者院内预约、出院患者出院时复诊预约、名医堂专家门诊预约等多种形式,全面开展预约挂号工作,方便患者就医;设立并公布医院公众热线,及时为患者提供就医咨询、健康咨询。

2. 在"诊间服务"上多下功夫

实行分科、分层、分散候诊、挂号、缴费、诊治、入院,实行门诊服务窗口和诊室弹性工作制,积极推行"一医一患一诊室"服务模式;坚持急危重患者先抢救后补办手续,杜绝生、冷、硬、顶、推现象的发生,建立服务态度不良记录和投诉制度并严格奖惩;推行名医堂专家门诊全日制,方便农村和外地患者就医;推行检验检查限时发放报告和当天发放报告制度。

3. 在"诊后服务"上多想办法

全面推行出院患者一周内电话随访制度。医院出院患者一周内电话随访率达到100%。通过电话随访,了解患者身体状况,指导患者康复保健,预约患者来院复诊。

护理人员要把"以人为本"的服务理念贯穿于整个护理工作实践中,用爱心和责任心去关心患者、爱护患者、尊重患者,为广大患者提供优质、高效、低耗、满意、放心的医疗服务。用医护人员的精心、细心、耐心和爱心,赢得患者的理解和信任,建立起和谐的医患关系。

(二)重视医院制度文化建设

医院规章制度是完成各项医疗任务、实现医院工作目标的重要保证。它不仅是医院科学管理的反映,也是医院管理科学化和规范化的反映。医院文化建设其实践手段之一是要靠制度文化建设来完成的。因为制度是有形的,往往以责任制、规章、条例、标准、纪律、指标等多种形式表现出来,时时处处都能对人们的行为起到约束作用。有形的制度中渗透着文化,医院的文化要通过有形的制度载体得以表现,医院通过对制度的建设,把科学管理变为全体员工的自觉行动,培养员工的质量意识、服务意识、程序意识、信誉意识和竞争意识等,充分发挥员工的积极性,使医院制度不仅对全体员工起到约束作用,而且更重要的是发挥其激励员工的积极性、主动性作用。实际上,在大生产条件下,没有制度,即使人的价值取向和对组织的目标有高度的认同,也不可能达成行动的协调一致。

1. 制订医疗规章制度

医院不断加强医疗质量管理,指定专门的部门具体负责实施。适时调整和修订医院医疗质量管理方案，构建院科两级质控网络以及医疗质量控制体系。医院医疗工作严格执行各级质控管理负责制，严格落实各项医疗规章制度，严格按照医疗操作规程行医，自觉接受制度的监督和约束，力争不发生医疗差错、医疗投诉和医疗纠纷。通过医疗质量管理目标、指标、计划、措施、效果评价及消息反馈的实施和分析来进行全院医疗质量的严密监控；医院在卫健委制订的各项规则、常规、指标基础上结合医院实际制定出一整套完整、系统、严密的医疗规章制度。进一步细化临床各级医生职责，医院医疗工作的各项核心制度及相关规定。使组织运转和个人行为有行动指南，使各项工作有章可循，有法可依，医院各级人员分工明确，职责清楚，各司其职，各尽其责，各部门、各科室之间层次分明，井然有序，关系协调，配合默契，从而保证了医院工作能够在良好的程序下进行。同时，医院还可制定统一的质量评定标准，定期或不定期地对临床医技各专业科室进行检查、监督、评比。并形成周汇报、月小结，结果公示、奖惩有据的工作模式。对医院质量的评价直接与评优、奖惩相结合，参与医院的分配调控；依据质量控制评定标准，每月对科室、单元或个人进行检查、评定，内容包括医疗工作、护理工作、医院感染、合理用药、医疗安全、医德医风等。其结果直接参与绩效的分配。

2. 建立绩效考核制度

加强医院人才队伍建设和管理，进一步形成尊重知识、尊重人才的浓厚氛围，逐步实现按劳取酬、效率优先的分配机制，充分调动人才的积极性、创造性，医院要对科室负责人建立"核心人才库"管理与评价体系。同时，对各部门基于医院近期战略规划和远景目标，依据职责、岗位不同建立综合目标绩效考核体系。借助信息管理技术，把医院门诊人次、出院人次，按照价值系数、业务量点数、成本控制点数、效能考核点数进行积分设计，通过绩效工资公平性标杆绩效预算分配，按照点值进行绩效工资核算、考核、分配。建立了医、护、技、药、管等不同岗位的工作量、效率、质量等绩效评价机制，体现不同岗位差异，重点向临床一线、业务骨干、关键岗位以及支援基层和有突出贡献的人员倾斜，体现多劳多得、优绩优酬。

坚持以工作量为基础，结合岗位技术要求、劳动强度、风险因素的内部绩效分配，是保证公立医院公益性的重要前提，在此基础上，建立完善的绩效指标体系，是提高医务人员自我价值，促进学科发展，实现医院战略目标的有力保障。在医院绩效管理改革过程中，通过确定战略目标、结合公立医院发展要求，完善绩效评价指标体系，把成本控制、工作效率、患者满意度、患者负担以及服务质量等目标，分解融入绩效指标中。避免将收入等财务指标作为绩效考核的主要内容，导致公立医院短期逐利的弊端。在确定绩效目标和选择评价方法上。改变以重结果而轻过程的现象，将各项指标进行梳理分类，对基本日常职责完成型绩效目标进行日常监控，对发展建设型关键指标进行业务分析诊断，由医院职能部门联动评价科室、科级质控组评价个人，实现院、科室、岗三级评价分配机制，彻底打破以科室收支为工具的绩效分配模式。为推动医院精细化管理升级，保障可持续的运营新机制提供了有力支撑。

十、加强医院环境文化建设

（一）优化门诊就诊流程，改善医院住院环境，打造就医新体验

医院应该利用有限的空间努力改善诊疗条件，以"让优美的环境与健康相伴相随"为理念，开展文化生态环境建设，营造浓郁的医院文化氛围，构建优美的医院设施环境。具体做法就是在"人"字上下功夫。设施完善、布局合理的病房大楼，蜿蜒簇拥医院周围的绿色植物带，舒适典雅、美观大方的人性化病房处处都体现着医院环境"人性化"的温馨与美观。

（二）打造医院环境形象体系，丰富医院文化建设内容

在医院建筑明显位置设立富有医院文化特色的霓虹灯、显示屏。为了不使患者在医院盲目、无效的移动，浪费患者的时间，医院应统一设计、制作、规范医院门诊流程标识，导向标识色彩温馨、标示确切、格式规范、中英文对照，极大方便门诊患者的就诊需求；以医院网络、院刊、院报、宣传栏、LED 显示屏以及多家媒体等作为宣传阵地，采用文字、图片、海报、标语、影视等多种表现形式，刊载新鲜真实、生动感人的新闻报道，开设通俗易懂、形象直观、科学实用的医学科普教育板块和电视专题教育栏目，切实把医院的先进技术、先进人物、先进事迹以及医德警言警句等富含特色文化和哲学思想的内容渗透到医院文化建设中来，力争使人从中感受到医院文化氛围，接受医院文化的熏陶。

十一、以医院学科建设、技术创新促进医院文化建设

医院学科尤其是重点学科和特色新技术是医院优势和知名的具体表现，是带动其他学科发展的龙头，也是增强医疗市场竞争力的拳头，抓好特色新技术和重点学科建设是医院有计划、有步骤地全面发展的关键，是医院推向医疗服务市场的一个拳头产品，是带动医院快速发展的火车头，对占领医疗服务市场，吸引患者起着举足轻重的作用。在医院建设和发展中要始终坚持"一切以患者为中心""科技兴院、科学管理"的基本工作方针，大力引进先进技术、尖端设备，培养科技人才，改进和创新学科管理模式。使医院呈现出"新技术、新项目开展活跃，重点专科建设步伐日趋加快"的良好局面。医院各专业学术委员会要定期、不定期举办学术讲座，力求形成积极的学术氛围，利用专家督导活动，帮助医务人员提高业务水平，另外，医院还应有一系列关于奖励科技创新的规定，对有成果的员工及时地给予表彰奖励。每年召开一次科技绩效专题会议，兑现每年奖励、表彰先进。

（李洁月）

第二节 中西文化对医院文化的影响

一、中国文化对医院文化的影响

中华优秀传统文化是中华 5 000 年文明的结晶，是中华民族的独特标识。博大精深的中华优秀传统文化就是我们最深厚的软实力，是我们文化自信的坚实根基和突出优势。中华优秀传统文化中蕴含着"仁义""和合""和平""均等"等思想，承载着"大道之行也，天下为公"的社会理想，"天下兴亡，匹夫有责"的爱国理念，"以和为贵，和而不同"的处世哲学，"天人合一，道法自然"的生命境界，"革故鼎新，与时俱进"的改革精神，"己所不欲，勿施于人"的道德规范，"天行健，君子以自强不息"的奋进精神，"言必信，行必果"的行为规范，"正心诚意，修齐治平"的心性修养……更容易为不同国家、不同民族所理解接受。医院文化受着优秀的中华传统文化的滋养，从不同侧面展现出了蓬勃向上的生命力，让医院文化异彩纷呈。

儒家文化是一个以教化伦理道德为核心的学派，在中国古代长期居于文化的主导地位。其核心是"仁"，即"仁者爱人"。儒家的"仁"对医学、医者影响很大。他们称医学为"仁术"，即"医乃仁术"，"仁者爱人"思想构成了古今医者所信守的医德准则。"医乃仁术"要求医生们为仁人之士，对患者要有同情心、恻隐之心。"仁术"认为医生治病为救命，医生要爱惜、重视患者的生命，要成为掌握"仁术"的良医，要求医生要有热爱医药事业的恒心，"人而无恒，不可以做巫医"（《论语》）。

在道德修养上，儒家要求"慎独"，严于律己。子思说："莫见乎隐，莫显乎微，故君子慎独也。"强调在教育的基础上用"修"的方法来达到良好的道德。要求作为掌握"仁术"的"君子"更应该以"慎独""正己"来修其身、正其行。"医乃仁术"作为儒家思想的核心，对我国传统医学文化的影响一直至今。

众所周知，儒家文化是由孔子所创立、孟子发展、荀子集其大成，之后延绵不断。儒家思想基本理论范畴概括为：仁义礼智信即儒家的"五常"。孔子提出"仁、义、礼"，孟子延伸为"仁、义、礼、智"，董仲舒扩充为"仁、义、礼、智、信"。

这"五常"贯穿于中华伦理的发展中，成为中国价值体系中的最核心因素。

"仁、义、礼、智、信"这些传统文化理念可以说深入了我们中国人的骨髓，对我们从医者建设优秀的医院文化有着深刻的影响和引导作用。

我国是一个有着 14 亿多人口、56 个民族的大国，确立反映全国各族人民共同认同的价值观"最大公约数"，使全体人民同心同德、团结奋进，关乎国家前途命运，关乎人民幸福安康。在当代中国，我们的民族、我们的国家应该坚守的核心价值观，是倡导富强、民主、文明、和谐，倡导自由、平等、公正、法治，倡导爱国、敬业、诚信、友善。社会主义核心价值观，是当代中国精神的集中体现，凝结着全体人民共同的价值追求。要把培育和弘扬社会主义核心价值观作为凝魂聚气、强基固本的基础工程，作为一项根本任务，切实抓紧抓好，为中国特色社会主义事业提供源源不断的精神动力和道德滋养。

医院文化建设的核心同样在于培育和弘扬社会主义核心价值观，为医院的建设与发展，为医务人员的成长与进步，为广大人民群众享受更加安全优质的医疗服务提供源源不断的精神动力和道德滋养。

二、西医文化对医院文化的影响

西方医学之父希波克拉底认为"医术是一切技术中最美和最高尚的"，并指出"医生应当具有优秀哲学家的一切品质：利他主义，热心、谦虚、冷静的判断……"古代医生由于缺乏有效的治疗和缓解病痛的手段，因此他们在竭力为患者寻求治疗和缓解病痛措施的同时，更注重对待患者的态度和行为方式，通过对患者的同情、关心、安慰等，给予患者以情感的关怀。早期的医院是慈善、博爱精神的体现，无论是中国唐代的"患坊"和苏东坡创办的"安乐病坊"，还是中世纪的"修道院医院"和法国大革命时期的"普通医院"，都以照顾和医治贫困患者为己任，充溢着人道主义的激情。

古罗马帝国医学的代表盖伦是当时杰出的医生，他继承了希波格拉底的体液学说，发展了机体的解剖结构和器官生理概念，创立了医学和生物学的知识体系。他继承了古希腊的优秀传统医学文化，认为医生要把自己全部身心奉献给医学事业，不能以赚钱为目的。

古印度名医阇罗迦对医学本领、医学职业和医学道德进行了精辟论述，它们是世界古代医学文化中的重要组成部分。与印度的外科鼻祖妙闻医生一样，阇罗迦认为，"使人健康即正确之医学，除人痛苦者即是最好之医生"。他们的许多著作被译成多国文字，并被奉为经典。但是印度佛教的产生及其反科学的宗教唯心主义思想对当时的医疗活动和传统医学文化起了很大的抑制作用。

在欧洲宗教、神学控制医学领域的中世纪黑暗时代，阿拉伯医学却在向前发展。此时期，阿拉伯医学继承和发展了古希腊以来的医学文化。当时杰出的医学家迈蒙尼提斯还是一位神学家、哲学家，他的《迈蒙尼提斯祷文》是世界古代传统医学文化史上的重要文献之一。祷文的中心思想是"医生一切要为患者着想，为了人类生命与健康，要时时刻刻有医德之心"。他提出的一系列医学道德思想对后世医家影响深远。

14世纪到16世纪，意大利文艺复兴时期是欧洲资产阶级反抗封建统治、批判以神为中心的斗争时期，一些先进的思想家提出了人道主义口号，宣传以人为中心的世界观，内容波及医学界，于是出现了医学人道主义。医学人道主义推动了包括医学在内的整个自然科学从宗教的束缚下解放出来，民间医学开始向新医药学发展。到了17世纪，以实验科学为基础的近代医院相继涌现，医学实践活动由个人行医发展到集体行医。

英美两国十分重视医学伦理学教育，英国成立了医学伦理学研究会、医学伦理学研究所，出版了医学伦理学杂志，举办了医学伦理学讲习班等；美国1846年成立了医学会，制定了医德守则，1877年通过了医学伦理学原则。

1856年克里米亚战争中，英国女护士南丁格尔将个人安危置之度外，以人道、博爱、奉献的精神救助伤兵。1907 年，国际红十字组织在第八届国际红十字大会设立南丁格尔奖，作为授予各国优秀护理工作者的最高荣誉奖。而我国自 1983 年首次参加第 29 届南丁格尔奖评选以来，至今已经有数十名中国护士获得了南丁格尔奖。中国各种类型的医院在每年的"5·12"国际护士节，都要召开隆重的纪念活动，表彰优秀护士，弘扬南丁格尔精神。

这些都充分说明，在医疗界，中国已经完全接纳了西方先进的医学人文理念和先进的医疗技术，这些也都是需要医院在文化建设中不断容纳、融合、升华，通过中西方优秀文化的融会贯通，创建更加具有中国特色的、有持久生命力的医院文化。

（母慧娟）

第四章　医院人力资源管理

第一节　医院人力资源管理概述

　　人力资源是最重要的管理要素之一，人事管理是人力资源管理工作中的一项重要职能。现代管理强调以人为中心，充分发挥人的作用，通过人员的合理配备，发挥最大的效用。

　　医院是以医务人员的科学技术才能为人民提供医疗保健服务的，医疗质量的高低直接取决于医院各类人员的医学知识水平和技术才能。要建设好一个现代化的医院，促进医院的发展，很大程度上取决于医院是否拥有一批具有先进科学技术和创造能力的技术人员以及具有丰富医学知识和高度管理才能的管理人员。因此，要搞好医院管理，首先要抓好医院的人力资源管理。

　　现代医院已逐步发展成为多学科、多层次、多功能的机构，不同专业的科室设置繁多，拥有大量现代化的先进医疗仪器设备，汇集着不同类型、不同层次的专业技术人才。而组织好这个庞大的群体最核心、最根本的问题是对人的管理，即提高医院各类人员的智力、知识、能力和政治思想品德，使之与医院各项工作的要求相匹配。要做好医院的人事管理工作，要求管理者除了掌握组织理论、劳动人事管理知识、人才学知识以外，还应具备一定的医学知识，熟悉医疗工作规律和现代医院管理知识。

一、医院人力资源管理的概念

（一）人力资源

　　人力资源是指在一定的范围内，能够作为生产性要素投入经济活动中，且可以利用并能够促进和推动整个经济和社会发展的、具有智力劳动和体力劳动能力的人们的总称，包括数量和质量两个方面。

（二）人力资源管理

　　人力资源管理即指运用科学方法，协调人与事的关系，处理人与人的矛盾，充分发挥人的潜能，使人尽其才、事得其人、人事相宜，以实现组织目标的过程。

　　人力资源管理的主要内容包括岗位设置（建立合理明确的组织结构，设置相应的岗位，并对各岗位的职责与权限范围、工作内容与要求、人员要求等做出规定）、人员配备（招聘、选拔、调配、任用）、人员培训、人员考核、人员奖惩（报酬、资格认可、职称评定、聘任、晋升管理等）、劳动人事统计和人事档案管理。

（三）医院人力资源管理

　　医院人力资源管理是根据医院发展战略的要求，运用现代科学理论与方法，对医院人力资源进行有效开发、合理配置、充分利用，并通过培训、考核、激励等一系列管理措施，发掘员工潜能，充分调动员工的积极性与创造性，最终实现医院发展与员工工作需求的双向目标。医院人力资源管理的主要工作内容是选人、育人、用人、留人。

二、医院人力资源的分类

根据岗位性质，医院人力资源可分为三类。

（一）卫生专业技术人员

执业医生、执业助理医生、注册护士、药师（士）、检验技师（士）、影像技师（士）等均属于卫生专业技术人员。

（二）管理人员

指担任医院领导职责或管理任务的工作人员，主要从事党政、人事、医政、科研、继续教育、信息管理等工作。

（三）工勤技能人员

指在医院中承担技能操作和维护、后勤保障等职责的工作人员，护理员（工）、收费员、挂号员，以及从事电梯、搬运、供暖、安保、保洁等工作的人员都属于工勤技能人员。

根据工作职责、工作内容等特点，医院的岗位可分为管理岗位、专业技术岗位、工勤技能岗位三种岗位类别。其中专业技术岗位又分为卫生技术岗位和非卫生技术岗位。专业技术岗位设置13个等级，管理岗位设置8个等级，工勤技能岗位分为技术工岗位和普通工岗位，技术工岗位设置5个等级，普通工岗位不分等级。卫生技术岗位包括医疗、护理、药剂、医技四类，各类岗位根据工作的复杂程度、风险性、责任大小等对卫生技术人员知识、技能、经验的不同要求，又分为初级、中级、高级三个不同的岗位等级。不同类别、不同专业水平的人力资源从事着不同类别、不同等级岗位的工作。

卫生技术岗位是医院的主体，各类岗位的人员应保持适宜的比例。一般来说，从事管理岗位的人员应占医院总人数的10%左右，专业技术岗位人员占总人数的比例应不低于80%，工勤技能岗位人员应占总人数的10%以下。

三、医院人力资源管理特征

（一）战略性

各类医院在明确自己功能定位的基础上，将人力资源管理提升到医院战略管理的高度，在健全完善医院人力资源管理基础性工作的前提下，建立以可持续发展为目标，以提高核心竞争力为主导的具有指向性、系统性和可行性的医院人力资源管理体系。

（二）人本性

医务人员属于知识密集型群体，他们除了有物质上的追求外，更加注重社会的尊重与认可，重视自我价值的实现，因此，医院应"以人为本"，重视与尊重员工的个性与他们所创造的价值，满足员工生活、工作需要，建立一个有利于发挥员工主观能动性的良好工作环境，激励他们为提高人类健康水平进行不断的探索与拼搏，在实现医院目标的同时实现自己的人生价值。

（三）创新性

医院人力资源管理无论是在管理理念上还是在管理方法与技术上都必须不断创新、与时俱进，以满足医院不断发展与员工各种需求不断变化的要求。医院人力资源管理部门要不断吸纳国内外医院人力资源管理的先进理念，总结医院人力资源管理的最佳实践经验，借鉴其他行业对知识型员工的管理方法，不断提升其人力资源管理绩效与水平。

（四）全方位性

传统意义上的人力资源管理贯穿于员工从录用到终止工作关系的整个过程，包括了人力资源招聘、录用、考核、奖惩等一系列内容，而现代医院人力资源管理不仅涵盖了传统人力资源管理的内容，更延伸到了员工录用之前以及终止雇佣关系之后，因此，医院对员工的管理，不止局限于员工的工作本身，同时也应该关注员工的社会关系、情感关系、心理活动等方面，全方位地发掘员工正在形成和尚未发掘的潜力。

（五）动态性

现代医院人力资源管理视人力资源为资本，鼓励员工参与决策的制定，参与自我职业生涯管理等工作，把对员工的管理从身份管理转向岗位管理，打破终身制，实施竞争上岗，择优录取，优胜劣汰，促进医务人员专业水平及综合素质的不断提升。

四、医院人力资源管理的原理

（一）能级管理原理

能级是指人的能力大小分级，不同行业或不同岗位对从业人员能级的标准是不一样的。能级对应是指在人力资源开发中，要根据人的能力大小安排工作、岗位和职位，使人尽其才，才尽其用。在医院人力资源管理中，需根据人的能级层次要求建立稳定的组织形态，承认人有能力的差别，同时保证能级本身的动态性、可变性和开放性，使人的能级与组织能级动态相对应。

（二）互补原理

每一个员工都有自身的长处与短处，互补原理的核心就是要在用人所长基础上，尽可能地做到在一个团体中多方面的互补，包括才能、知识、个性、年龄等各个方面。这种互补是一种优绩的结合，只有具有互补效应的团体结构，才能发挥出最佳的团体效能。

（三）激励原理

激励就是通过科学的方式和手段，激发员工内在的潜力，充分调动员工的积极性和创造性，使之自觉地为实现目标而努力工作。所以，激发员工动力是做好工作的前提。动力一般有物质动力、精神动力和信息动力。另外，还应注意正确处理个人与集体动力的关系，因势利导，综合平衡，以求最佳效率。

（四）相关原理

在管理系统中，任何一个分系统某个方面的要素发生变化，必然会导致整个系统中其他各个方面的相关变化。人事工作决策过程中，须考虑各种相关因素，注意整体效应，避免片面性。

（五）动态原理

任何系统都是处在运动、变化中的，能级与人的对应也应在动态发展中实现。随着生产的发展、科学技术的进步，工作岗位的能级要求也在变化；而人的才能也有一个不断发展和丰富的过程。因此，人事安排是一个动态的过程，当然，这种对应不会自发实现，而必须在一定组织机构的管理下，按照惯例的能级原理，有计划、有组织地实现。

（六）系统论、信息论、控制论

系统论就是要把被管理的对象置于整个系统中加以考察分析。从系统的观点出发对部门、群体和个人之间，群体与外部环境之间的关系进行研究，以达到整体最优化的目的。

信息论就是将人事管理活动看作人事信息的获得、传递、分析、处理而实现目标控制的一种规律运动。人事管理的信息反馈主要包括各个群体及人员的德才素质和实绩表现，以及人才能级和岗位能级的变化情况、人员的工作动态等。

控制论就是控制系统把信息输送出去，又把其作用返送回来，并对信息的再输出发生影响，起到控制的作用，以达到预定的目标。

五、医院人力资源管理的主要内容

医院人力资源是医院在一定时间、空间条件下，员工数量和质量的总和，是医院开展各项活动的基本力量。医院通过人力资源管理制度、法令、程序与方法的制订与实施，实现对人力资源进行有序、有效、系统、科学的管理，确保人力资源在各方面符合医院发展的需要。医院人力资源管理包括了医院从员工获取之前到雇佣关系结束之后的全过程，它通过战略与规划、人员甄选与招聘、培训、绩效管理、薪酬管理、职业生涯管理、员工激励等管理活动，完成其管理职能。

（一）岗位设置

岗位设置就是根据医院的服务功能要求，建立合理明确的组织结构，设置相应的岗位，并对各岗位的职责与权限范围、工作内容与要求、人员要求等作出规定，以确保医院工作的有效开展。

（二）人员配备

人员配备是指根据医院各工作岗位的人员要求，招聘、选拔、调配、任用适当人选的过程。人员配备是否合理，是人事管理工作成败的关键。

（三）人员培训

人才是教育和培养的结果，有计划地抓好医院各类人员的教育和培养，是人事管理的重要工作之一。现代医学技术发展迅速，新学科、新理论、新技术不断涌现，这在客观上迫切要求做好医院的人员培养工作。

（四）人员考核

医院人员考核是对所属的医学人才的工作表现和业务理论水平与技术能力等方面的综合评价。医院人员考核是人事管理的重要环节，它不仅可以了解医务人员的业务水平，正确判断人员与岗位职责是否相称，还能激发其上进心，促进人才成长。同时，人员考核还为人员的流动、奖惩提供了依据。

（五）人员奖惩

广义的人员奖惩包括对各类人员的报酬、资格认可、职称评定、聘任、晋升管理等。医院应该建立合理的报酬制度和有效的激励机制与约束机制，保障工作人员的权益，鼓励人才的成长。

（六）劳动人事统计和人事档案管理

这是医院人员管理科学化的基础条件，它为人事管理的其他各项工作提供了科学依据。

（于先会）

第二节　医院人力资源管理基本原则

新的经济时代加快了医院从旧的传统管理体制过渡到以适应市场需求为导向和以顾客需求为中心的新的发展模式，人才作为医院的重要资源，是医院最核心的资源，医院所有的管理工作事实上都是围绕"人"这一核心资源展开的。当下，变革将越来越迅速，各医院必须准确定位医院人才管理面临的挑战和问题，并找到行之有效的策略。才能够在日益激烈的竞争中脱颖而出。

目前医院人力资源管理面临多重挑战：医院人才缺乏；人才断层现象突出、分布不平衡、人才梯队不合理；人力成本上升；提升医务人员的管理能力和服务能力；人事管理体制等，这些问题是很多医院当前面临的难题。管理大师德鲁克说过，成功的人才战略决策不超过1/3，还有1/3差强人意，另外的1/3是彻头彻尾的失败。自以为用人如神的，实际上是缺乏对用人的反思总结，没有花时间去对照任用的预期目标和实际表现，根本就不知道哪些用对，哪些用错。太多的失败，被以外部客观环境原因敷衍过去了。

实际上识人、用人、人事晋升和决策，对医院的影响是根本性的，更是医院的风向标，最能反映管理层的价值观和能力。直接影响员工对医院的态度和对管理层的信任度。提高人事决策能力，是每一位管理者的必修课，而且需要持续的学习、实践和改进。

首先，医院管理者可以树立正确的人事决策观。世上没有绝对可靠的识人之术。要尊重用人的不变和复杂多变。要肩负起人事决策的重任，承担其结果。

人才战略决策，是所有决策中最重要的，它将左右医院的表现。其影响深远，一旦失误，拨乱反正非常困难，代价巨大。

一、建立新型的用人机制

（1）要建立规范的人员进入程序，加强对新进人员数量和质量控制。不论内部选拔还是面向社会公开招聘，都要做到一视同仁。

在内部选拔时，不仅要看到人才已有的成绩和经验，更要看到他的基本素质、发展潜力和培养价值。面向社会公开招聘时，要拓宽用人渠道，敢于打破单位、行业、地区界限，增加透明度。恰当地使用人才，能调动员工积极性，使其为企业创造更多价值。

（2）在医院人力资源管理上引入竞争机制。在人员选拔上要允许一个岗位多人竞聘，通过优胜劣汰来录用与招聘岗位最匹配的人选。

对管理干部建立公平选拔制度，科及科级以下干部职工进行竞争上岗，实行任期目标责任制和干部轮岗制度。专业技术人员实行聘任制，岗位职责与待遇挂钩。

强化劳动契约，知识和能力差的人员可以实行高职低聘或落聘而待岗或转岗。这样既可以调动现有医护人员的积极性，又会增强他们的危机感和竞争意识。

（3）在分配制度上要充分体现多劳多得、奖勤罚懒的原则。在同一个医院要按贡献和工作效果的不同，各种待遇上要明显拉开档次，特别是职称评定、住房分配、奖金分配等方面要改变平均主义和论资排辈的陋习。充分调动人员的积极性。

二、建立职责明确、有效放权的岗位责任制

医院要想有一个高效的运作机制，必须要相应地建立一套适合本医院特点的组织体系和岗位设置，要坚持按需设岗、精简高效，做到岗位职责明确、任职条件清楚、权限使用清晰。要真正做到这点，必须把握好两个关键：

一是员工的能力与岗位要求相匹配；二是有效的放权。员工能力与岗位要求相匹配，就是指一个人的知识、专业、能力、经验、特长与兴趣均与其所在岗位所需的知识、专业、能力、经验、特长相适应，使员工个人能在该岗位上获得知识才能的极大发挥并感到愉快。同时，使该岗位的职责能够充分履行而与上下配合协调，使医院整体获得最大效益。

通常，能岗匹配有以下几种情况：一是员工能力与岗位要求一致，留住人才的可能性大；二是员工能力大于岗位要求，人才流失的可能性最大；三是员工能力小于岗位要求，被动离岗的可能性最大；四是员工能力略小（大）于岗位要求，培训后，人才保留的可能性大。

有效放权就是要求医院高层领导人要按照岗位责任制的规范充分放权，通过放权来给下级施加压力和增添动力，通过充分发挥下属的工作积极性来提高工作效能。在管理实践中，我们常常看到一名院长尽管事必躬亲，每天忙得团团转，但管理效率仍然十分低下，这就是没有放好权。当然，有效的放权是以选好人为前提的。

三、建立科学、公正、公开的绩效考核制度

在医院人力资源管理中，绩效考核是对医院员工劳动付出的一种反馈，同时也是支付薪酬的重要依据。

绩效考核通常是指用一套系统的、规范的程序和方法对员工在医疗服务工作中所表现出来的工作态度、工作能力和工作业绩等进行评价，并按实际评价结果施以相应的奖惩措施。

基于此，在实施考核中就必须要有一套能够反映岗位特点和本人（或科室）实绩的科学的考核标准，同时在实施考核中做到公正操作，对事不对人，并能将考核结果面向所有的被考核者公开，并及时做好反馈沟通工作。

当前，医院在实施绩效考核中，重点是要针对医生、护士和管理人员等不同类别和层次的人员，确定不同的绩效考核内容和指标，根据行业特点，把不同岗位的责任、技术劳动的复杂和承担风险的程度、工作量的大小等不同情况，将管理要素、技术要素和责任要素一并纳入考核要素，并把考核结果作为员工晋升、聘任、培训与教育以及薪酬分配等的依据，通过绩效考核来切实调动员工的工作积极性和挖掘他们的潜力。

四、建立公平、公正、合理的薪酬体系

薪酬是医院进行人力资源管理的一个非常重要的工具。薪酬体系的公平与公正，就是薪酬的设计与结构以及水平必须建立在科学的工作分析、工作评价以及绩效考核等基础之上，真正体现按劳分配与兼顾公平的原则。

薪酬体系合理就是指医院在制定薪酬战略与政策时，一定要综合考虑员工自身因素（包括个人资历、工作经验、个人潜力等）、医院因素、工作因素以及劳动力市场（同一职位相同能力的劳动力市场价格）等多种因素，使医院的薪酬对内具有公平性，对外具有竞争性。

薪酬分配得当，既可节约医院的人力成本，又可以调动员工的积极性；薪酬分配不当，则不仅导致员工满意度低，而且还会导致人员流失，工作效率下降，甚至威胁到医院的生存与发展。因此，在现代医院管理中，建立公平、公正、合理的薪酬体系显得尤为重要。

五、构建全面的员工创新激励机制

激励机制就是通过外在刺激来达到调动人的内在积极性的一种机制。有效的激励机制不仅可以调动员工的积极性，激发他们的创造力，而且可以增强医院的凝聚力和竞争力，提高医院在市场中的整体竞争能力。

六、建立完善的社会保障制度

有的医院基本养老保险不能按正常的工资标准交纳，有的甚至基本医疗保险也不为员工购买，这就严重地影响了员工对医院的归属感和信赖感；因此，在推进医院的人力资源管理中，必须注重建立完善的社会保障制度。由于医疗行业的特殊性，对一些特殊岗位还要给予职业安全保护，并按国家规定给予各种休假待遇，让员工在为医院奉献的同时能充分享受法定的保障。

七、搞好员工职业生涯规划，为员工提供良好的发展空间

职业生涯规划就是根据一个人的不同发展阶段，对其职业发展作出规划与设计，并为其实现职业目标而进行的知识学习、岗位选择、职位晋升和才能发挥等所做的一系列工作。

一个人的职业生涯应该是多元化的。医院作为员工职业生涯得以存在和发展的载体，必须为每一位员工提供挖掘其潜力并得以发挥特长的机会。通过为员工提供良好的个人发展空间，满足员工自我实现的高层次需要。事实证明，只有员工的发展与成功，才能营造医院的长久繁荣。

八、坚持"以人为本"的发展理念，培育医院文化

"以人为本"是"以人为中心"的管理，是医院文化管理的核心。"以人为本"要求我们把人的因素当作管理中的首要因素、本质因素和核心因素。通过不断创新人文关怀，营造一个和谐、团结、协作、健康、向上的工作氛围，让员工在为患者的服务中体味到职业的神圣、工作的快乐和成功的幸福。

在推行"以人为本"、培育医院文化的过程中，医院管理者要做到：尊重每一位员工，把每一位员工都看成是医院的财富；营造家庭式的人际氛围，让硬邦邦的机器和单调乏味的工作程序充满人情味；多为员工提供参与的机会，并重视与员工的沟通；注重树立共同的医院价值观和行为导向以及把医院和员工结合为一个利益共同体等。

（于先会）

第三节　医院人力资源配置

医院人力资源配置是指医院根据服务功能、任务、规模及发展目标的要求，对各类岗位人员的数量、质量、结构进行合理设置的过程。

一、医院人力资源配置要求

（1）符合国家对医院人力资源配置的要求。
（2）以医院功能、任务、卫生服务需求为导向。
（3）坚持实事求是、精简高效、结构合理、因事设岗的原则。

二、医院人力资源配置原则

为了适应医院医、教、研各项工作的全面可持续发展，加强医院人才队伍建设，优化人员结构，加强医院人力资源工作的科学化、规范化管理，建设一支高素质、高效能、合理的人才队伍，根据医院工作需要，制定人力资源配置原则。

（一）配置原则

1. 按需设岗原则

坚持按需设岗，做好岗位分析，明确岗位职责和任职条件，根据各科室人员需要制定医院当年的进人计划，对全院各类人员进行合理配置。对岗位空缺等情况严格把关，制订科学的人员需求计划，将岗位的具体需求在招聘中规范化、具体化，力求做到个人与岗位相匹配。

2. 能级对应原则

医院岗位有层次和种类之分，岗位人员的配置，要求人的能力与岗位要求相对应，即能级对应。要求主要临床科室、医技科室主任须具备高级职称资格或达到相应能力，

护士长须具备大专以上学历、中级及以上职称资格；职能部门负责人具备本科以上学历或中级以上职称。

3. 动态配置原则

根据岗位目标任务的变化，适时重新进行工作分析与人才评测。对岗位职责、要求及现有人员的知识、技能、能力进行重新定位，合理稳妥地实行人力资源动态配置，破除"岗位终身制"。能力远远超出现有岗位要求的，一般可通过职务晋升进行优化配置；能力不符合或达不到现有岗位要求的，可通过加强技能培训提高业务水平或通过调配谋求人岗能级对应。建立公开、平等、竞争、择优的选人用人制度，实行竞争上岗管理，可实行低职高聘等，激发中青年技术人员学习热情和工作积极性，建立健全人才激励机制。

4. 结构合理原则

保证各类人员合理的比例关系、合理的层次结构配置、合理的年龄结构和合理的知识结构，使医院各类人员达到最优化群体组合，发挥医院所拥有的医疗、护理及管理人才的整体最大效能。

（1）合理配置各级各类卫生技术人员。

（2）优化专业结构，合理安排学科的设置，突出重点学科、特色专科。

（3）以加强医院的临床、科研、教学建设队伍为中心，以引进和培养学科建设急需的高层次人才为重点，加强优秀青年技术骨干培养力度，搭建能够适应医院未来发展的人才梯队。对重点学科所需的高层次人才在人事调配中要优先考虑。

（4）健全现有人员在职继续教育培训与考评制度，针对不同专业、不同层次的人员分别制定不同的培训内容和方式，严格执行医生规范化培训和医务人员"三基三严"训练等；积极派送优秀专业技术人员外出进修、参观学习，多渠道提高人员整体素质。

（二）岗位任职资格与条件

医务科、护理部严格把握行业准入审核管理。从事医疗岗位的人员单独执业必须持有执业医生资格证书，并办理执业医生本院注册；护理岗位的人员单独执业应具有执业护士资格证书并注册；医技岗位人员必须持有相关上岗证书，禁止非医务人员从事医务工作，对尚未取得执业资格的医学院校应届毕业生，必须在上级医生（或护师）指导下工作，三年内必须取得执业医生资格证书；组织人事科负责专业技术人员任职资格的审核、聘任工作，严格落实任职资格审核制度和职称聘任管理制度。

1. 各类岗位的基本任职条件

（1）遵守宪法和法律。

（2）具有良好的品行。

（3）岗位所需的专业、能力或技能条件。

（4）适应岗位要求的身体条件。

2. 管理岗位任职条件

科员岗位一般应具有大专及以上文化程度，职能部门负责人一般应达到本科以上学历或中级以上职称。

3. 专业技术岗位的任职条件

（1）符合国家关于相应专业技术职务的基本任职条件和职业资格准入条件。

（2）符合现行专业技术职务评聘的有关规定。

（3）任现职以来年度考核均达到"合格"及以上等次。

（4）参加继续教育并取得相应阶段的《继续教育合格证书》。

4. 后勤保障岗位的任职条件

特殊工种按要求"持证上岗"。如水电工、驾驶员等。

（三）调配原则

人力资源配置调整是指在编制核定和岗位设置的基础上，根据工作需要，对全院的人力资源进行合理补充和调整，主要包括人员的补充、调出（辞职）、院内调整等。人力资源调配工作应遵循以下原则：

（1）人力资源配置调整工作要根据医院学科发展规划、人才建设规划和岗位设置管理的需要，本着有利于医疗、教学、科研人员队伍结构合理，有利于高层次人才队伍的稳定和引进，有利于最大限度地发挥广大专业技术人员的专长，做到人尽其才，才尽其用。

（2）人力资源配置调整工作要按照医院核定的编制，在年度人员调配计划内进行，以保证各类人员的合理分布和结构的合理配置。

（3）人力资源配置调整工作要重点保证补充医疗、教学和科研一线人员，优先引进学科带头人和急需的专业人才以及具有研究生以上的高学历人才。

（4）人力资源配置调整工作要坚持"公开、平等、竞争、择优"的原则，要严把考核关，增强人事工作的透明度，使调配工作规范化、科学化。

（5）为保证医院专业技术人员队伍建设的相对稳定，无特殊情况，严格控制人员调出。

（四）人员补充

1. 补充途径

人员补充的途径主要是高层次人才引进、录用医学院校为主的毕业生、调入急需的专业人才。

2. 补充条件

1）高层次人才引进条件

（1）品德优秀，具有良好的职业道德修养，学风正派，有团结合作、开拓创新精神，有一定的组织协调能力。

（2）年龄：博士45岁以下，正高50岁（具有本科以上学历）以下，副高45岁（具有本科以上学历）以下，硕士研究生35岁以下，业绩显著者年龄可适当放宽。

（3）学术水平：有发展潜力的；或已取得显著的研究成果，具有领导本学科在前沿领域保持或达到省、市先进水平的能力；在国内三甲医院受聘主任医生职务、硕士生导师；能够填补医院专业空白、具有能力提高和促进学科发展的。

2）录用以医学院校为主的毕业生，原则上临床以硕士研究生为主，医技以硕士研究生或全日制本科生为主，护理应具有大专以上学历。

3）急需专业人才必须由医院进行综合考评。

4）医院引进的博士、学科带头人，其配偶可以按程序申请调入。

3. 接收程序

1）各科室根据梯队建设和岗位需要，在编制允许范围内，每年提报当年用人计划，人事科根据各科室人员编制和现有人员结构情况进行审核、汇总，编制出当年度人才引进与人员补充计划，经院长办公会研究后，上报上级主管部门逐级审批引进。

2）高层次、急需专业人才

（1）由人事科请示上级主管部门后，按照上级主管部门意见制定引进高层次、急需专业人才计划进行招聘。

（2）应聘人向医院提供证明其学历、学位和学术水平的相关材料。

（3）人事科组织人员会同上级主管部门和上级人力资源管理部门对应聘人员进行综合考评（采取面试、临床技能考核、综合评议），提出考评意见，报院长办公会研究后，按程序逐级上报、审批，办理相关调动手续。

（五）人员调出（辞职）

1. 审批程序

（1）要求调动、辞职或其他方式离院的人员，需提前一个月向人事科提出申请，并由所在科室负责人同意签字。

（2）人事科通知本人办理离院手续，转递档案。

（3）申请调出人员自院长办公会批准之日起，停发工资及一切福利待遇，由个人承担医院为其缴纳的一切费用。

（4）申请调出（辞职）或其他方式离院的人员，在医院未批准之前擅自离岗者，按旷工处理，后果自负。

2. 有下列情况之一的，原则上不能调出：

（1）享受省、市特殊津贴者、各级拔尖人才、学科带头人和医院引进的人才。

（2）硕士研究生导师。

（3）承担市级以上科研课题的。

（4）在聘的副高以上专业技术人员。

（5）与医院签有协议书，仍在服务年限内的。

（6）通过医院申报在国内外进修、留学、定向（委托）、在职培养硕士、博士（学位）人员，回医院工作服务期限未满6年的。

3. 违约责任

凡属于原则上不能调出的人员离院的，有与医院签订过有关协议的硕士以上学历（学位）、出国培训、引进的高层次人才等，按有关协议承担违约责任。特殊情况，由院长办公会研究决定。

（六）院内调动

1）院内调动应严格按照岗位设置情况，在保证岗位设置结构合理情况下，安排和使用人力资源。

2）根据岗位需要，合理流动，调余补缺，一般岗位向急需岗位流动。

3）审批程序

（1）科室根据工作需要，提出用人岗位，并注明岗位对所需人员的基本要求，报人事科。

（2）人事科根据科室人员情况、岗位设置、人员结构、专业特长及人员特点等情况，在征求相关部门和分管领导意见后，提出调配方案报请院长审批。

（3）院长批准后，人事科方可办理院内调配手续。

（4）医院根据工作需要调整人员或个人申请调整岗位的，由院长办公会研究决定。本规定适用于全院在职职工，并由院长办公会负责解释。

三、医院人力资源配置要求

（一）人力资源配置形势

人力资源配置工作，不仅涉及医院外部，更多的、更困难的工作存在于医院内部。从目前的实际表现来看，主要有以下三种人力资源配置形式：

1. 人岗关系型

这种配置类型主要是通过人力资源管理过程中的各个环节来保证医院内各部门各岗位的人力资源质量。它是根据员工与岗位的对应关系进行配置的一种形式。就医院内部来说，目前这种类型中的员工配置方式大体有如下几种：招聘、轮换、试用、竞争上岗、末位淘汰（当医院内的员工数多于岗位数，或者为了保持一定的竞争力时，在试用过程或竞争上岗过程中，对能力最差者实行下岗分流。这便是一种末位淘汰配置方式）、双向选择（当医院内的员工数与岗位数相当时，往往先公布岗位要求，然后让员工自由选择，最后以岗选人。这便是一种双向选择的配置方式）。

2. 移动配置型

这是一种从员工相对岗位移动进行配置的类型。它通过人员相对上下左右岗位的移动来保证医院内的每个岗位人力资源的质量。这种配置的具体表现形式大致有三种：晋升、降职和调动。

3. 流动配置型

这是一种从员工相对医院岗位的流动进行配置的类型。它通过人员相对医院的内外流动来保证医院内每个部门与岗位人力资源的质量。这种配置的具体形式有三种：安置、调整和辞退。

（二）医院如何进行人力资源配置

（1）合理调整医院一线，特别是临床一线的人员结构。要按照精干、高效的原则，把不适应医院一线工作的年老体弱人员调整出来，把身强力壮的人员充实到一线岗位上去，使一线的职工队伍始终保持精兵强将的态势，以保证一线人员能有旺盛的精力去完成各项任务。

（2）要根据医院实际需要，参照一线的人员数量和工作量，按比例配置辅助人员，使之既能保质保量，按时完成医院的任务，又不浪费人力。

（3）对医院岗位的人员配置，要杜绝因人设岗现象的发生。对可兼职的岗位要予以合并，以确保人力资源的合理利用。

（4）要公开、公平、公正地让每个职工凭自己的能力竞争上岗。对上岗人员要实行动态管理。让每个上岗人员既有动力，又有压力。

（5）在人力资源配置过程中，要打破身份界限，真正做到能者上，庸者下。

（6）在配备各个岗位人员时，应采取老、中、青三结合的方式，充分发挥传、帮、带的作用。让每个岗位的年龄结构、知识结构、体能结构都符合优化配置原则，使经验丰富、技术水平高的老医护人员与精力充沛、体格健壮的年轻医护人员之间形成一种互补效应，以确保能高效率地完成医院的各项既定目标。

（吴广荣）

第四节　医院人力资源管理中的人文关怀

医院的人事部门既是管理部门，也是服务部门，坚持人文关怀理念，是人事部门不断提高服务意识和服务水平的必由之路。

一、人文关怀与人事日常工作

（一）恪尽职守，尽量避免差错产生

正如医学的人文精神是指要敬畏生命，人事工作的人文精神就是必须要对员工利益有一种"敬畏"之心。医院人事管理的每一项工作都与每一位员工的利益密切相关，如有差错产生，必将影响员工的利益。人事工作中有些差错可以挽回，但有些差错是无法挽回的，人事工作者在工作中必须树立强烈的使命感和责任感，尽职尽责地做好每一项工作，还要进行监督和检查，尽量避免差错产生。

（二）努力做好沟通与服务

公立医院的用工形式多样，有固定编制、流动编制和合同编制，人事政策的来源包含国家、教育部、卫健委、高校等。人事政策分类较多，认真做好政策的解释和沟通，消除员工对政策的不解和误解，让员工对人事部门的沟通服务满意，是尊重和关怀员工的重要体现，也是人事工作者应尽的责任。首先，应切实做好沟通服务，应把有关人事政策、法规、办事流程等尽量在医院人事网站上公布，并根据劳资、师资、社保、招聘等条块分类清楚，方便员工自助查询；其次，科内集思广益，收集员工提问较多的问题，制作"人事常见问题解答"在医院内部网发布宣传，让员工更容易查阅、知悉人事工作的各项规定；再次，人事部门可尝试设立人事专职服务岗。公立医院人事工作人员一般在 10 个人以下。人事工作人员每天工作量很大，而且必须在管理与服务中交叉进行，兼顾多头，这种模式不利于服务质量和工作效率的提高。为了更好地提高服务水平，人事部门内的岗位设置可尝试设立专职服务岗，由人事科员每天排班、轮流担任此岗位。人事专职服务岗的主要作职责是：接待前台，接待前来办理各项人事手续、咨询政策的职工；接听来电，成为来电接听的第一线，对于员工或应聘者等的来电咨询，以

"人事常见问题汇总"为指南回答问题，耐心地解答职工的疑惑。人事专职服务岗的设立可有效提高人事服务质量，也有利于科内信息的沟通与传递。

二、人文关怀与制度建设

（一）制定人事政策前，必须深入临床调研

制定医院的各项人事制度前，要树立"以人为本"的人文关怀理念，以深入临床和基层调研为基础，做政策需求调查和广泛的调研后，再形成可操作性强的科学的管理政策和措施。通过召开不同层面的座谈会，深入科室访谈和发放征求意见表等多种形式充分征求意见，不仅要征求领导和各临床科主任的意见，还要征求政策实施的各利益相关者的意见，使"以人为本、尊重知识、尊重人才"的人文关怀理念能得到充分体现。

（二）人事政策实施后，做政策效果评估

人事政策实施后的半年至一年，应进行政策效果评估，评估政策实施过程中遇到的什么问题，应如何完善，对职工提出的意见和建议，要高度重视，认真分析和梳理，以寻求最佳的解决方案。

三、人文关怀与人才招聘

（一）招聘信息发布"严谨求实"，内容清晰

从人文关怀的角度来说，招聘信息的发布应当遵循"实事求是、准确无误、内容清晰"的原则，不能出现歧视性的内容。应聘人员需要通过医院发布的招聘信息来实现对医院的文化、医疗水平、发展历程、未来方向以及所招聘岗位的职责、胜任情况等方面的了解，从而判断自己是否适应医院文化、满足医院要求，并做出是否加盟的决定。准确无误地发布招聘信息既是对医院形象的维护，也是对应聘人员的尊重。

（二）应聘岗位的薪酬、福利和晋升等方面面试环节应让应聘者知晓

医院的薪酬、福利等一般不便在招聘信息中广泛发布，但人事部门应在面试环节让应聘者知晓应聘岗位的薪酬、福利和职称晋升等方面的信息，让应聘者对应聘岗位的工资福利和晋升通道等有一定的了解，尽量避免信息不对称现象。

（三）招聘程序公开透明

人才招聘的各项程序应在阳光下进行，公开透明。对招聘各个程序的面试者名单及其基本信息进行公示，从符合科室考核的人员名单到医院面试的人员名单，再到最后通过体检录取的名单，均在医院的网站上进行公开公示。

（四）及时公布面试结果

面试结果出来后应在一周内给予应聘人员正式回复，避免应聘人员急切等待，除了转达招聘结果外还要表示感谢。

四、人文关怀与劳资薪酬

（一）薪酬制度兼顾公平与激励

薪酬制度是建立和维系医院与员工用工关系的一个重要因素，是医院人文关怀的重要体现，也是医院内部激励机制的重要组成部分。人事部门在制订医院薪酬方案时，应

本着"公平性与激励性兼顾"的原则。所谓公平性，就是要一碗水端平，不偏不倚，付出要和所得成比例。所谓激励性，就是薪酬要保证充分发挥薪酬在调动员工工作积极性中的作用，促使员工更好地完成岗位职责并达到更好的岗位工作绩效。公平性的薪酬制度要考虑外部公平、内部公平与个体公平。与同时间段、同地区、同性质的医院的薪酬状况相比；与同时间段、同地区、同岗位员工薪酬状况相比；此外，还要注意部门内薪酬公平性、部门间薪酬公平性、与工作付出相比的公平性、核心员工与一般员工薪酬的公平性等。激励性的薪酬制度主要考虑薪酬晋升通道的问题，即员工的薪酬晋升不仅要根据资历、职称等晋升，而且要和技能提升、工作量上升等联系紧密，还要考虑对临床一线员工的关怀。

（二）可持续提高员工收入

薪酬待遇是激励员工工作积极性和创造性的重要内容，也是员工体面工作的重要标志。医院人事部门应锲而不舍地寻求员工利益和医院利益的平衡点，依据法律、科学分析，谋求"双赢"，既考虑医院的发展成果，又兼顾长远利益，可持续提高员工收入，使员工能共享医院发展的成果。

五、人文关怀与职称评审

（一）加强组织领导，积极主动服务

医院人事部门是职称评审的组织牵头部门，做好职称评审工作是医院人事管理非常重要的一环。严谨、高效、人文关怀的职称评审工作应做到以下几点：

（1）加强组织领导，对符合晋升条件的人员进行摸底。

（2）加强政策宣传，积极主动服务，认真细致把关，指引申报人员完善申报资料。

（3）及时与上级部门积极沟通评聘过程中遇到的情况。

（4）加强工作透明度，及时对评聘动向进行公示。

（二）让员工充分了解职业晋升政策，更好地做好个人职业生涯规划

卫生技术人员素质较高，接受新知识的能力较强，思维活跃，是人事管理中的特殊群体，是典型的知识型员工。他们有非常强的自尊心、尊严感，不仅需要良好的工作生活环境，而且更希望在工作中充分实现自己的人生价值。因此，他们具有很大的成就愿望。在他们进入医院当天起，医院人事部门要让员工对职称晋升岗位聘用等职业晋升政策有充分了解，从而确立近期目标和长远目标，做好个人生涯规划，并为之奋斗，让每个员工发展与医院息息相关，员工发展进步的同时实现医院的发展进步。

总之，随着社会经济的发展，医院人事管理已由过去简单粗放的模式转向精细的模式。医院的人事都门既是管理部门，也是服务部门，坚持人文关怀理念，是人事部门不断提高服务意识和服务水平的必由之路。

（吴广荣）

第五章　医院质量管理

第一节　医院质量管理概述

　　医院医疗服务的质量是医院管理的核心内容，是卫生服务体系的目标之一，它以医院各个工作岗位和服务流程的质量管理为基础，涉及医院管理的各个方面，是一项综合性管理。卫生行政主管部门、医疗保险主管部门或机构、医院、医务人员、患者以及人民群众都十分关注这个涉及人的生命和生命质量的大问题。医院质量管理是医院管理的中心工作，是医疗管理的核心。随着医疗市场的不断完善，随着我国医疗保险体系的改革深化，质量必然成为医疗服务提供方立足市场的重要法宝。

一、医院质量管理的基本概念

（一）质量

　　质量是指某种产品或某项服务工作的优劣程度。也可以说，质量是一种产品或一项服务满足规定要求的特征和特性的总和。

　　将质量的概念分层，从医院而言，可以从以下四个方面进行理解：首先，质量是一种符合性质量，即以符合标准的程度作为衡量依据，"符合标准"就是合格的产品质量；第二，质量是一种适用性质量，即以适合患者需要的程度作为衡量的依据；第三，质量是一种满意性质量，即认为质量不仅包括符合标准的要求，而且以患者及其他相关方满意度为衡量依据，体现了"患者是上帝"的核心思想；最后，质量还是一种卓越性质量，患者对于质量感到惊喜，质量已远远超出患者的期望。现在，对于质量的定义有别于传统意义上的质量定义，更加强调注重患者需求，是一种人性化的质量。

　　质量具有自身的客观规定性：①质量受客观因素制约（如技术因素、经济因素、管理因素等）。②质量是可以分析、区别、比较、鉴定的。③质量有其自身形成的规律。④质量应有预定的标准，质量标准要符合客观实际。⑤质量有一定的范围。

（二）质量管理

　　质量管理是指在质量方面指挥和控制组织的协调的活动，通过确定质量方针和质量目标，以及质量体系中的质量策划、质量控制、质量保证和质量改进来实现所有管理职能的全部活动。

（三）医院质量

　　医院质量是指医疗服务过程、诊疗技术效果及生活服务满足患者预期康复标准的程度。医院质量定义所包括的主要内容有诊断是否正确、及时、全面；治疗是否及时、有效、彻底；诊疗时间的长短；有无因医、护、技和管理措施不当给患者带来的不必要（心理或生理）的痛苦、损害、感染和差错事故；医疗工作效率的高低；医疗技术使用的合理程度；医疗资源的利用效率及其经济效益；患者生存质量的测量；患者满意度（医疗服务与生活服务）。可以说，医院质量是医疗技术、管理方法及其经济效益概念的综合体现。

（四）医院质量管理

医院质量管理是把质量教育贯彻始终，按照医院质量形成的规律，运用现代科学管理方法，有效控制质量服务信息，以及人力、物力、设备和技术等，以达到预定质量目标的活动过程。医院质量管理是医院管理的中心环节，是医院的核心工作，现代医疗质量管理已由事后检查判定医疗工作是否符合标准发展到全面质量管理。

1. 特点

1）敏感性：医务人员对质量问题敏感，对质量管理产生回避与抵制，以事后检查为主要手段的管理方法是造成这种抵触情绪的主要因素；患者亦敏感，由于对医疗服务缺乏知识，盲目担心医院诊治不当，从而引起不必要的纠纷。

2）复杂性：由于不同病种、病情及医疗技术质量本身的复杂性给质量分析判定及管理造成难度，提示质量管理需要高度的科学性和严谨性。

3）自主性：医疗服务的对象是人，不同于一般产品，标准化程度、控制程度极其有限，所以要充分调动医护人员的主观能动性，加强质量教育，提高其质量意识和责任心。

2. 结构

明确医疗质量管理的三级结构，即基础质量、环节质量和终末质量。其中以基础质量管理为重点。

二、医院质量管理的基本原则和任务

根据全面质量管理的理论，结合医院所面临的卫生改革的新环境、新要求，医院质量管理的基本原则是：

（1）树立患者至上，质量第一，费用合理的原则。

（2）预防为主，不断提高质量的原则。

（3）系统管理的原则，强调全过程、全部门和全员的质量管理。

（4）标准化与数据化的原则。

（5）科学性与实用性相统一的原则。

在医院质量管理中，要开展广泛的质量教育，健全质量管理规章制度，实现质量标准化，建立质量信息系统，建立质量保证体系，实现全面质量管理。

三、医院质量管理的内容

（一）制定方针

医院质量方针须与医院总方针相一致，符合患者的期望和要求，并达到以下要求：

（1）目标切合实际，能够具体执行。

（2）目标在规定期限内可达到。

（3）质量目标须可测量或可定性，利于后期评价。

（4）质量目标之间勿相互矛盾。

（5）质量目标应酌情进行适时修订。

（二）明确权责关系

医院成立院级质量管理组织、科室和部门质量管理小组，建立质量保证体系。

（三）质量资源管理

根据质量要求配置并合理使用资源。

（1）加强人员培训工作，并具备质量管理技能和经验。

（2）积极提供必需的资源。

（3）对服务流程和工作程序做好规划，达到质量要求。

（四）监控医疗服务过程

质量监控包括确定监控对象，制定监控标准，明确监控方法等。

（五）持续改进医院质量

医院质量管理必须是不断完善、持续改进的过程。医疗机构应当建立本机构全员参与、覆盖临床诊疗服务全过程的医疗质量管理与控制工作制度。持续改进的对象可以是质量管理体系、过程和医疗服务等，质量的持续改进体系可以在医院的各个过程中使用计划、执行、检查、处理（PDCA）循环的方法实现。对于医院出现的特定质量问题，可以组成质量改进小组进行专项研究，提出改进意见。

（六）建立和完善医院质量管理文件

医院质量管理文件是指导和规范医院医疗服务和管理工作的指导性文件，包括各项标准和规范。

（七）控制医疗质量成本

医院在提供医疗服务时要讲究质量成本，在满足患者需要的前提下，不应盲目追求高质量，应根据患者的需求为其提供适度质量的医疗服务。对质量的进一步要求一般意味着成本的增高，因此，会加大患者的经济负担。在对医疗质量进行评价时，不仅要求其技术上具备科学性和先进性，而且要求经济合理性。医院提供给患者的医疗服务不能脱离社会的经济发展水平和居民的经济承受能力。

（马清翠）

第二节　医院质量管理体系

一、医院质量管理组织

质量管理组织可以划分为医院的医疗质量管理委员会及其他各管理组织、医院质量管理的行政职能部门和科室医疗质量管理小组，形成多层组织和网络的医院质量管理框架。

（一）院级医院质量管理组织

根据《医疗质量管理办法》要求，我国二级以上的医院、妇幼保健院以及专科疾病防治机构应当设立医疗质量管理委员会。医疗质量管理委员会主任由医疗机构主要负责人担任，委员由医疗管理、质量控制、护理、医院感染管理、医学工程、信息、后勤等相关职能部门负责人以及相关临床、药学、医技等科室负责人组成，指定或者成立专门部门具体负责日常管理工作。其他医疗机构应当设立医疗质量管理工作小组或者指定专（兼）职人员，负责医疗质量具体管理工作。

医院质量管理委员会的主要职责是：

（1）按照国家医院质量管理的有关要求，制订本机构医院质量管理制度并组织实施。

（2）组织开展本机构医疗质量监测、预警、分析、考核、评估以及反馈工作，定期发布机构质量管理信息。

（3）制订本机构医院质量持续改进计划、实施方案并组织实施。

（4）制订本机构临床新技术引进和医疗技术临床应用管理相关工作制度并组织实施。

（5）建立本机构医务人员医院质量管理相关法律、法规、规章制度、技术规范的培训制度，制订培训计划并监督实施。

（6）落实省级以上卫生计生行政部门规定的其他内容。

医疗机构可根据本院实际情况增加该委员会的工作职责，医院质量管理委员会应当定期向医院层面汇报工作。

（二）科室医疗质量管理组织

根据《医疗质量管理办法》，临床科室应当建立科室医疗质量管理工作小组，其主要职责是：

（1）贯彻执行医院质量管理相关的法律、法规、规章、规范性文件和本科室医疗质量管理制度。

（2）制订本科室年度质量控制实施方案，组织开展科室医疗质量管理与控制工作。

（3）制订本科室医院质量持续改进计划和具体落实措施。

（4）定期对科室医院质量进行分析和评估，对医疗质量薄弱环节提出整改措施并组织实施。

（5）对本科室医务人员进行医疗质量管理相关法律、法规、规章制度、技术规范、标准、诊疗常规及指南的培训和宣传教育。

（6）按照有关要求报送本科室医疗质量管理相关信息。

医疗机构和临床科室可根据本院和本科室实际情况增加该工作小组的工作职责，科室医疗质量管理工作小组应当定期向医院医疗质量管理委员会和科室层面汇报工作。

二、医疗质量管理制度

为了贯彻落实《医疗质量管理办法》，卫健委对保障医疗质量和患者安全具有重要基础性作用的一系列制度凝练为 18 项医疗质量安全核心制度，并于 2018 年制定并印发了《医疗质量安全核心制度要点》。核心制度定义如下：

（一）首诊负责制度

指患者的首位接诊医生（首诊医生）在一次就诊过程结束前或由其他医生接诊前，负责该患者全程诊疗管理的制度。医疗机构和科室的首诊责任参照医生首诊责任执行。

（二）三级查房制度

指患者住院期间，由不同级别的医生以查房的形式实施患者评估、制定与调整诊疗方案、观察诊疗效果等医疗活动的制度。

（三）会诊制度

会诊是指出于诊疗需要，由本科室以外或本机构以外的医务人员协助提出诊疗意见或提供诊疗服务的活动。规范会诊行为的制度称为会诊制度。

（四）分级护理制度

指医护人员根据住院患者病情和（或）自理能力对患者进行分级别护理的制度。

（五）值班和交接班制度

指医疗机构及其医务人员通过值班和交接班机制保障患者诊疗过程连续性的制度。

（六）疑难病例讨论制度

指为尽早明确诊断或完善诊疗方案，对诊断或治疗存在疑难问题的病例进行讨论的制度。

（七）急危重患者抢救制度

指为控制病情、挽救生命，对急危重患者进行抢救并对抢救过程进行规范的制度。

（八）术前讨论制度

指以降低手术风险、保障手术安全为目的，在患者手术实施前，医生必须对拟实施手术的手术指征、手术方式、预期效果、手术风险和处置预案等进行讨论的制度。

（九）死亡病例讨论制度

指为全面梳理诊疗过程、总结和积累诊疗经验、不断提升诊疗服务水平，对医疗机构内死亡病例的死亡原因、死亡诊断、诊疗过程等进行讨论的制度。

（十）查对制度

指为防止医疗差错，保障医疗安全，医务人员对医疗行为和医疗器械、设施、药品等进行复核查对的制度。

（十一）手术安全核查制度

指在麻醉实施前、手术开始前和患者离开手术室前对患者身份、手术部位、手术方式等进行多方参与的核查，以保障患者安全的制度。

（十二）手术分级管理制度

指为保障患者安全，按照手术风险程度、复杂程度、难易程度和资源消耗不同，对手术进行分级管理的制度。

（十三）新技术和新项目准入制度

指为保障患者安全，对于本医疗机构首次开展临床应用的医疗技术或诊疗方法实施论证、审核、质控、评估全过程规范管理的制度。

（十四）危急值报告制度

指对提示患者处于生命危急状态的检查、检验结果建立复核、报告、记录等管理机制，以保障患者安全的制度。

（十五）病历管理制度

指为准确反映医疗活动全过程，实现医疗服务行为可追溯，维护医患双方合法权益，保障医疗质量和医疗安全，对医疗文书的书写、质控、保存、使用等环节进行管理的制度。

（十六）抗菌药物分级管理制度

指根据抗菌药物的安全性、疗效、细菌耐药性和价格等因素，对抗菌药物临床应用进行分级管理的制度。

（十七）临床用血审核制度

指在临床用血全过程中，对与临床用血相关的各项程序和环节进行审核和评估，以保障患者临床用血安全的制度。

（十八）信息安全管理制度

指医疗机构按照信息安全管理相关法律法规和技术标准要求，对医疗机构患者诊疗信息的收集、存储、使用、传输、处理、发布等进行全流程系统性保障的制度。

医疗质量安全核心制度之间具有相互关联性，核心制度体系有机组合，可以促使医护人员在实施诊疗活动的过程中，以患者为中心，严格执行相关法律、规范及要求，保证医疗质量、保障医疗安全，从而最大限度地实现诊疗目标。

三、新形势下医院质量管理建设

新一轮的医疗卫生体制改革指出，医院的改革不仅需要战略层面的制度和政策设计，更需要优秀的运行模式、操作制度及运作流程，最终的目标是为群众提供安全、有效、方便、价廉的服务，也就是高质量的医疗服务。追求质量的提升是医院提供医疗服务的本质，也是医院存在的根本意义。在新的医疗卫生体制改革环境下，医院应该从加强医院的质量管理领导能力建设、加强医技科室建设、加强人才队伍建设、加强医德医风建设四个方面重点抓好医院的质量管理建设。

四、推行医疗质量活动的主要成功因素

医疗质量涉及的范围包括医疗技术质量、医疗服务质量和管理质量的全方位、系统化的质量管理概念。推行医疗质量活动能否成功，重点从以下因素来考虑。

（一）良好的质量意识

医院质量管理不能只满足于现已达到的某些数量指标，而应该树立质量和质量管理永无止境的信念。应该避免重数量、轻质量，重硬件、轻软件，重形式、轻内涵的管理方法。

（二）健全和规范的操作和管理制度

医院质量管理应成为全院性的系统的质量活动。应充分应用现代质量管理的先进理念和先进工具，建立医院质量管理体系，明确医院质量管理组织框架，避免因人设岗，部门和职能重叠的现象。各级部门管理者承担各自的管理职责，通过制订质量管理制度、质量方针和质量目标，进行质量策划、质量控制、质量保证，开展质量可持续提高

的改进活动。这也是医疗质量活动的行动基础。

（三）过程优化和持续改进

医院质量管理是一个动态过程，受外界影响的因素较多，因此，质量管理需要充分结合医疗服务过程进行持续优化改进，从过程和机制上避免医疗质量问题重复出现。

（四）健全的信息化管理平台

通过建立信息化管理平台，收集、整理数据，再通过大数据分析，及时、客观、有效地评估医院质量目标的完成情况，确保数据的真实性、统一性、有效性和及时性，是现代化医院管理中医疗质量管理的重要支撑和保障。

（马清翠）

第三节　医院质量管理计划与措施

一、计划

（一）建立健全医疗质量管理体系

医疗质量控制系统人员组成分为医院医疗质量管理委员会、医务科及质控科、科室医疗质量控制小组组成的三级质量控制网络体系。

1. 医院医疗质量管理委员会

医院医疗质量管理委员会由院领导、相关职能部门、各临床、医技科室主任组成。院长任主任，院长是医疗质量管理工作的第一责任者。其职责如下：

（1）负责全院医疗、护理、医技工作质量的全面监测、控制和管理。

（2）负责做好医疗、护理、医技工作质控指标评估。

（3）系统科学地制定有关医疗质量的标准、制度与办法，并监督各科室认真执行。

（4）监督并执行国家医疗卫生管理法律、行政法规、部门规章和诊疗护理规范、常规。

（5）制订医院医疗质量发展的中长期规划及管理办法，并组织实施落实。

（6）及时对医院的医疗、护理，医技部门的质量问题进行讨论。分析、总结经验教训，制订改进建议与措施。

（7）医疗质量管理委员会每季度召开一次工作例会。

2. 医疗质量控制科（办公室）

医疗质量控制科（办公室）作为常设的办事机构，其职责如下：

（1）在院长、主管院长的领导下负责制订医院医疗质量监控工作计划和工作制度。

（2）建立质量监控的指标体系和评价方法。

（3）完成医疗服务质量的日常监控，采取定期和不定期相结合的方式，深入临床一线监督医务人员各项医疗卫生法律、法规、部门规章、诊疗护理规范及常规的执行情况，对科室和个人提出合理化建议，促进医疗质量的提高。

（4）抽查各科室住院环节质量，提出干预措施并向主管院长或医院医疗质量管理委员会汇报。

（5）收集门诊和各科室终末医疗质量统计结果，分析、确认后，通报相应科室及负责人并提出整改意见。

（6）定期组织会议收集科室主任和质控小组反映的医疗质量问题，协调各科室质量控制过程中存在的问题和矛盾。

（7）定期编辑医疗质量管理简报。

3. 科室医疗质量控制小组

科室是医疗质量管理体系的重要组成部分，科主任是科室质控小组组长、医疗质量的第一责任者。科室质控小组是由科室主任、护士长、质控员组成。职责如下：

（1）主要负责制订科室医疗质量管理与持续改进方案，包括医疗质量自查方案。

（2）结合本专业特点及发展趋势，制订及修订本科室疾病诊疗常规、药物使用规范并组织实施，责任落实到个人。

（3）定期组织各级人员学习医疗、护理常规，强化质量意识。

（4）完成每月科室医疗质量自查，自查内容包括诊疗操作和规章制度（尤其是医疗核心制度）执行情况两大方面；负责规范科室医务人员的医疗行为。

（5）参加医疗质控办公室的会议，反映问题。收集与本科室有关的问题，提出整改措施。

4. 科室质控员

其职责为每月负责协助科主任对科室的医疗工作进行督查，组织召开全科的医疗质控专项会议，在每月的 15 日前完成科室质控自查报告，以及科室整改措施，以书面形式上报医务部和院质控办。

（二）建立、健全各项规章制度

建立、健全各项规章制度特别是保证医疗质量、医疗安全的核心制度，并根据质量管理要求完善其他相关制度。完善各种疾病诊疗常规、技术操作规程及工作流程。

（三）建立健全考核体系

略。

二、措施

1）医疗质量管理员会定期组织质量管理体系审核和管理评审，检查医院质量方针、目标实施情况，随时协调医院各部门、科室质量管理体系运行，保证医院质量管理体系有效运行。

2）不断完善医院质量评价标准以及配套实施方案，适时修改医院质量控制管理方案。

3）严格依法执业，无资质人员不得单独上岗，刚毕业新入院员工，在尚未取得执业资格的时候，科室要指定医生带教，并对其医疗行为负责。

4）加强基础质量教育、培训，为终末质量打下坚实基础。由医务部组织对全员进行"三基"培训，每年四次，各临床、医技科室每季度对本科人员进行专科基本知识教育、培训和考核。对新员工要有详细的教育、培训计划。

5）加强质量控制教育，强化法律意识和质量意识。由医务部组织进行质量控制教育学习有关法律、法规、诊疗规范、操作规范、工作流程。

6）根据医疗质量形成规律、特点以及影响医疗质量的因素和薄弱环节、医疗风险，采取预防性管理，对患者从入院到出院的整个医疗过程，实行全程质量控制。

7）明确职责，切实负责，履行岗位职责及工作制度。在医疗活动中，医务人员的个人行为具有较大的独立性，其个人素质、医疗技术对医疗质量影响较大，是质量不稳定的主要因素，是质控的基本点，对各级医务人员的责任分述如下：

（1）门诊医生

①严格执行首诊医生负责制。

②询问病史详细。物理检查认真，要有初步诊断。

③门诊病历书写完整、规范、准确。

④合理检查，申请单书写规范。

⑤具体用药在病历中记载。

⑥药物用法、用量、疗程和配伍合理。

⑦处方书写合格。

⑧第三次就诊诊断未明确者，接诊医生应：①建议专科就诊；②请会诊；③转院。

（2）病房住院医生

①患者入院30分钟内进行检查并做出初步处理。

②急、危、重患者应即刻处理并向上级医生报告。

③按规定时间完成病历书写。

④病历书写完整、规范，不得缺项。

⑤24小时内完成血、尿、便化验，并根据病情尽快完成肝、肾功能、影像学和其他所需的专科检查。

⑥按专科诊疗常规制订初步诊疗方案。

⑦对所管患者，每天至少上、下午各巡诊一次。

⑧按规定时间及要求完成病程记录（会诊、术前小结、特殊治疗、患者家属谈话和签字、出院记录等一切医疗活动均应有详细的记录）。

⑨对所管患者的病情变化应及时向上级医生汇报。

⑩诊疗过程应遵守消毒隔离规定，严格无菌操作，防止医院感染病例发生。若有医院感染病例，及时填表报告。

⑪患者出院时须经上级医生批准，应注明出院医嘱并交代注意事项。

（3）病房主治医生

①及时对下级医生开出的医嘱进行审核，对下级医生的操作进行必要的指导。

②新入院的普通患者要在48小时内进行首次查房。除对病史和查体的补充外，查房内要求有：a. 诊断及诊断依据；b. 必要的鉴别诊断；c. 治疗原则；d. 诊治中的注意事项。

③新入院的急、危、重患者随时检查、处理，并向上级医生汇报病情。

④及时检查、修改下级医生书写的病历，把好出院病历质量关，并在病历首页签名。

（马清翠）

第四节　医院质量评价

医院医疗服务质量评价是医院按照一定的质量管理体系或质量管理规范的要求与自身的质量管理工作进行对比，以确定其服务质量和质量管理体系及其内容是否符合标准。医院医疗服务质量评价分为医院内部质量评价和医院外部质量评价。医院内部质量评价是医院质量管理工作的重要内容之一。医院外部质量评价是由中立的第三方依照一定的标准体系对医院是否满足要求进行的质量评价。

一、评价单位

医院质量评价单位是对医院质量评价对象的具体化，它规定了质量评价的各项指标的规定范围以及目标所要达成的程度。

评价的对象可以是医疗服务体系、医院、业务科室、医疗小组或医务人员，也可以是病例、病种或病例组合，也可以是一种疾病的诊治过程或结果。事实上，任何一项与医疗质量有关的活动，都可以进行评价。

二、医院质量评价的要求

医院医疗服务质量委员会或医院的质量管理者应按照规定的时间间隔和程序对医院质量体系进行评审，评价时要明确以下内容。

（1）质量评价是医院质量体系自我完善的重要内容，是医院保障其医疗服务质量的重要保证。

（2）质量评价的对象不仅是医院质量体系本身，也包括医院质量方针和目标的评价，可以涉及医院质量管理的全部内容，以便确定质量体系能否实现质量方针和目标，以及质量方针和目标是否适应变化着的内、外部环境。

（3）质量评价是一项有计划的、系统开展的评价活动。医院应按照规定的时间间隔进行，一般每年进行一次，但当医疗服务市场和医院组织内部发生较大变化时，或连续出现重大质量事故时，或被患者投诉时，应及时进行质量评价。

（4）质量评价的输出是医院医疗服务质量的改进。

三、医院质量评价的主要内容

（一）结构评价

结构评价反映提供医疗服务的基础、规模和潜在能力。其中主要的因素有：人力资源（教育背景、技术能力和行医资格等）、组织机构设置和组织形式、医疗技术、固定资产、药品和医用物资等。

（二）过程评价

过程评价反映组织系统全部的医疗活动和辅助医疗活动，做了些什么，怎么去做。根据 Donabedian 的定义，医疗行为的过程指对患者做了什么，是对医疗工作顺序及其协调性进行考核，以检验治疗程序与专业标准是否相符合。

（三）结果评价

结果评价反映医疗行为的结果，如健康状况的改善等。

四、医院质量评价的特点

（一）结构评价

结构评价是对医疗服务潜在质量的静态评价，是医疗质量评价的基础环节。

（二）过程评价

从质量保证的观点，过程质量的高低直接影响结果质量，单纯针对结果的测量是传统事后质量检验的手段。

（三）结果评价

它反映了患者健康状况因医疗保健而发生的净变化。健康结果测量由原来的临床结果测量（中间指标）发展到包括最终结果测量（结果指标）。中间指标大多采用疾病专一性指标，包括疾病归因、死亡率、各种转归、症状的出现和消除、平均住院天数等。中间指标易获得，测量范围小，对医疗因素敏感，医务人员参与积极性高；局限性在于忽视了过程质量和患者的生命质量，如对转归差的疾病，即使过程质量完美，但结果评价偏低，对转归好、医疗要求低的疾病，即使存在某些医疗差错，结果评价偏高。最终结果测量是着眼于患者接受医疗过程后的全程生命质量，通常采用健康状况的效用指标等。健康状况测量包括身体、心理、社会、自身感受和疾病特征等因素，通过量表方式获得结果，其缺点是对非医疗性因素敏感。

五、医院质量评价原则

医院质量评价的原则包括评价的科学性、先进性、可行性、简便性、可比性、政策性、经济性、公正性等。

六、医疗质量评价指标

评价医疗质量就离不开医疗质量评价指标。医疗质量评价指标是反映医院医疗工作质量特征的科学概念和具体数值表现的统一。

（一）我国传统的医疗质量评价指标

传统的医疗质量评价指标主要包含 3 个方面，即效率指标、效益指标和质量指标。

（二）国外医疗质量评价指标

美国绩效科学研究中心（CPS）研发了专门用于评价医疗机构质量的临床指标体系—国际医疗质量指标体系（IQIP），该指标体系是目前在世界范围内应用最广泛、以注重医疗服务结果为主要特征的医疗质量的评价指标体系。

国际医疗质量指标体系主要包含七大类指标：

1. 死亡率指标

住院患者死亡率、新生儿死亡率，围术期死亡率。

2. 非计划重返指标

门诊诊疗后非计划入院率、非计划重返重症监护室发生率、从重症监护室转出 24 小时内非计划重返重症监护室发生率等。

3. 重症监护室相关指标

重症监护室使用医疗器械相关的医院感染发生率、重症监护室医疗器械使用天数、重症监护室中镇静、镇痛药物使用率。

4. 患者就诊指标

已挂号患者在急诊科的停留时间及处置、因急诊科医生与放射科医生的 X 线报告差异导致急诊患者调整诊疗的比例、已挂号患者完成诊疗前离开急诊科比例、已挂号患者取消当日门诊诊疗安排发生率。

5. 手术感染相关指标

手术部位感染率、手术前预防性使用抗菌药物的时间。

6. 患者相关指标

患者身体约束使用率、患者在医院内的跌倒发生率及其伤害程度分级；⑦其他指标。

（三）我国医院质量评价指标的研究进展

2005 年卫生部医政司委托医院管理研究所组织专家经过 5 年的研究，建立了一套既与国际接轨又符合我国具体国情的医院质量评价指标体系，并开发了与该指标体系相匹配的指标使用方案。

七、医院质量管理评价方法

医院质量管理是医院管理的核心，是医院各项工作质量的综合反映。医院质量管理评价内容主要包括：建立与本级医院规模、功能相适应的质量管理组织、质量管理计划、质量控制措施、持续改进措施、质量统计指标等。质量管理的重点部门和专业有：医疗、护理、医技、教学、科研、人才培养、质量教育、病案质量、处方质量等。医院质量管理评价方法主要有：

（一）传统医疗指标评价

特点是医疗指标项目统一、简单、易统计、好分析、抓住了质量管理的实质。例如诊断是否正确、及时全面，治疗是否彻底有效，疗程长短和有无医疗缺陷等。这种方法对我国医院医疗质量管理起到了决定性作用，是质量管理和评价的基础和桥梁，是现代医疗质量管理和评价的内容之一。

（二）标准化质量评价

运用标准化原理，对医院内部大量的医疗活动，进行总结分析后制定出标准，从而形成医院标准化评价运用标准化原理，对医院内部大量的医疗活动，进行总结分析后制定出标准，从而形成医院标准化评价体系。特点是标准统一，实施一致，有较强的可比性。优点是促进医院按照标准管理质量、评价质量，推进医院的现代化质量管理。缺点是标准往往滞后，以及医疗服务具有高度科学技术性、复杂性，很难按标准进行。

（三）等级医院评审

医疗质量评价最早源于美国，1918 年起美国推行医院标准化为主的评价活动，1952 年设立了美国医院评审联合委员会，许多国家相继成立医院质量评审机构，对医院质量进行评审、监督和监控。1989 年卫生部颁发了《医院分级管理办法（试行）》，1995 年颁发了《医疗机构评审办法》和《医疗机构评审标准》。对全国医疗机构实施评审。我国医院评审标准内容包括医院规模与功能、技术水平、设备状况、管理水平、质量保障、安全及环境管理、文明服务等。卫生部发布的《三级综合医院评审标准实施细则》中关于基本医疗保障服务管理的要求如下：

1. 有各类基本医疗保障管理制度和相应保障措施，严格服务收费管理，减少患者医药费用预付，方便患者就医

（1）有指定相关部门或专人负责基本医疗保障管理工作。

（2）有基本医疗保障管理相关制度和相应保障措施。

（3）提供快捷的基本医疗保障预付服务。

（4）相关人员熟悉并遵循上述制度。

（5）实施"先诊疗后结算"等措施，方便患者就医。

（6）职能部门对上述工作进行督导、检查、总结、反馈，有改进措施。

（7）持续改进基本医疗保障管理有成效。

2. 对就诊患者实行唯一标识（医保卡、新农合医疗卡编号、身份证号码、病历号）等管理

（1）对门诊就诊和住院患者的身份标识有制度规定，且在全院范围内统一实施。

（2）对就诊患者住院病历实行唯一标识管理，如使用医保卡、新农合编号、身份证号码等。

（3）对提高患者身份识别的正确性有改进方法，如在重点部门使用条码管理。

3. 公开医疗服务收费标准，公示基本医疗保障支付项目

（1）公开基本医疗保障服务收费标准。

（2）公开医疗保险支付项目和标准。

（3）向患者提供基本医疗保障相关制度的咨询服务。

（4）向患者介绍基本医疗保障支付项目供选择，优先推荐基本医疗、基本药物和适宜技术。

（5）职能部门对上述工作进行督导、检查、总结、反馈，有改进措施。

（6）持续改进基本医疗收费管理有成效。

4. 保障各类基本医疗保障制度参加人员的权益，强化参保患者知情同意

（1）维护参保人员的权益，提供基本医疗保障相关信息。

（2）对于基本医疗保障服务范围外的诊疗项目应事先征得参保患者的知情同意。

（3）职能部门对上述工作进行督导、检查、总结、反馈，有改进措施。

（4）持续改进保障人员权益服务有成效。

（四）定点医院信用等级评价

对于医院医保管理工作的评价，过去以医保经办机构的年度考核形式为主。2004 年原劳动和社会保障部社会保险事业管理中心下发《关于开展城镇职工基本医疗保险定点医疗机构信用等级评定工作的意见》，2010 年人力资源和社会保障部办公厅发布《关于实行基本医疗保险定点医疗机构分级管理的意见》，对定点医院医保管理、费用控制、医疗服务等方面提出了评价标准，并提出将评价结果与费用支付比例挂钩。

（五）患者满意度评价

国际上通用的是"顾客满意度"，在医院用患者满意度评价医疗工作。患者满意度包括住院患者满意度，门诊、急诊患者满意度，职工满意度，合同协作单位卫生所负责人满意度，社会满意度，健康人常规体检满意度，住院满意度，同行医院满意度以及患者满意度等。医院服务的对象是患者，患者是质量的最终鉴定者和评价者，优点是有利于医院在医疗市场上的竞争，缺点是受患者知识、经历，尤其是健康知识的影响，患者满意的内容也不尽相同。

（张传排）

第六章 医院医疗管理

第一节　医院医疗管理概述

一、医疗管理的概念

医疗管理是指为达到最佳医疗效率和医疗效果，管理者根据医疗活动的规律以及具体医疗活动对象的特点，利用一切可能的医疗资源，对医院医疗活动所进行的计划、组织、指挥、协调和控制等所有的活动过程。医疗工作是医院全部工作的重点，医疗管理是医院全部管理的核心。医疗工作关系患者的生命和健康安全，与其他工作相比，医疗工作有本质的区别。

二、医疗管理的作用

（一）医疗管理是完成医院任务的主要手段

医院的基本任务是医疗，即救死扶伤，而医疗任务主要靠医疗活动去实现，医疗工作是医院工作的中心，因此，加强医疗管理、提高医疗系统的能力，是保证医院任务完成的重要手段。

（二）医疗管理是影响整个医院管理水平的中心环节

医院管理是综合性的管理，例如人员管理、组织管理、物资管理、质量管理等，但在医院管理总体中，医疗管理是影响整个医院管理水平的中心环节。

三、基本原则

医疗管理的基本原则可以概括为几个方面：①患者第一的原则，即一切从患者需要出发；②安全有效的原则，即把医疗质量放在首位；③首诊负责制原则，即对首诊患者做到及时、认真、负责；④重点加强的原则，即对重点患者，如急症、重症、疑难患者做到重点保证。

四、医疗管理的职能

医疗管理水平是医院管理水平的体现，是医院综合管理的关键环节。因此，医疗管理的职能主要包括以下方面。

（1）明确医疗管理任务目标，如门诊、急诊、病房、院外及医技科室的医疗工作数量、效率及质量目标，新开展医疗项目的方向、规模，技术力量的配备。

（2）保证医疗技术水平充分发挥，科学设置医疗组织机构，包括医疗技术人员的配备、组合与调度，医疗技术人员的调整与排班，医疗指挥系统灵敏反应。

（3）完善各项医疗规章制度，如以责任制为中心的医疗管理制度、各级人员职责、各种诊疗常规、各项技术操作规范。

（4）检查评估医疗效果，分析和找出管理的缺陷和不足之处，调整医疗管理的内容。

五、医疗管理核心制度

医疗管理就是要通过一系列的管理制度的制订和实施来实现治病救人的根本任务。医疗管理制度中的核心制度更是其中的重中之重。

（一）首诊负责制度

是指首次接诊患者的医院、科室或医生在其他医院、科室或医生接管之前对患者的一切诊疗行为负责。

（二）三级医生查房制度

是指主任医生（或者是副主任医生、科主任）、主治医生、住院医生三个层级的医生分别按照要求查看住院患者，上级医生对下级医生的诊断、治疗、处理意见提出指导。

（三）会诊制度

是指患者主管科室邀请其他科室或其他医院的医生协助诊察患者，提供诊治意见。

（四）分级护理制度

是指为了充分合理利用护理资源，根据住院患者的病情、生活自理能力，应给予相应级别的护理和照顾，并根据患者的病情变化进行动态调整。一般分为四个级别：特级护理、一级护理、二级护理和三级护理。

（五）值班和交接班制度

是指医护人员根据所在科室制订的值班表在规定时间内承担本科室某项医疗工作任务，上一班次值班医护人员向下一班次接班医护人员讲解本班次所主管各个患者的病情、处理措施及其变化转归，尤其是需要特别关注的患者病情及需要特别处理的诊治措施。严格执行值班和交接班制度是提高医疗质量及保障医疗安全的最重要手段。

（六）疑难病例讨论制度

是指由主任医生（或者副主任医生、科主任）主持，召集有关医务人员对确诊困难或疗效不确切病例进行的讨论。

（七）急危重症患者抢救制度

是指医疗机构在抢救急危重症患者时，应当严格遵守相关抢救程序和流程，加强抢救参与人员、抢救设施、抢救场地、医疗物资配备，必要时应当打破一切常规，努力提高急危重症患者的抢救成功率。

（八）术前讨论制度

是指临床医生对即将接受手术治疗的病例进行会诊、讨论。其目的是保证医疗质量，降低手术风险，保障患者手术安全。

（九）死亡病例讨论制度

是指死亡患者所在科室的全体医护人员（必要时邀请其他相关科室医生）一起对患者的死亡原因、死亡诊断、诊治过程中存在的问题及不足之处进行分析讨论。

（十）查对制度

是指在输血、医嘱、处方、护理、操作、手术等各项医疗行为中，为确保拟实施的诊疗措施准确无误地应用于拟接受该诊疗措施的患者，而从每个可能出错的环节进行认真查对的一系列规范性要求。查对制度是保证患者安全、防止差错事故发生的一项重要措施。包括医疗护理操作的"三查七对"、输血的"三查八对"、药师的"四查十对"等。

（十一）手术安全核查制度

是指具有执业资质的手术医生、麻醉医生和手术室护士三方，分别在麻醉实施前、手术开始前和患者离开手术室前，共同对患者身份和手术部位等内容进行核查的工作。手术安全核查由手术医生或麻醉医生主持，三方共同执行并逐项填写《手术安全核查表》。

（十二）手术分级管理制度

手术是指医疗机构及其医务人员使用手术器械在人体局部进行操作，以去除病变组织、修复损伤、移植组织或器官、植入医疗器械、缓解病痛、改善机体功能或形态为目的的诊断或者治疗措施。

（十三）危急值报告制度

是指当某项或某类检查检验出现表明患者可能正处于有生命危险的边缘状态的异常结果时，进行该检查或检验的医务人员在除外检查仪器或检查试剂等技术因素原因之后，必须立刻进行记录并第一时间报告给该患者的主管医生，由主管医生酌情给予患者有效的干预措施或治疗，以挽救患者生命或保障患者健康。

（十四）病历书写与病历管理制度

2010年卫生部颁布的《病历书写基本规范》中要求，病历书写应当客观、真实、准确、及时、完整、规范，并对病历书写的格式、内容、时限加以具体要求。《医疗机构病历管理规定》要求，医疗机构应当设置病案管理部门或配备专（兼）职人员，负责病历和病案管理工作。同时，建立健全病历管理制度，建立病历质量定期检查、评估与反馈制度，加强病历保管、借阅、复制、封存、启封的管理，保障病历质量和病历资料安全。

（十五）抗菌药物分级管理制度

《抗菌药物临床应用管理办法》（卫生部令84号）规定，抗菌药物临床应用实行分级管理。根据安全性、疗效、细菌耐药性、价格等因素，将抗菌药物分为三级：非限制使用级、限制使用级与特殊使用级。

（十六）临床用血审核制度

是指临床用血必须进行严格的审核，包括是否有输血适应证，输血成分及输血量掌握是否准确，是否履行了病例讨论及上级医生审核程序，是否正确应用了成分输血和自体输血等临床输血技术和血液保护技术，是否有预防输血不良事件的预案，是否有输血过程监控及病历记录等。对于上述输血前、中、后的各项程序加以规范和要求并监督落实的一系列措施，构成临床用血审核制度。

（于先会）

第二节　医院门诊管理

门诊是医院直接接收患者，对患者进行诊断、治疗和提供预防保健、康复服务的场所。门诊是医院工作十分重要的部门，是医疗活动的第一线。门诊是医院直接与患者接触的三大医疗区域（门诊、急诊及住院部）之一，也是医院与患者接触时间最早、诊疗任务最重、人数最多的部门。门诊通常进行一般或初期的诊疗工作，要解决大多数患者的诊疗问题。

一、门诊管理特点

门诊是医院医疗工作的重要组成部分，是直接对患者进行诊断、治疗和开展预防保健工作的场所。门诊是医院医疗工作的第一线，求医者首先到门诊进行诊治。绝大多数的患者在门诊进行检查和治疗，只有少数发病急、病情重或检查治疗比较复杂的患者才需要住院继续治疗。

门诊也是教学的重要场所。医学院校的学生和青年医生从门诊患者的诊治中学习医疗设备对患者进行检查，学习对危重患者进行紧急处理，积累临床经验。

（一）门诊工作的特点

1. 门诊患者集中，流量大

门诊接诊的患者大量来自社会的各个方面，其主要来源有：一是合同单位的，二是社会和外地患者。大量的患者在门诊进行检查和治疗，加上陪伴人员、医院工作人员，人群比较集中，尤其是在就诊高峰时，这种情况更加突出。患者在就诊时需要挂号、候诊、化验检查、交费、取药。患者及陪伴者来回走动，人群流动性大，健康人与患者相混杂，而人群的构成是以患者为主体，这些患者病种繁杂，病情轻重各异。这样的情况既容易造成患者与患者、患者与健康人之间的交叉感染；又容易因人多拥挤、嘈杂、疾病的痛苦、行动不便、焦虑不安等因素，加重患者的精神负担；同时也会影响医务人员的情绪。

2. 门诊患者分布不均，流动性大

门诊量由于受许多因素的影响，因此极不稳定，也难以控制。就诊高峰时，患者特别多，如果门诊医生少，难以保质保量完成门诊任务。有的科室采取限量挂号，虽可使门诊量保持稳定，但给患者带来不便。门诊临床科室之间患者分布也不均衡，有的科室患者多，有的科室患者少。医生之间也存在这个问题。特别是有的专科、专病门诊，患者集中，超过了实际的承受能力，影响了医疗质量。应该采取措施加以调节。

3. 门诊要求在有限的时间内对患者进行诊断和治疗

患者在门诊停留的时间不能太久，医生用于每一门诊患者的诊疗时间极其有限。按每小时诊治 6 人次计算，医生用于每位患者的诊疗时间平均为 10 分钟。在此时间内，医生必须向患者及陪伴者询问病情，完成必要的检查，书写病历、做出诊断、处方。对于初诊患者，进行必要的实验室检查是做出正确诊断所必需的。时间的限制，不仅给诊断和治疗带来困难，而且容易引起患者的不满。门诊的医疗活动不仅受时间的限制，而且受客观条件的限制，包括医疗设备、人员配备等，都在一定程度上限制了医务人员的诊疗活动，因而影响诊断的准确性和治疗效果。

4. 门诊患者不脱离原来的生活环境，医生只能间断观察病情

门诊患者以患慢性病为多，病情相对较轻，定期或不定期到门诊来进行检查和治疗，门诊治疗与住院治疗相比较，患者的经济负担较轻，定期或不定期到门诊来进行检查和治疗，消耗的时间较少。门诊所需要的医务人员、建设资金和医疗成本都低于住院。因此，凡不需要住院治疗的疾病，在门诊治疗，是既方便患者，又经济有效的医疗方式。但是，由于患者基本上不脱离原来的生活环境，容易受家庭社会环境的影响，不能合理地安排休息和保证治疗措施的及时实行。在疾病突然发生变化时，也不能及时得到医务人员的帮助，医生也不能连续不间断地观察病情变化和治疗效果，这些都会对疾病的诊断、治疗和康复产生一定的影响。

5. 现代医院的门诊工作是由组织良好的医务人员集体完成

随着医学科学的发展，专业分工越来越细，门诊工作摆脱了传统的模式，代之以由多种专业科室的各类技术人员相互配合，共同完成检查和治疗的整体劳动。医生是医疗活动的核心，除了直接从患者及陪伴者获得信息外，还要通过其他技术人员利用现代仪器设备进行检查，获得客观数据和征象。这些检查结果，对一些疾病的诊断和决定治疗措施起重要作用。有的疾病比较复杂，需要其他专业医生协助诊治。因此，临床各专业学科之间、临床科室与医技科室之间，必须紧密配合，才能共同完成诊疗工作。

为了提高医务人员的工作效率和工作质量，除了要加强临床各科室、临床与医技科室之间的联系和协调外，还必须加强对挂号、病案、分诊、计价、收费等辅助工作的组织。门诊是一个完整的医疗系统，各部门之间必须按照合理的工作程序和严格的规章制度协调运行，任何局部的停滞和工作秩序的紊乱，都会影响门诊工作的正常进行。

（二）门诊的任务

门诊是医院的一部分。门诊的任务必须与医院的规模、设备、技术水平及总任务相适应，主要有以下几个方面：

（1）负责卫生行政领导部门分配地区范围内患者的门诊工作，不适于在门诊治疗的患者，要收入院或转院治疗。

（2）承担基层医院或其他医疗单位转来患者的会诊。

（3）对急危重症患者进行治疗和抢救。

（4）负责对基层医疗单位的业务指导，有计划地对基层医务人员进行技术培训，提高他们的医疗技术水平。

（5）负责责任地区内的卫生防病工作，组织出诊和访视，有条件的可开设家庭病床，建立防治网点，配合有关部门开展普查普治及卫生防疫工作。

（6）负责责任地区内或上级卫生行政领导部门分配的健康检查及临时性的健康宣传、咨询及其他医疗任务。

（7）承担医学院校学生的门诊见习、实习等教学工作。

（三）门诊就诊程序

1. 分诊

先分诊后挂号，可以帮助患者选科就诊，避免多次转科，增加患者痛苦，也有利于及早发现患传染性疾病的患者，避免其在门诊活动，防止在门诊范围内的交叉感染。实行分诊虽属必要，但因受人力和场地的限制，难于普遍开展。一些医院在儿科及急诊科实行分诊和初检，或设立问讯处，帮助自己选科有困难的患者解答一些问题，协助患者选择就诊科室。

2. 挂号

门诊看病必须挂号。首次来院就诊的患者应建立新病历，已建病历的患者，再次就诊为复诊。应当根据医院的具体情况，采用预约挂号、高峰时多开窗口、合理分诊等多种措施，缩短患者排队挂号的时间。有的医院将初诊、复诊挂号窗口分开，也有的按科分开挂号，将挂号的人群分散，提高挂号的工作效率，缩短患者排队挂号的时间。但分开挂号也会增加病案传递的困难。

3. 候诊

患者挂号后，分别到各科室候诊室候诊。在此期间，病案室要查找病案并分送到各科门诊。门诊护士接到病案后，再将病案按序与患者查对，简单了解病情，根据情况进行预诊，如测体温、数脉搏、量血压或开化验单，进行一些常规检查，以节省患者和医生的时间。遇有急重患者应优先安排就诊。还要随时解答患者提出的有关问题。加快病案传递，可以缩短患者候诊的时间，有利于护士及时分诊。候诊患者过多时，工作人员要经常注意维持秩序，尽量保持安静。护士也可利用患者候诊的时间，利用图片、幻灯、口头或闭路电视开展各种形式的卫生宣传，有利于安定患者的情绪。但要注意卫生宣传不要影响候诊室的候诊秩序。

4. 就诊

就诊是门诊的中心环节。护士按序将患者分到诊室，医生向患者或陪伴者询问病史后进行检查，做出"初步诊断"，必要时应请上级医生或者有关科室会诊或由医技科室协助进行特殊检查，确定诊断，提出诊疗意见，给以治疗（包括手术）或开给处方。病情不宜在门诊治疗的患者，应开具住院证，收住院。病史、检查结果、会诊意见、诊断、治疗法则、用药名称、剂量、服药方法及注意事项，均应简明扼要记入病历。医生开出的诊断证明书要复写一式两份，一份存入病案，一份交患者到门诊部盖章。统一盖章有利于保持诊断书的严肃性，防止滥用。患者或陪伴者与医生密切配合，可以提高就诊速度和诊疗质量。

5. 医技科室的检查与治疗

医技科室要密切配合临床科室对患者进行检查和治疗。如化验、X线、放射性核素、超声波、心电图、脑电图、理疗等。除常规检查外，有些检查常需预约、预约时要向患者交代注意事项以及让患者做好检查前的准备工作。病情紧急时，要优先安排检查。检查、治疗、取药前都要办理交费或记账手续。要求手续完备、方法简化、方便患者。

6. 离院、留观察室或入院

患者从挂号、候诊到检查、诊断、治疗、取药后离开医院，是一个完整的门诊过程。少数患者需留观察室观察，有的要收入院治疗。患者再次复诊时，其程序基本同前。门诊患者在医院用于挂号、候诊、缴费、等待化验结果、取药的时间，远远多于就诊的时间。特别是挂号、缴费、取药往往要排长队，经常为此引起矛盾，也影响门诊的就诊环境，增加交叉感染的机会。因此，在安排人员时，这些部门的通过能力要略多于医生的通过能力。合理组织门诊各科室的工作，提高工作效率，减少中间环节，缩短患者在门诊因非医疗原因而停留的时间，努力改变"三长一短"的弊病，是门诊医疗管理中应当引起重视的问题。

（四）门诊的组织管理

1. 门诊工作的基本要求

医院门诊工作医疗服务质量的高低，主要取决于是否有较好的医疗效果。完善的门诊工作程序和良好的就诊秩序是保证工作顺利进行的前提，是发挥医务人员和医疗设备效能的必需条件。医务人员的态度、作风、责任心会直接影响患者的情绪和医疗质量。就诊过程力求简化，各部门之间要保持连续，力争患者在短时间内取到药，缩短患者非医疗原因的等候时间。尽量避免就诊患者交叉感染。

2. 门诊组织体制

门诊由临床科室、医技科室和辅助科室所组成。这些相关科室密切配合，共同完成对患者的检查和治疗。设立门诊部，门诊部主任在医疗副院长的领导下，组织门诊工作，负责门诊医疗的组织、计划、督促和检查。如不设门诊部，门诊的组织领导工作由医务科（处）负责，可设置由医务科（处）派出的门诊办公室，专管门诊事宜。门诊部的领导体制依各医院的具体情况不同可分为两类，即双重领导形式及门诊部统一领导形式：

（1）双重领导形式：门诊部主要负责业务活动的计划、组织管理，督促检查各科室的门诊工作。凡在门诊工作的人员都要接受门诊部主任和各科室主任的双重领导。在组织、管理方面服从门诊部统一安排，业务领导和考核由各科室主任负责，各科要有一名副主任分管门诊，并指定一人在门诊负责，有的医院称为"门诊组长"。负责本科门诊的日常工作。

门诊设总护士长（或护士长），在护理部主任领导下和门诊部主任指导下总管门诊护理工作。门诊的注射室、治疗室、手术室和急诊室的护理工作，可设护士长，在门诊总护士长（或护士长）领导下工作，各科则视护士多少，设护士长或小组长。挂号室、问讯处、服务台等由门诊部直接领导。

（2）门诊部统一领导的形式：门诊医、护、医技、收费等各类人员都由各科派出，在门诊部工作期间，门诊业务的组织管理和人员调动、考勤、考核均由门诊部负责。

以上两种领导形式，各有利弊。前者有利于发挥科室力量和技术设备的作用，有利于对患者在门诊、急诊、病房以及出院后门诊复查等阶段连续治疗观察，但也容易使门诊医生工作很不稳定，有时甚至难以完成基本门诊任务。后者易于保持医务人员的相对稳定，便于统一组织医疗工作，但由于和科室的分隔，不易于发挥科室领导的积极作用。

（五）门诊质量控制

1. 加强对门诊工作效率和工作质量的考核

工作效率考核就是要计算工作量。应在保证工作质量的前提下，提高工作效率，这样可以缩短患者的候诊时间。整体的工作效率是以个人的工作效率为基础的。影响医生个人工作效率的因素很多，它与病情复杂的程度、初诊患者所占的比例、医生的技术水平及操作熟练程度、医生的责任心、护理医技人员的配合情况及医疗设备的情况等因素有关。一般说来，在病情相似、技术水平和治疗效果相近似的情况下，先进设备的检查治疗更为方便、准确、有效。不同科室的不同专业，其诊断的程序和技术操作复杂的程度不同，因此，不同的专业对于工作量的要求也不相同。

门诊工作质量尤为重要，如果工作质量差，则不仅造成浪费，而且有可能给患者增加痛苦，或者发生差错事故，造成患者的残疾或死亡。门诊工作质量的考核重点是各科确诊率、诊断符合率以及临床疗效。还要计算中医治疗率、门诊处方书写合格率、门诊病历书写合格率等。

2. 医疗质量的监督、检查与评价

加强监督、检查是提高门诊医疗质量和工作效率的重要环节。应在门诊部统一组织下，定期对各科室工作进行检查。检查内容应包括完成各项任务的情况、工作质量、医疗质量。能定量的应尽可能用数据来表示。科室内部自我检查、科室之间联查、领导抽查可结合进行。发挥社会监督作用是改进工作的有效措施。应经常主动收集患者及家属或合同单位对门诊工作的意见，作为评价门诊工作的重要参考。加强统计工作，经常进行统计资料分析，为评价各科工作提供准确的数据。

3. 建立和完善有关规章制度

为了提高工作效率和工作质量，必须建立和完善各级各类人员岗位责任制、诊疗常规、操作规程及各部门之间的联系程序。特别要注意建立下列制度。

（1）门诊病历书写制度：凡来院门诊的患者，不论初诊还是复诊，均应建立病案，记录病史、诊断和治疗情况。病历应是各科通用，病历书写格式、内容要有统一要求。病历应由病案室统一保管，借调病案应有一定手续，病案由病案室工作人员负责传送。

（2）疑难患者会诊制度：复诊患者要尽量安排到上次诊治的医生的诊室就诊。凡门诊三次诊断不清或治疗无效时，应请上级医生会诊。科主任或负责门诊的主治医生应定期组织对疑难患者的会诊讨论。

（3）科室间会诊、转科与转院制度：如果病情需要，科室间可以会诊、转科或转院检查和治疗。会诊、转科时应将会诊或转科目的、要求详细记载在会诊单或病历上，并应经本科室高年资住院医生或主治医生同意。接诊科室要认真负责诊治，并要将检查情况及诊治意见详细记录在病历上，并签全名，以示负责。对于需要转上级医院诊治的患者，要严格控制。应该请本院有关医生会诊，确实因本院技术水平和设备条件不能诊治的患者才可转院。

（4）实行首诊负责制：有些疾病可能涉及几个不同专业，应当实行首诊负责制，防止互相推诿，延误诊治。首诊科室和首诊医生应该认真负责进行检查和治疗，避免多次转科,给患者增加病苦和负担。

(5)建立专科专病门诊:有条件的医院,设置一定数量的专科专病门诊,有利于提高门诊医疗质量,方便患者就诊。对于专科专病门诊,要加强管理,选派有经验的技术骨干主持专科专病门诊工作,并要配备必要的先进的专门设备。但专科专病门诊的设置不可过多,而且要经常检查专科专病门诊的质量,防止流于形式。

4. 门诊环境布设

医院门诊患者流量大,科室多而分散。因此,要使患者顺利有序地进行诊疗,搞好环境的布设十分重要。

(1)门诊环境要求:宽阔、光亮、整洁、肃静。房间内门窗上和走廊墙面不得随意张贴和涂写标语;在门诊入口处应设置布局示意图,并在主要通道交叉口设有鲜明的路标,科室门上设有标牌。

(2)有必备的公共卫生设施:走廊、大厅和诊室应设痰盂、废物箱、候诊椅、洗手池和饮水处等。

二、门诊管理指标及工作指标统计

(一)医院运行基本监测指标

1. 工作负荷指标

(1)年门诊人次。

(2)健康体检人次。

(3)年门诊手术例次。

2. 患者负担

每门诊人次费用,其中药费、检查费用等。

(二)合理用药监测指标

(1)抗菌药物处方数/每百张门诊处方。

(2)注射剂处方数/每百张门诊处方。

(三)门诊服务管理指标

(1)预约挂号数量及预约率。

(2)平均门诊等候时间。

(3)窗口等候时间。

(4)门诊量、特需门诊量。

(5)特需门诊量占专家门诊量比例。

(6)门诊出诊次数、出诊率。

(7)专家出诊次数、出诊率。

(8)停诊次数、停诊率。

(于先会)

第三节 医院急诊管理

急诊是对病情紧急、可能危及生命健康的患者实施救治和抢救，提供全面、紧急和便捷的医疗服务，以尽最大努力减少避免死亡和伤残发生的医疗处置。急诊医学则是专门研究急诊救治和抢救的学科，也是一个专门的临床学科。急诊科是对急诊患者提供专业急救诊疗服务的临床科室，保障急诊患者能在最快时间内得到专业、科学的救治。

一、急诊科布局原则

急诊科位置的选择首先要以方便患者就诊治疗为原则，标志必须醒目、突出，便于病家寻找。白天应有指路标志，夜间应有指路灯标明急诊科位置。急诊科的门应足够大，门内大厅宽广，以利担架、车辆的进出，急诊各科室及通道要光线明亮、空气流通、通道宽敞，以便于治疗、观察患者和人群流动。另外，电源设置合理，中央空调及电话要保证，如有条件要设壁式氧气和吸引管道系统。

二、主要科室设置

（一）急诊分诊台

急诊分诊台应设在大厅明显位置，便于分诊迎接患者或到门口救护车上初检患者，如无大厅可在急诊科（室）入口处设急诊分诊室。当急症患者就诊时，分诊护士应立即呼叫有关医生应诊；通知抢救室、治疗室、观察室等主要科室进入工作状态；合理调配医护人员，使患者得到迅速的诊断和治疗。

（二）急诊诊查室

位置应靠近入口，面积要比一般内、外科诊室略大，约需 20 m^2，以便担架平车直接进入。小儿科急诊要与成人急诊分开，防止交叉感染。同时应设隔离诊室（为急性传染患者在转送传染病院前接受检查所设），隔离诊室应远离其他各科诊室。

（三）急诊抢救室

急诊抢救室是急诊抢救危重患者的场所，位置要靠近急诊科（室）入口。抢救室中须备有抢救患者所必需的仪器设备、物品和药品，且不能与其他用房合用，平常设一张抢救床，必要时可增设，要考虑同时抢救 2 个患者的位置和抢救人员所占用面积，故不应少于 24 m^2。如条件允许，应分别设有内科抢救室和外科抢救室，这样不仅使内科系统的疾病得到抢救，而且可以使各种外伤和复合伤的患者随时在外科抢救室得到及时处置或施行急诊手术。大中医院还应设立各专科小型抢救室，如洗胃抢救室、脑血管病抢救室、心血管病抢救室等。这种较理想的设置便于抢救工作有条不紊地顺利进行。抢救室的主要设置：①足够的空间，充足的照明，室内有各种疾病的抢救程序示意图；②抢救床、床旁监护和抢救设备，如氧气筒、负压吸引器、血压计、听诊器、心电监护除颤仪、呼吸机等；③各种抢救物品，如全套气管插管和气管切开用的器械、吸痰管、加压输血器、气胸抽吸机等；④各种无菌手术包、敷料，如开胸包等；⑤常用液体和药品，如5%碳酸氢钠、20%甘露醇、贮存鲜血、血浆代用品、林格液和各种浓度的葡萄糖注射液、强心药、呼吸兴奋剂、镇痛脱水、利尿药等。以上所有药品必须定位放置，定期检查，定时补充，以方便抢救应用。

（四）治疗室

每个房间应在 12 m² 左右。

1. 准备室

无菌物品柜、治疗盘、70%乙醇、2.5%碘酒、棉签等。治疗室内有紫外线、消毒用的灯管，每日消毒1次，1次消毒1小时。

2. 注射处置室

治疗柜、治疗桌、诊查床等。

3. 急诊输液室

每日急诊就诊在 120～150 人次，应放输液床 15～20 张。床单应1人次一换。

（五）急诊观察床

观察时间一般不超过3天，所有的观察床位有明确的床号标志，可方便巡回护士观察，避免发生差错。

（六）急诊观察室

对急诊患者，如短时间不能明确诊断，需进行1周左右治疗或病情较重，需继续观察以明确诊断者，应收入急诊观察室接受观察治疗。急诊观察室一般有单独的医护办公室、护士站、治疗室、换药室等。

（七）急诊手术室

急诊手术室的位置应紧挨急诊抢救室。急诊外科危重患者，须在急诊手术室进行急救手术。如严重胸腹外伤、腹内主要脏器（肝脾）破裂、重度颅脑损伤、粉碎性骨盆骨折伴腹膜后血肿、重度休克需紧急手术止血者；此外，在某些特殊情况下，急诊手术室也做四肢外伤、脱套伤、开放性骨折、血管外伤、胃穿孔、急性阑尾炎、急性胆囊炎等一般急诊手术。

1. 手术间设置

应设无菌手术间和清洁手术间各一个，并有相应的附属房间，如器械准备间、洗手间、更衣间。

2. 手术抢救设备

应设麻醉机、吸引器、心电监护仪等，各种无菌手术包和各种无菌物品。

3. 其他

主要麻醉、急救药品以及卫生消毒物品。

（八）发热急诊

将诊区安置在医院大门附近通风良好处，远离其他急诊和病房区域，患者进医院大门先测体温，对发热者进行分检，在医院大门和诊区门前设明显标志，诊区周围设隔离带，由导诊护士引导发热患者进入诊区就诊。

诊区内设立挂号处、候诊室、诊室、收费处、药房、化验室、X 线摄片室、鉴别室、治疗室，并配备心电图机、腕式血压表、心电监护除颤仪、氧气筒、呼吸机等急救设备。发热患者集中处置，并提供优质服务。

三、急诊科工作要求

（1）医护人员应有全心全意为患者服务的思想，有良好的医德和献身精神，工作主动、热情、周到，急患者所急。

（2）所有抢救工作都要有相应的时间要求。急救护理工作的特殊性要急救护理人员必须牢固树立时间就是生命的急救意识，急诊科要有严格的时间观念，如医护人员的接诊时间、医生到达时间、抢救开始时间、治疗处理时间等。时间长短是评价工作效率、医护工作质量和管理水平的重要标志之一。

（3）强调危重患者的抢救成功率，可根据医院的技术水平拟订常见急诊病种的抢救成功指标。

（4）急诊用医疗仪器、药品要时刻保持性能良好、齐全，有固定的存放位置，处于应急状态，严格执行交接班制度，有专人负责。

（5）各种抢救记录、表格、病历等应清楚完整、及时真实。

（6）建立常见急症的抢救程序。医护人员要有过硬的基本功，能熟练操作抢救仪器和排除一般故障。

（7）抢救工作组织要严密，进行要井然有序，真正做到人在其位、各尽其责。

（8）积极采取措施，防止各种医护差错的发生。

四、急诊科的管理

（一）急救护理人员基本要求

1. 急诊护士素质的要求

（1）护士必须有高度的责任心和对患者的同情心，发扬救死扶伤，实行革命的人道主义精神，工作尽职尽责。

（2）加强自身修养，增加知识的内涵，排除或减轻自己的心理压力，维持良好的心态，精神专注地为患者实施护理。

（3）克服各种困难，抑制自己的感情冲动与行为，对偶发情况应有应变能力，能冷静、灵活地做出妥善的处理。

（4）护士在工作中要树立自信心，要有过硬的护理技能，对重症患者要心中有数，要懂得语言技巧与艺术，加强言语心理素质的培养，言语要有逻辑性，思维要敏捷，给患者以安全和信赖感。

（5）要善于观察患者的反应，与患者接触时要注意语言态度，掌握患者的心理动态，还要有高度的预见性。

（6）急诊护士应工作主动、操作敏捷、熟练掌握基本的生命急救技能，必须接受过正规护理专业教育。

2. 工作质量要求

（1）急诊科护理工作对急诊患者采取分科就诊、集中抢救、集中观察的护理方式。

（2）对于急诊观察的患者，应给予相应的专科护理观察，以便及时发现病情变化，采取急救措施。

（3）协调各专科问题，维持良好的患者就诊环境，使工作秩序化、规范化，严防交叉感染。

（4）对重大灾害事故，造成多人受伤的要能迅速组织护士，承担院前现场救护或院内集中抢救工作。

（5）建立完整的护理规章制度和各种抢救工作程序，使一切工作有章可循，利于急救的正常进行。

（6）严格无菌操作技术，无菌操作合格率＞90%。

（7）从急诊患者就诊、检查、治疗、抢救环节，必须紧密衔接，争分夺秒。

（8）定期进行抢救定位工作训练，每年进行一次急诊护士工作达标考核。

（9）做好各种护理文件书写，为病例分析和护理科研提供可靠的基本资料。

（10）护士应与医生密切配合，服从统一指挥，以尽快挽救患者的生命。

（二）急诊科（室）主要制度

1. 急诊科（室）护士长职责

（1）在护理部主任和急诊科主任领导下，负责急诊科护理行政管理及护理业务技术管理工作。

（2）负责急诊科护理人员工作排班，制订工作计划，检查护理质量和服务质量，总结经验。

（3）督促检查护理人员，配合医生做好急诊抢救工作及医嘱执行情况，加强急诊观察室的管理，做好各种护理资料的记录和交接班工作。

（4）督促护理人员认真执行各项规章制度和技术操作规程，对成批和重大抢救要亲自参加并指导护理人员工作，严防差错事故的发生。

（5）加强对护理人员的业务技术训练，提高急诊抢救的技术水平。

（6）督促检查各种急救药品、器材的准备工作，按定量、定点、定位放置，并经常检查、补充、消毒、更换。

（7）负责抢救器材和被服、用品的计划、请领和报销工作。

（8）督促医、护、工做好隔离消毒工作，防止交叉感染，保持诊室内外清洁、整齐、安静、有秩序的工作环境。

2. 急诊科（室）护士职责

（1）在急诊科护士长领导下进行工作。

（2）做好急诊患者的检诊工作，按病情决定优先就诊，有困难时请示医生决定。

（3）急诊患者来诊，应立即通知值班医生，在医生未到以前，遇特殊危急患者，可行必要的急救处置，随即向医生报告。

（4）准备各项急救所需用品、器材、敷料，在急救过程中，应迅速而准确地协助医生进行抢救工作。

（5）经常巡视观察室患者，了解患者病情、情绪和饮食情况，及时完成治疗及护理工作，严密观察与记录留观患者的情况变化，发现异常及时报告。

（6）认真执行各项规章制度和技术操作常规，做好查对和交接班工作，努力学习业务技术，不断提高分诊业务能力和抢救工作质量，严防差错事故。

（7）准备各项急救所需药品、器材、敷料。

（8）护送危重患者及手术患者到病房或手术室。

3. 急诊工作制度

（1）急诊科必须常年24小时应诊。医护人员必须明确急救工作的性质、任务，严格执行首诊负责制和抢救规则、程序、职责、缺席和技术操作规程。

（2）值班护士不得离开急诊接待室。急诊患者就诊时，值班护士应立即通知有关科室值班医生。同时，进行一定处置（如测体温、脉搏、血压等），并登记姓名、性别、年龄、住址、来院准确时间、工作单位等项目。值班医生在接到急诊通知后，应立即接诊，处理患者。

（3）临床科室应选派技术水平较高的医生担任急诊工作。轮换时间不得少于6个月。实习医生和实习护士不得单独值急诊班。进修医生须科主任同意方可参加值班。

（4）急诊科各类抢救药品、器材准备要完善，有专人管理，应置于固定位置，并经常检查，及时补充更新、修理和消毒，保证抢救需要。

（5）对急诊患者要有高度的责任心、同情心。及时、正确、敏捷地进行救治，严密观察病情变化，做好各项记录。危重患者应在急诊科就地组织抢救，待病情稳定后再护送至病房。对需要立即进行手术的患者，应及时送手术室进行手术。急诊医生应向病房或手术医生直接交班。任何科室或个人，不得以任何理由或借口拒收急、重、危患者。

（6）遇成批患者的重大抢救，需立即报请分管院领导、医务处（科）、护理部、门诊部。有关领导应亲临现场组织抢救。凡涉及法律、刑事、纠纷的患者，在积极救治的同时，要及时向有关部门报告。

4. 预检分诊制度

（1）急诊预检分诊工作必须由熟悉业务、责任心强的护士担任。

（2）预检护士必须坚守工作岗位，临时因故离开时必须由护士长安排能胜任的护士替代。

（3）预检护士应热情接待每一位前来就诊的患者，简要了解病（伤）情，重点观察体征，进行必要的初步检查及化验并记录，尽量予以合理的分诊。遇有分诊困难时，可请有关医生协助。

（4）根据病情轻重缓急，优先安排病情危重者诊治。急救患者一般先抢救后挂号。

（5）对危重、急救患者，一面予以紧急处理，一面及时通知有关医护人员进行抢救。

（6）遇有严重工伤事故或成批患者时，应立即通知科主任及医教部（医务处），组织抢救工作。对涉及刑事、民事纠纷的患者，应及时向有关保卫部门报告。

（7）掌握急诊就诊范围，做好解释工作，对婴幼儿及老年患者可酌情予以照顾。

5. 急诊抢救制度

（1）急诊抢救需各有关科室支持时，必须及时与积极给予保证；患者需转入病房时，要及时收容，严禁推托；抢救科室有呼救权和转诊权。

（2）参加抢救的医护人员要严肃认真、紧张而有秩序的工作。由主管医生和护士长组织抢救，必要时科主任或院领导组织有关科室共同进行抢救，各级人员应听从指挥，既要明确分工，又要密切协作。

（3）抢救工作中遇有诊断、治疗、技术操作等方面困难时，应及时请示上级，迅速予以解决。一切抢救工作要做好记录，要求及时准确、清晰、扼要、完整，而且必须注明执行时间。

（4）医护间要密切配合，完成自己所担负的任务。口头医嘱要求准确、清楚。尤其是药物的使用，如药名、剂量、给药途径与时间等，护士要复述一遍，避免有误，并及时记录于病历上，抢救后应补开处方。

（5）患者经抢救后，如病情平稳，应由护士护送到观察室、病房或手术室继续治疗。病情不允许搬动者，应留在急诊 ICU 监护治疗。

（6）对已住院治疗的急症患者要定期进行追踪随访。

6. 抢救工作制度

（1）病情危重须抢救者方可进入抢救室。

（2）各科抢救工作应由科主任、科护士长负责组织和指挥，对重大抢救需根据病情提出抢救方案，并立即呈报院领导。

（3）医护人员应保持严肃、紧张、积极而有序的工作态度，分秒必争去抢救患者。

（4）参加人员必须全力以赴，明确分工，紧密配合，听从指挥，坚守岗位，严格执行各项规章制度。

（5）抢救器材及药品必须完备，做到四定：定人保管、定量储存、定位存放、定时清点，用后及时补充。班班交接。

（6）参加抢救人员必须熟练掌握各种抢救操作技术，以保证抢救的顺利进行。

（7）严密观察病情，准确及时地记录时间、用药剂量、方法及患者临床表现。

（8）严格执行无菌操作，遵守各项护理程序。

（9）严格交接班制度和查对制度。

（10）口述医嘱，在执行前必须复述。所用药品的空安瓿必须暂时保留，经二人核对后方可弃去。

（11）抢救完毕，应及时清理物品，进行消毒处理。

7. 急诊观察制度

（1）已明确诊断，尚需短期治疗和暂时无法入院的急诊患者可收留观察室。

（2）各科急诊值班医生和护士，根据病情进行密切的观察与治疗。凡收入观察室的患者，一切治疗必须有医嘱，并按要求及时填写病历。

（3）值班医生与护士要主动的巡视患者，并做好记录和病情报告，对病情平稳的患者每班至少要查房两次，危重患者随时巡视，按时治疗，精心护理与严格交接班。

（4）主治医生每日查房一次，及时修订诊疗计划，提出治疗意见，并随时应召参加抢救或咨询。科主任每周查房一次。

（5）留观察时间一般在 3~5 天，观察患者离室时应进行出院指导，办理离室手续，患者离室后清洁消毒床旁桌，整理更换床单位用品等。

8. 首诊负责制度

（1）凡第 1 个接待急诊患者的科室和医生为首诊科室和首诊医生。

（2）首诊医生发现涉及他科或确系他科患者时，应在询问病史、进行体检、写好病历并进行必要的紧急处置后，才能请有关科室会诊或转科，不得私自涂改科别，或让患者去预检处改科别。

（3）凡遇多发伤、跨科疾病或诊断未明的伤患者，首诊科室和首诊医生应首先承担主要诊治责任，并负责及时邀请有关科室会诊，在未明确收治科室前，首诊科室和首诊医生应负责到底。

（4）如需转院，且病情允许搬动时，由首诊科医生向医教部（医务处）汇报，落实好接收医院后方可转院。

（5）涉及两科以上疾病的患者的收治，可组织会诊或由医教部（医务处）协调解决，各科室均应服从。

9. 急诊监护室工作制度

（1）监护室是危重症患者的抢救场所，室内需要保持清洁、肃静，非有关人员未经批准不得入内。

（2）监护室的急救仪器、监护设备要按操作规程使用。操作前要熟悉仪器性能和注意事项，用后要整理完毕并放回原处，关掉电源。

（3）贵重仪器要建立使用登记卡，遇有故障速报护士长及科主任，并通知专业人员检修。

（4）严格按医嘱对危重患者执行监护。监护过程中，认真详细填写监护记录，发现病情变化及时报告医生。

（5）监护人员在工作时必须集中精力，不得擅离职守，如需暂时离开必须有人替换。

10. 出诊抢救制度

（1）凡接到所承担区域内呼救信号时，应由急诊科派出救护车奔赴现场抢救。

（2）抢救车内应配备抢救箱、必要的抢救仪器，有条件的应有心电监测装置。出诊医生、护士、担架员随车出诊。

（3）根据患者情况就地抢救或运送途中抢救。

11. 救护车使用制度

（1）救护车专供抢救运送人使用，不得调做他用。

（2）救护车一般由医务部或急诊科调度。司机要轮流值班。

（3）救护车平时停放于急救科附近，做好检修保养和必要的消毒工作，保证及时使用。

（4）要建立车辆出车登记制度，每次出车均应将出车地点、开车时间、到达时间、到院时间、公里数、耗油等登记清楚。

（5）救护车外出救护应按标准收费。

（三）急诊科人员编制

根据各医院急诊任务的轻重及医院人员总编制情况确定急诊科的编制。一般专职、兼职人员包括：主任、副主任、主治医生、住院医生（出诊医生）；护士长、护师、护士（出诊护士）；卫生员、会计、司机、担架员、安全保卫人员及有关医技科室人员。

五、急诊科的任务

1. 急诊

这是急诊科的基本任务。急诊医疗主要是院内日常的急诊、急救工作，即立即组织人力、物力对来急诊科的危及生命的急危重症患者进行争分夺秒的抢救，以维持患者的生命，并防止并发症及稳定病情；对不影响生命而发病急速的患者进行早期、认真、细致地诊察和治疗，使其早日康复，防止病情加重或恶化。

2. 急救

根据卫生行政领导部门赋予的任务，承担一定区域（或地段）内呼救患者的现场抢救和运送途中救治或根据急救中心的指令，临时担负辖区外的紧急出诊或参加各种意外事故、突发性灾害的现场急救工作。

3. 培训

建立健全各级各类急诊工作人员的岗位职责、规章制度和技术操作规范，培训急诊医学专业医生和护士，加速急诊人才的培训。

4. 科研

开展有关急症病因、病程、机制、诊断与治疗、护理质量和护理管理等方面的研究，寻找规律，提高急救工作水平。

六、急诊科的工作特点

（1）病情危重，危及生命，变化急骤，及时有效的救治往往是抢救成功的关键。

（2）制订各种应急救治的预定方案，随时做好抢救的准备。

（3）就诊患者病种复杂，常需涉及各科室病种，因而要有高效能的指挥组织系统和协作制度，多数患者是急诊就诊，易造成交叉感染，要严格执行无菌操作规程和消毒隔离制度。

（4）工作紧张、繁忙、责任重大，在抢救的过程中要有高度的责任心和一定的应急能力。

（5）抢救物品、药品要定点放置，专人保管，定时更换、消毒、补充。做好急诊室的管理工作。

七、急诊医疗服务体系

急诊医疗服务体系（EMSS）包括院前急救、医院急诊室急救和重症监护 3 个彼此独立又相互联系的部分。

（一）院前急救

院前急救是急诊医疗体系中的主要组成部分。急诊医学是一门综合医学边缘学科，是研究和处理各类疾病急性发病阶段的病因、病理和抢救的治疗专业。

现代急诊医学的发展，已改变了过去坐等患者上门、使急病不急的传统应诊方式，而是把紧急救治护理措施送到患者家中或现场，使急危重症患者能在最短时间内接受专业人员的诊治、护理和生命支持，这就是院前急救医疗护理体制。它不是处理疾病的全过程，而是把工作重点放在救治伤病时的急性阶段，为患者接受进一步的诊治创造条件。

院前急救的急重症范围广泛而复杂，涉及内、外、妇、儿、五官等科，病种囊括人体多个系统，如中枢神经系统、循环系统、呼吸系统、消化系统、内分泌和代谢系统、生殖系统、泌尿系统及骨与关节系统急症等。

根据北京市急救中心对 10 000 份病历进行统计分析结果显示，内科急危重症占总数的 53.5%，其中以心脏血管病急症为最多见，占 42.7%。外科急重症占总数的 32.3%，其中创伤患者占 69.4%，妇产科急重症占 4.6%，急性中毒 2.7%。

另据广州市第二人民医院对 1 814 份病历统计结果分析，内科疾病占急重症总数的 81.64%，其中呼吸系统疾病、心血管系统疾病、神经系统疾病是内科急危重症的主要疾病。外科疾病占 13.89%，其中外伤占 10%，而车祸占 1.65%。

以上分析结果表明，尽管院前急救病种十分复杂，但主要以心脑血管疾病和外伤患者为多见。

另外，院前急重症病种及数量随季节的变化而呈现出一定规律。如春季以心血管和脑血管病居多，夏秋季节以洪水灾害及各种传染病为主，冬季呼吸道疾病增多。四季中，如遇阴、雨、雾、雪天气则创伤和骨折患者明显增多。掌握这一规律，可使急救人员提前进行相应的学习和准备，以最佳精神状态和精湛抢救技术处理患者。

近年来，我国的交通事业发展迅速，随之而来的交通事故伤亡数量也十分惊人，因此，我国迫切需要建立一支庞大而完善的院前急救队伍，并在社会中努力普及初级生命急救知识，提高全民的急救意识，才能真正地降低院前死亡率。

1. 国内院前急救现状

目前，我国急救医疗服务中心的模式大致可分为以下 5 种形式。

（1）独立的急救中心模式。它是具有现代化水平、专业配套独立型的急救中心，实行院前急救→急诊科→ICU→急救一条龙的急诊医疗体系。为缩短我国与发达国家急救服务的差距，北京急救中心还在新建社区和近邻区扩建、兴建急救网点，努力达到急救半径 3~5 km，急救反应时间 5~10 分钟。

（2）以院前急救为主要任务的模式。行政管理上直接隶属于当地卫生局。上海市医疗救护中心市内设 10 个救护分站，郊县有 11 个救护分站，院前急救系统拥有近 200 辆救护车，组成了急救运输网，市区急救半径为 4.5 km，平均反应时间为 10 分钟，全市普遍使用"120"急救电话，随车人员多为急救医士。采用此模式的城市有上海、天津、南京、武汉等。

（3）依托于一所综合性医院的院前急救模式，也有人称为重症模式。该模式具有强大的急救医疗支持力量，形成了院前急救、医疗监护运送、院内急救、ICU 等完整的急救医疗功能。随车人员均为医院内的医护人员。其特点是院外、院内急救有机地结合起来，有效地提高了伤病员的抢救成功率。该模式明显地增加了现行医务人员的负担，急诊患者的集中导致急救中心超负荷运行，难以发挥技术优势。但该模式投资见效快，有利于迅速发展院前急救事业。采用该模式的城市有重庆、青岛、邯郸、金华等。

（4）建立全市统一的急救通信指挥中心，院前急救由各医院分片出诊的形式。其优点是有效合理地利用现有的医疗资源，提高了急救的反应时间和抢救效率，避免了不论轻重急症集中到某一大医院造成其医疗负担过重而影响救治效果。

（5）市县三级急救网络模式。Ⅰ级急救设在市县综合性医院的急救中心，Ⅱ级急救站设在区卫生院，Ⅲ级急救点设在乡、镇卫生所。彼此三级急救组织之间有机地联系起来。此模式也类同于某些大企业和三级抢救网。

2. 几个发达国家院前急救概况

（1）美国：院前急救体制最初建于 20 世纪 60 年代末期。1968 年首先在阿肯色州和南加州设立了多个急救医疗组织，成立了美国创伤协会。在政府的大力支持下为急救医士实行统一注册。1973 年通过法律草案在各城市完善和形成急救组织网络。急救工作由地方政府或消防队负责，急救医士均有统一上岗证书，全国统一急救呼号为"911"。

（2）日本：院前急救组织为消防署，救人救火统一使用急救呼号"911"。急救员兼学消防救灾知识，开展地面与空中急救工作。消防署每天 3 次接到本市各医院床位使用情况报告，以便掌握空床数，做到准确、及时地调度；快速安全地转运患者。消防署与警署、医院急诊科、中心血库等有直接联系，遇有重大灾害性事故时，急救必须服从统一指挥，多方协调配合，以便急救工作的顺利进行。

（3）澳大利亚：20 世纪 70 年代初，在较大城市设立了较现代化的急救站，急救站包括 4 部分：运输、救护、活动 ICU 和管理部分（行政管理、无线电通信、财务和培训）。1977 年设立了国家教育委员会，负责培训全国院前急救医士。高级救护时使用活动 ICU，由接受过专门训练的人员负责操作。大城市的呼吸急救站呼救号为"000"，与公安、消防是同一呼救号。但在大城市以外，尚未设立呼救号。

（4）法国：1956 年，在一次暴发性脊髓灰质炎的大流行中，巴黎的公立医院联合会要求 Crara 教授组织一个急救系统负责运输患者到 Claude Berard 医院，在那成立了由 Mollaret 教授设计的国际上第一个 ICU 救治呼吸肌瘫痪患者的组织。这一成功经验迅速被推广到其他地区，并认为可以改进成功救治其他急性病、伤人员。1965 年发展成为急诊医疗体系。并以"15"作为急救呼号。随着现代通信设备和现代医学技术的发展，急诊医疗体系有了迅速发展。

3. 设想与展望

院前急救作为急诊医学的重要组成部分，能明显降低急危重伤患者的死亡率和病残率。院前急救水平在某种程度上反映了一个国家的组织能力、医疗水平及公共福利的综合能力。

（1）上海急救模式值得推广，理由如下：第一，据调查资料，1991 年我国每千人口医生1.1人，是美国和日本的1/3，苏联的1/5，可见我国人口与医生比率还很低，院前急救归属于现有医院，加重了现有医务人员的负担，不利于整体卫生事业的发展。第二，美国、英国、日本的院前急救资料显示，非危重患者占80%；急症患者占15%；危重的伤病者只占5%。我国上海市、北京市、邯郸市的院前急救统计为：一般急诊患者占85%~95%；危重患者占10%~15%，这与国外急诊情况基本相似。一般急诊患者大多不需要现场急救处理，危重患者中大多采用给氧、止血、包扎、肌内注射等处理后可暂时稳定病情，只有5%特别危重病例才需在现场做基础生命支持或加强生命支持。所以，现有医护人员随车出诊造成专业技术人才的极大浪费。第三，院前急救因抢救的现场环境、条件等和医院不同，具有其特殊性，尤其是灾害性事件引起的危重伤员的抢救。由医院的医生、护士出诊、救护有明显弊端，鉴于此种情况，我国院前急救有必要建立单独的医疗救护中心，培养专业的急救医士，承担独成体系的院前急救任务。

（2）院前急救体制应考虑多元化。我国目前尚属发展中国家，经济上还不富裕，国家对卫生事业的投入还十分有限，若按卫生部起草的大中城市急救中心建设标准筹建，即急救中心至少有20辆救护车，至少设3个急救站，每5万人口至少拥有一辆救护车，然有一定难度。是否可考虑积极灵活的办医路子，在保证救护质量的前提下，按照谁投资谁受益的原则，多方筹集社会闲散资金，以尽快地速度把院前急救工作搞上去，以满足人民群众对急救的需要。在这方面，河北省红十字救护中心进行了积极的探索，值得借鉴。

（3）尽快确立以某一院前急救模式为主体，多模式并有的独具我国特色的急诊医疗体系，并加快急救方面的立法。由于社会的进步，院前急救医疗体系借助急救的社会化，其内涵更加丰富、外延更加扩展。发达国家已建立多功能部门的相互协作、渗透的急救医疗体系，如美国、日本、芬兰等国家，借助消防、警察，并培养专业的急救医士，使院前急救水平大大提高，我国也应考虑与"119""110""121"等部门横向联系，形成以120为中心的急救服务有机整体，为人民群众提供及时、高效的急救服务。关于院前急救的归属、机构、体制、横向联合等问题，最好由人大立法，从而使我国的院前急救有一个质的飞跃。

随着科学的发展、社会的进步，传统的院前急救观念正在发生变化。既有医学知识，又有救援本领的急救医助、急救技师将成为院前急救的主力军。而配有现代通信设备的急救通信指挥中心，星罗棋布的急救站、点形成的急救网络；将对呼救信号及时受理、下达，迅速有效地执行救援任务。急救车将不仅仅是运输患者的工具，而是抢救患者的场所，自动心脏除颤器、简易呼吸器、氧气瓶、担架等、脊柱板、颈托等，以及有关的药品、敷料等将成为急救时必备物品。同时，在社会上大力普及急救知识和技能，使更多的"第一目击者"在紧急情况下能够发挥积极的作用。总之，急救社会化、结构网络化、抢救现场化、知识普及化将是急诊医学，特别是院前急救的发展方向。

4. 院前急救设施和工作模式

急救中心站的数量、位置、规模和建筑设施等方面，应根据区域的地理位置、经济条件、人口密度、急诊需求、交通运输、医疗条件、文化及交通状况综合考虑，合理布局。

1）数量、规模：乡、镇应设急救点，县、区设急救站，城市设急救中心。对于30万以上人口的地区，应设有一个院前急救中心（站）并使用120急救专线电话。

（1）急救网络。

（2）急救半径城市3~5 km，农村10~15 km。

（3）反应时间是指急救中心（站）接到呼救电话至救护车抵达现场所需要的时间，一般要求接到救护指令救护车3分钟内发车，市区10 km以内救护车到达现场时间为10~15分钟。

2）基本设备：院前急救的主要装备为先进的通信设备，可进行继续治疗和监护的救护车和其他运输工具以及必要的抢救器械和药品。

（1）通信设备：院前急救应配备无线电—电话联络系统。它可以快速联系患者所在地、急救中心（站）和医院急诊室。经过迅速的分诊和调度，一个恰当的现场急救、安全运输和接收医院急诊室之间的联系已迅速联系好，能在最短时间内分别行动和准备妥当。遇有特大灾难时，这个系统更能显示出它的优越性。

（2）交通工具：用于输送患者的交通工具由国家统一规定标准。交通工具主要是救护车，必要时动用直升机。救护车内设施及条件为：①行驰时平稳；②车内设有除颤器、临时起搏器、呼吸机、氧气供应、心电和呼吸监护机、固定受伤部位的夹板或抽气担架、抗休克设备（抗休克裤）、小缝合包、输液装置和必要的抢救药品及液体（包括干冻血浆）；③车内保持恒温；④无线电通信设备；⑤司机也须接受过基本生命抢救训练。

（3）院前急救供应室：供应室是储存、检查和补充各种急救设备、器械和各类无菌包的单位，当救护车返院后，供应室护士应检查急救车上的急救设备和用品，做到及时补充、更换和检修，保持其完好备用状态。

供应室内主要物品：①医生或医士出诊箱；②除颤心电监护仪；③心电图机；④抗休克裤；⑤气管插管箱；⑥便携式吸引器；⑦小型氧气瓶；⑧抽气夹板；⑨解毒箱；⑩血压计；⑪导尿包；⑫止血包；⑬烧伤包；⑭脐带包；⑮输液、注射器；⑯伤情识别卡等。

特殊急救箱（包）内物品组合：

医生出诊箱物品：①血压计；②听诊器；③体温计；④叩诊锤；⑤止血带；⑥手电筒；⑦三角巾；⑧绷带；⑨针灸针；⑩剪刀；⑪止血钳；⑫乙醇；⑬碘酒；⑭输液器；⑮各种型号的注射器。

常备急救药品：①肾上腺素；②阿托品；③利多卡因；④毛花苷C；⑤普罗帕酮；⑥利血平；⑦多巴胺；⑧间羟胺；⑨尼可刹米；⑩回苏灵；⑪爱茂尔；⑫洛贝林；⑬氨茶碱；⑭止血敏；⑮地塞米松；⑯异丙嗪；⑰地西泮；⑱苯巴比妥；⑲氯丙嗪；⑳灭吐灵；㉑解磷定；㉒普鲁卡因；㉓氢溴酸山莨菪碱；㉔呋塞米；㉕哌替啶；㉖20%甘露醇；㉗硝酸甘油片剂；㉘10%葡萄糖液；㉙5%碳酸氢钠；㉚林格液；㉛50%葡萄糖液；㉜25%葡萄糖液；㉝10%葡萄糖酸钙液。

解毒箱：①洗胃盆（洗胃器、液状石蜡、30ml注射器、纱布、胶布）；②解毒药品，常用的有：高锰酸钾、小苏打粉、解磷定、阿托品、亚甲蓝等。

止血包：①棉纱垫；②各种规格纱布若干块；③绷带等。

外伤急救包：①夹板；②颈托；③绷带；④上下肢止血带；⑤三角巾；⑥烧伤单等。

脐带包：①弯盘；②止血钳；③直剪刀；④持针器；⑤注射器；⑥孔巾；⑦包皮；⑧1号肠线；⑨缝针；⑩镊子；⑪治疗巾；⑫棉签；⑬棉球等。

伤情识别卡：有红、黄、蓝、黑4种。红卡表示危重，黄卡表示中重，蓝卡表示轻症，黑卡表示死亡。当遇到重大灾害性事故或成批患者时，依伤情迅速分诊后，配发伤情识别卡，以便于后续抢救时分清轻重缓急，先救急救命。

（4）院前急救供应车：用于重大灾害性事故和抢救成批患者急救现场的供应工作。供应室护士随车到达抢救现场，负责在现场供应急救物品、药品。

供应车内有各种急救物品、药品、器械。对物品损耗情况要经常定期清点，及时给予消毒和补充。供应车要固定车号、固定位置、随时待命。

供应车内主要物品有：

①医疗设备：氧气瓶、外伤急救包、伤情识别卡、无菌纱布、注射器、绷带、胶布等。

②防护用品：安全帽、防毒面具、粗布手套、雨衣、雨鞋、帐篷等。

③各种急救药品。

④辅助工具：尼龙绳、手电筒、灭火器、大剪刀、铁锹、木锯、撬杠等。

3）工作模式：急救医疗单位如何发挥最大效力，组织管理非常重要，它是提高技术效力的关键。院前急救组织多以急救中心或急救站为主要机构，并配备了现代化的通信设备、计算机护理网络系统和设备齐全的急救车、急救技术人员。主要起着现场急救和安全转运的作用。

（1）接受呼救：院前急救的指挥权归"急救指挥中心"，所以遇有急诊患者或伤者，任何人都可以在任何一部电话上拨打免费急救专线号码向急救中心呼救。我国的急救专线号码是"120"。

急救中心接到呼救后应询问伤患者姓名、性别、年龄、病情或伤情、住址或所处方位、接车人及地点、联络电话号码；如为事故患者呼救，应详细询问事故规模、原因、受伤人数、伤情特点、现场情况、具体方位及联络方法等。

（2）发出指令：中心调度人员接到呼救后，应根据报告的内容，立即向离现场最近的综合医院发出指令。

（3）奔赴现场：医院急诊科接到指令后，立即派出救护车赶赴现场。如呼救范围在10 km以内，15分钟内必须到达现场。

（4）现场急救：确保及时、准确、有效。到达现场后，医护人员应紧密配合，迅速为患者进行初步诊断和处理。内容包括：疏通呼吸道、止血、包扎、骨折固定、心肺复苏术等，若为心、脑血管急症患者要及时用药并实施监护。若为成批患者，首先要进行的是现场分诊分流，进行检伤分类。并立即向指挥中心调度室报告情况，以便于迅速分散转送到医院。

（5）安全转运：经过现场急救后，一旦病情允许，马上由救治人员护送到接收医院。在这个过程中，要注意"监护和用药不间断，抢救措施不间断"，以最大的限度将患者安全送抵医院急诊室。

院前急救工作强调的就是速度，救治原则是只救命，不治病，急救人员要抓紧任何时机，分秒必争，使患者在发病的最短时间内得到专业人员的帮助，尽可能地减少伤残和死亡率。

5. 院前急救的组织与实施

为了最大限度地做好灾害事故后的医疗救护、卫生防疫工作，保障国家建设和人民生命财产安全，建立一个强有力的、统一领导的院前急救组织机构是必要的。

1）救灾医疗防疫工作领导小组：可由省（市）卫生厅（局）、省（市）医药总公司、军区后勤部卫生部等有关领导组成救灾医疗防疫工作领导小组。设组长一名、副组长和组员若干名。工作职责：

（1）负责全省（市）救灾医疗防疫的领导工作。

（2）平时督促检查重点监视区抗灾救灾方案的制订及落实情况。

（3）灾时根据灾情及时派出医疗救护队和卫生防疫队进行现场急救、卫生防疫和做好药品器材供应、后勤保障等有关部门的协调工作。

（4）对医疗救护和卫生防疫等工作中的重大问题做出决策。

（5）省（市）救灾医疗防疫工作领导小组办公室设在省（市）卫生厅（局）。

2）救灾医疗防疫指挥部：在救灾医疗防疫领导小组的直接领导下，灾区设医疗防疫指挥部。可由省（市）卫生厅（局）医政处、防疫处、药政局、军区后勤部医疗处、省（市）医药总公司药品器材供应处、地（市）救护站等部门及当地卫生行政部门有关领导组成，设总指挥一名、副总指挥和成员若干名。工作职责：

（1）根据领导小组的指示，负责现场救护、卫生防疫等工作的指挥。

（2）指挥部下设办公室、医疗救护组、卫生防疫组和后勤保障组。

3）医疗防疫指挥部办公室：办公室一般由 3～5 人组成，实行 24 小时值班。工作职责：

（1）负责收集、研究、整理有关救护、防疫等工作中的动态情况。

（2）必要时将动态情况整理成书面材料，准确及时地向指挥部领导报告和建议。

（3）拟订各种指挥文电，传达指挥部命令和指示，协调各组工作，督促检查执行情况。

4）医疗救护组：一般由 3～5 人组成。工作职责：

（1）根据灾情负责组织本地区以至外地若干医疗队（包括灾区医院）。

（2）负责并组织医疗救护任务的实施。

（3）做好患者的分诊、现场急救、治疗以及分流后送等工作。

5）卫生防疫组：一般由 3 人组成。工作职责：

（1）根据疫情负责组织若干卫生防疫队。

（2）负责灾区的水源监测和消毒、保护环境卫生。

（3）负责现场消毒杀虫、灭蚊灭蝇、预防接种以及急性传染病防治等工作。

6）后勤保障组：一般由 3～5 人组成。工作职责：

（1）负责急救药品、器材、转送伤患者的车辆、通信器材。

（2）负责各种救灾物资及生活物资的保障供应工作。

在医疗防疫指挥部的统一领导下，各组应明确工作职责。按各自的分工努力工作，以保障现场医疗救护、卫生防疫等工作的顺利实施。

（二）重症监护

重症监护意为加强监护单位、加强监护病房或加强医疗科，也可译为重症监护病房（ICU），是医护人员应用现代化医疗设施和复杂的临床监测技术，将人力、物力和重症与大手术后的患者集中一处，进行精细监测和强有力治疗与护理的场所。患者在ICU内，由受过特殊训练的医护人员进行管理，用较完善的电子装置和血液、生化检查等进行监测，可得到高质量的治疗和护理，比在一般条件下更易康复。ICU的建立，对提高危重患者的治愈率和降低死亡率发挥了重要作用，已成为临床医学进展和衡量医院现代化的重要标志。由于ICU卓有成效的工作，促进了基础医学、临床医学和医用电子学的发展，而且已发展成为一门新兴的临床医学学科，即重症监护医学（CCM）。

1. 发展与现状

早在19世纪50年代弗罗伦斯·南丁格尔在克里米亚战争期间就提出尽可能把需要紧急救治的重伤员集中放置在靠近护士站的地方，并提出手术后应将患者放在与手术室邻近的病室内，待患者恢复后再送回到病室。虽然这是从实践中提出的简朴的认识，但却是麻醉恢复室乃至重症监护病房的先驱。经过100多年发展，特别是近40年来几代人的共同努力，一门新兴的跨学科的学科已经形成。

我国自20世纪80年代初开始建立ICU。北京协和医院在1982年设立了第一张ICU病床，1984年正式成立了作为独立专科的综合性ICU。解放军304医院也借助全军创伤中心的优势于1985年成立了综合性ICU。目前，ICU的规模，精密的监护治疗仪器的配置质量，医护人员的专业救护水平及临床实践能力，已成为一个国家、一所医院急救医疗水平的主要标准。卫健委也将医院建立急诊科和ICU作为医院等级评定的条件之一。

2. 分类

ICU分为综合性ICU和专科性ICU两种类型。综合性ICU是医院内唯一跨学科集中人力、物力对各科危重症患者集中监测、治疗和护理的场所。综合性ICU不仅相对地节省人力、物力，也符合ICU的特定目的。专科性ICU为各专科设置的ICU，承担收治本科危重患者的任务。按重症监护对象所属科别分为内科ICU、外科ICU、神经内科ICU、神经外科ICU、儿科ICU、新生儿ICU、妇产科ICU等。依据重症患者主要病变部位和性质分为呼吸ICU、冠心病ICU、心脏病ICU、肾病ICU、血液病ICU、代谢病ICU、神经系统疾病ICU、烧伤ICU、中毒ICU、创伤ICU等。专科性ICU有利于医护人员熟悉本专业，对患者可做到更好的观察和处理，患者转送也较方便。近年来，有些发达国家的ICU，已从综合性ICU逐渐向专科性ICU转化。

3. ICU的任务

ICU的任务是运用危重症医学理论，采纳一切最先进的手段，中断疾病的发展，维护全身器官的正常功能和内环境的稳定，从而争取尽可能提高存活率和生存质量。

4. ICU 的收治对象

ICU 的收治对象为各临床科室的危重患者,包括呼吸、循环等重要器官和(或)代谢有严重功能不全或可能发生急性功能衰竭,随时可能有生命危险的患者。但是,并不是所有的危重患者都有收容指征,无原则的扩大收容范围,意味着不能确保那些真正可以从 ICU 获益的危重患者的收容和救治。具体包括以下各种患者:

(1)创伤、休克、感染等引起的多系统器官衰竭的患者。

(2)急需行心、肺、脑复苏及复苏后的患者。

(3)多发伤、复合伤患者。

(4)急性物理、化学因素致伤性危急病症,如中毒、溺水、触电、蛇或虫咬伤和中暑等患者。

(5)急性心肌梗死、严重心律失常、急性心力衰竭、不稳定型心绞痛患者,在无冠心病监护病房(CCU)时,可收入综合性 ICU 监测救治。

(6)大手术后需监测救治的患者。

(7)严重水、电解质、渗透压和酸碱失衡的患者。

(8)甲状腺、肾上腺、胰岛和垂体等内分泌危象患者。

(9)各类大出血,突然昏迷、抽搐、心力衰竭、呼吸衰竭等各系统器官衰竭的患者。

5. 人员编制

ICU 人员编制国内外尚未统一规定,但鉴于各类危急患者救治工作量大、治疗手段繁多、操作技术复杂、知识面要求广,故医护人员配备要超过一般内、外科。参阅有关资料提出,综合性 ICU 以 10 张床为宜,医生需 10~15 名,护士长 1 名,护士按其与床位数之比为(2.5~3):1,需要 30~35 名,否则不易达到 ICU 监测和治疗要求。

ICU 的负责医生应每天查房,决定治疗和监护方案,专职医生及值班医生负责执行。ICU 医生应有广泛的生理、病理和药理知识,熟悉各器官衰竭的诊断和正确处理。护士长负责监护室的管理工作,包括安排护理人员工作、检查护理质量、监督医嘱执行情况及做好各种记录等。护士承担监测、护理、治疗和急救任务,故除了应熟悉一般临床护理技术外,尚需具备特殊监测技术和紧急处理的能力。此外,监护室还应配有专门人员负责仪器的保养和维修。在发达国家,ICU 工作人员还包括物理治疗医生、呼吸治疗医生、药师、营养师、社会学工作者、秘书等。

6. ICU 设置

各医院根据自己的条件、任务和需要,建立不同模式和规模的 ICU。

分科不细的综合医院应建立综合性 ICU,综合性 ICU 是全院性质,其收治对象不分内、外科或其他专科,只要是病情危重的患者都可以收治,这种类型的 ICU 适合中、小型医院。我们国家因为财力有限,中央提倡以成立全院性综合 ICU 为主,这样既可以把有限的仪器和受过专门训练的危重症医学、护理学人才集中在一起,又能使危重患者得到全身的加强治疗护理,从而避免医护人员因为本专业本学科知识的局限,忽视了对患者全身性改变的总体认识。

条件较好的医院可建立各专科 ICU,如急诊 ICU、创伤 ICU、神经外科 ICU、心脏外科 ICU、呼吸科 ICU、肾脏 ICU、新生儿 ICU 和冠心病监护病房（CCU）。

（1）位置：ICU 的位置应与患者来源最多的科室相邻近，以缩短患者的转运时间。

（2）床位要求：ICU 的房间布局有两种类型，一种是中心型的环形结构，中心监测台在中间，四周分隔成小房间，每间房的墙壁用玻璃隔开；另一种是周围型的长方形结构，房间面积比普通病房大，护士监测站在中间，对面一排是病床。ICU 内每张床的占地面积比普通病室要大，保证能容得下各种监护仪而且便于医生、护士操作。病床应易于推动，以能使患者有多种卧床姿势的多功能病床为佳。床头应配备中心供氧、中心负压吸引、压缩空气等装置。ICU 床位数要根据医院总的床位数或某一部分或病区有多少患者需要监护来确定。一般综合医院可占总床位数的 1%～2%，最多 12 张。ICU 每个单元最好设 2～4 张床，床边有多插头电源板，每张床配备一台多功能床边监护仪和一台人工呼吸机。现代化的 ICU 病床单位设计日趋向空中发展，且尽可能减少地面上物品堆集，以方便临床抢救护理工作的开展。

（3）中心监护站：中心监护站的设计原则，应在护士站即能直接观察到所有病床，护士站内应有中心监测显示仪、电子计算机，病历柜内有各种监护记录本、药物储存柜、联系电话等。

（4）计算机网络监护系统：根据情况选择由 6～10 台床边监护仪组成的网络监护系统，中心监护台置于护士中心监护站，床边监护仪应安装在墙壁的适当位置，既利于护士操作、观察，又保证患者不易碰及。

（5）闭路电视监控系统：中心监护站尽可能安装较大屏幕显示器，各室内安装转式搜寻器，可同时监控多个患者动态，以利于全面观察、护理。

（6）仪器设备：除普通病室所备仪器之外，ICU 尚需备有多功能监护仪、中心监护仪、床边监护仪、闭路电视监控系统、呼吸机、除颤器、起搏器、心肺复苏机、输液泵、心电图机、床边 X 线机、血气分析仪，以保证顺利完成各种监护及抢救任务。

（7）监测和治疗条件：ICU 应具备的监测和治疗条件包括①有专业医护人员负责危重患者的收入、转出与 24 小时连续监测和紧急处理；②有进行心肺复苏的设备和技术条件；③连续的心电监护、直流电复律和心脏电起搏等；④血流动力学监测，包括中心静脉压、动脉压、肺动脉压、肺动脉楔嵌压和心排出量监测；⑤呼吸监测；⑥血气、电解质、肝功能、肾功能、心肌酶等测定的综合实验条件；⑦辅助呼吸机治疗；⑧胃肠道外高营养导管的放置和维持；⑨透析治疗条件；⑩应用输液泵进行药物滴注治疗；⑪体外反搏及主动脉内气囊反搏的设备和技术。此外，ICU 内每个床头均应设氧气、负压吸引器、压缩空气等管道装置，要有多插头电源和可移动的床头灯等设施。

7. ICU 管理

1）ICU 组织管理：危重患者的救治成功率是衡量一个医院医疗水平的重要指标。由于 ICU 集中了全院最危重的患者，因此，从院长到每一个专业医务人员都要十分关注 ICU 的建设和发展。医疗行政的主管部门应该特别关注全院危重患者的流向，专科与 ICU 患者危重程度、数量的比例，制订相应政策，促使危重患者正常地输送到 ICU。

对 ICU 的组织管理大致分为 3 个层次：

（1）战略管理：应由医院的最高领导层决定，包括 ICU 的工作性质、建设规模和经费投入。

（2）组织管理：主要目的是保证实施战略管理的有效性和高效率。结合我国的实际情况，这一层次的职能部门应该是医疗行政主管部门，如医务部、处或医政科，其具体工作是负责 ICU 与各专科的协调以及对 ICU 的保障。

（3）战术管理：由 ICU 主任和护士长实施完成，如制订 ICU 工作的阶段规划、年度计划，组织实施日常医、教、研和行政的管理工作。

衡量组织管理工作的好坏，主要有两个指标：一是预算投入与产出效益的比值，既要用较少的资源投入又要获得较大的社会和经济效益。对此，要排除那种以赢利为目的的商业性活动，并以完成 ICU 的目标为前提。因此，第二个指标就是减少危重患者的死亡率和各种严重并发症的发生率。

2）ICU 的病室管理

（1）探视管理：ICU 病室内无家属陪住。患者进入 ICU 后，家属可留下电话号码，有情况随时可与家属联系。设计现代化的 ICU，其外常有一圈玻璃窗与走廊，在家属休息室有闭路电视可以观察 ICU 病区内患者情况，因而可减少因探视给 ICU 病区带来污染及对正常医护工作的干扰。

（2）感染控制：ICU 收治患者病情危重，自身抵抗力和保护能力均较差，给治疗及护理工作带来极大困难。同时，由于 ICU 患者流动性大，常会随着患者的转出而造成在医院内的感染流行。因此，ICU 内的感染控制是一个很重要的问题。

①严格管理制度：如严格控制流动人员的管理制度。②严格护理操作，控制交叉感染。

（3）常规更衣制度：专科医生及进修、实习生应穿专用隔离服；接触患者应戴套袖，ICU 护士必须穿专用隔离服，所有装饰物品一律不应佩戴；探视、来访人员进入 ICU，应穿隔离服，并更换专用拖鞋或鞋套。探视时间，每个患者只允许两名探视人员，12 岁以下儿童一般谢绝探视。如患有感冒、咽炎的探视人员拒绝进入 ICU。

（4）严格的无菌操作技术：在 ICU 内进行的操作都要严格遵循无菌操作原则。如气管切开、留置导尿管、动静脉插管、鼻饲等。ICU 内的工作人员每半年至 1 年应定期体检，防止各种交叉感染，每月做空气培养 1 次。ICU 内的病室需每日湿扫，吸尘。使用消毒剂擦地，单间 ICU 病室，应使用独立空调、空气过滤装置，而不应加入医院总建筑中央空调，防止交叉感染。

（5）合理使用抗生素及消毒剂：慎用广谱抗生素，防止菌群失调，安全使用抗生素，必须要有细菌培养及药物敏感试验指导用药。

3）ICU 护士条件：ICU 中危重患者多，随时可能发生危及生命的病情变化，而护士是最直接的观察者，当患者病情突变时，要求能通过及时准确的诊断和处理以挽救患者生命；加之 ICU 病房现代精密的科学仪器的使用对护士提出了更高的要求；ICU 护士应为本学科中技术最全面、应变能力最强、在临床实践及护理科研方面起重要作用的专职监护人员，其筛选应十分严格。

ICU 护士标准：

（1）有为重症监护工作献身及开拓精神和良好的护士素质。

（2）有一定的人体健康与疾病的基础生理、病理知识。

（3）有广泛的专科护理知识、丰富的实践经验。

（4）熟练的护理技术操作，熟练掌握心电监测、急救技术、急救药物的应用，掌握心、肺、脑、肾、肝等功能监测，紧急情况下能与医生密切配合准确进行各种抢救。

（5）善于创新、独立思考，对病情观察细致，应用逻辑思维善于发现问题、总结经验。

（6）肯学习、善钻研，接受新事物能力强，工作细致耐心，操作敏捷。

（7）能独立按照护理程序完成危重患者的整体护理，正确书写护理病历。

4）ICU 护理工作要求

（1）观察技术：对危重患者护理质量的高低，与护士观察能力密切相关。急危重症患者因病情危急，护士不可能在收集到所有临床资料后再制订护理计划，而必须根据患者病情和生命特征的变化及时做出判断，采取合理的护理措施，并详细记录。

（2）急救技术：急救成功的首要条件是及时抢救，在紧急情况下，必须在几秒内采取措施才能挽救患者生命，如严重心律失常的处理，初期复苏，气管插管，准确使用除颤器和人工呼吸机等。

（3）基础护理：ICU 病房内患者不能自理，对环境的适应能力差。因此，护士必须做好基础护理工作，如口腔护理、皮肤、眼睛、呼吸道、各种引流管道护理，以防止各种并发症的发生；还必须创造良好监护环境，保持室内湿度、温度适宜，空气新鲜，环境清洁、安静。

（4）与患者思想交流的技巧：ICU 内，因各种原因失去语言能力的患者，思想交流受到阻碍，护士必须学会应用各种方式与患者进行交流，运用各种手段如笔写、手势、会意等，通过观察患者的表情、注视方向、手势、反应，准确理解患者的要求，并能做出相应的回答，以使其安心；对意识清醒、语言交流正常的患者，要注意语言交流的艺术，每次治疗、操作前加以解释、说明，以消除因环境生疏、无陪人造成的心理紧张，并取得患者的信任与合作。

（5）与患者家属交流的技巧：ICU 护士必须注意患者家属的需要和作用，详细耐心地将患者病情、预后及需要家属配合的问题向家属说明，并及时向家属介绍病情进展情况，以取得家属合作，同时认真做好危重患者的基础护理也是取得家属合作的重要方式。

（6）与其他部门合作：要很好地完成 ICU 监护工作，还必须取得其他各科室的通力合作，因此，还必须加强与院内其他各科室之间的联系，建立良好的人际关系，互相合作，取得各科室的支持。

（7）独立运用护理程序，完成患者整体护理：ICU 内护理程序的运用对护士提出更高的要求，由于病情迅速而复杂，要求护士迅速通过观察了解病变情况，迅速做出诊断，及时采取措施，并及时记录，完成护理病历书写，及时对护理效果做出评价。

5）ICU 护理工作程序

（1）接收患者入 ICU：ICU 转入患者，必须经 ICU 专科医生确诊认可后方可转入。转入时，应由 ICU 医生陪同，ICU 护士要掌握患者的诊断、治疗、病情发展及转入目的，准备相应的床单位和物品。患者进入 ICU，即要进行基本体检，并给予基础监护。

①基本体检：检查患者神志、意识如何，回答问题是否正确、肢体活动是否正常，测生命体征如瞳孔对光反射、血压、脉搏、呼吸、体温，做全导联心电图；观察周围循环、皮肤色泽、有无压疮。观察呼吸状态，了解最近一次水和电解质、血糖、血气分析结果；检查静脉通路，掌握用药情况；各种管路是否通畅、引流液量及颜色，单位时间流出量等；了解药物过敏史、专科护理要求和患者心理状态；向患者及家属介绍主管医生、责任护士、交代病室环境和探视管理制度。

②基础监护：即持续的胸前综合导联，心电图示波，做全导联心电图，测生命体征；吸氧，保持气道通畅；建立静脉通路；导尿并保留导管；抽血做血 K^+、Na^+、Cl^-、血糖、血肌酐、尿素氮检查和血液气体分析；重新检查并固定所有管道；并做护理记录。

（2）医嘱处理原则：ICU 医生根据患者病情权衡各脏器功能状况，参考原专科医生意见开出医嘱，患者病情有变化时，随时更改。医嘱要由每个患者的责任护士进行处理和完成。

6）ICU 工作制度：监护病房应有一套完整的工作制度，方能保证监护工作质量和水平，如监护病房工作制度、观察记录制度、物品管理制度、仪器使用及管理制度、交接班制度、查房制度、病历书写制度、各级人员职责及岗位责任制度、陪护人探视制度、消毒隔离制度等。

8. ICU 的评估系统

ICU 以严密的生理监测和先进的治疗手段为特色，因此需要配备各种监测和治疗设备，以便有力地促进危重患者救治能力的提高。但同时也产生了一系列问题，其中最突出的是经济上不堪重负。此外，ICU 特殊的环境，包括某些监测和治疗方法也并非对所有患者都绝无风险。因此，制订能够较真实地反映患者病情严重程度的评估系统，不但在医学角度上有此需要，而且也有助于资源的合理配备。

（1）关于患者病情严重性的评估：如急性生理和慢性健康评估（APACHE）和简化急性生理评分（SAPS）等。这些系统能对患者病情的严重性进行较全面的评估，有助于临床制订"加强治疗"的水准。同时，也能对预后进行粗略预测，为不同医疗单位和治疗方法的比较和评定提供统一标准。

（2）关于 ICU 人力配置的评估：如治疗干预评分（TISS）和 OMEGA 评分等。这些系统根据不同 ICU 和不同的患者种类，提出人员配备和合理方案，从而达到既避免人力资源浪费，又防止由于人员不足而导致 ICU 的有效性下降。

（3）关于投入与产出、效益的评估：如耗资—益处分析（CBA）和耗资—效果分析（CEA）等。

我国危重病医学起步晚，ICU 建设尚缺乏规范化，因此，学习和运用这些评估系统是十分重要的。1992 年，中华创伤学会创伤评估组首先倡议在国内创伤 ICU 中使用 APACHE Ⅱ系统，相信这一倡议将开创在中国 ICU 内使规范化评估系统的先河，对危重病医学的发展和 ICU 的建设起到有益的促进作用。

（李洁月）

第四节　医院住院管理

住院诊疗是指患者经由门（急）诊诊疗后，由于病情复杂或者情况危重，需要收入病房进行进一步的检查和系统诊治的治疗过程。

住院诊疗管理是指对住院患者诊断和治疗过程的组织、控制和协调等系统的管理，其核心是病房管理。住院诊疗体现的是医院的整体技术力量和服务水平，是医院组成的重要部分。病区是患者接受诊疗的场所，是医院全面开展医疗、教学、科研工作的基地，是保证医疗质量的中心环节。

一、住院诊疗特点

（一）诊疗过程需要在观察或监护下进行

大多数患者在门诊或家庭治疗即可，只有少数患者诊断不够明确，需要进一步观察或做进一步检查，或者治疗处理比较复杂，或者病情较重，或者需要隔离治疗等，才需要住院诊疗。所以，病房应有较强的医疗力量，有严密的工作制度和程序，及时地对患者做出正确的诊断和治疗。

（二）诊疗过程系统性要求较高

住院诊疗要求对患者进行系统的、全面的、连续的、有计划的观察、检查和治疗。

（三）需要医院内部各部门及各部门医生协同工作

住院诊疗过程中需要临床各级医生和各专科医生之间、辅助诊疗部门（包括各种诊疗设施）和护理部门协同地、综合地为患者服务，发挥集体协作医疗的功能。

住院诊疗可以最大限度地获取疾病诊断所需要的基本资料，包括实验室检验检测结果、生命体征等连续的监测结果和各专科各级医生的诊疗意见等，因此能够更迅速而准确地判断病情、明确诊断。同时，专业的临床护理和病房内统一有序的住院管理，在最大限度上利于患者病情的控制、诊疗过程的进行并取得预期治疗效果。

二、住院医疗管理的任务

住院医疗管理的任务主要体现在以下几个方面。

（一）为住院患者提供优质的诊疗服务

这是住院医疗管理最主要的任务，主要包括住院医疗活动的业务管理和行政管理活动。

（二）为住院患者提供良好的诊疗条件和环境

住院部必须为患者营造一个良好的生活和诊疗环境，确保诊疗活动的顺利进行，促进患者康复。

（三）为医务人员和医学生提供临床实践场所

住院部担负着各级各类医务人员开展临床实践和医学生临床教学的重要任务，因此，住院医疗管理必须为医务人员和医学生创设良好的学习实践场所。

（四）为开展临床科研提供重要基地

住院医疗提供了大量有价值的医学信息，住院管理过程中要注意利用这些信息开展临床科学研究工作，使医疗与科研相辅相成，互相促进，共同提高。

三、病房管理组织人员配备

每个病区设主任、护士长各 1 名，副主任 1 ~ 2 名，住院总医生 1 名，教学医院一般配备 1 名教学秘书。

（一）科主任

科主任是病房的主要管理角色。医院实行院、科两级管理制度。科主任具体负责本科室的业务和行政事务管理。

（二）住院总医生

住院总医生即为总住院值班医生。协助科主任安排调度科室内部人员和患者、病床。

（三）护士长

护士长是病房的另一个主要管理角色。主要管理病房所有的护理工作及护理人员的安排调度。除此之外，一些科室的护士长还负责科室的收支台账的记录、科室消耗品的管理等。

（四）医务处

医务处是医院范围内协调科室关系、医患关系的院级管理部门。医务处对临床科室进行业务上的行政管理，是医疗活动的组织者。

（五）住院部

住院部是医院范围内掌握医院服务资源与服务量、服务潜力的部门，一般归医务处管理，是医务处管理住院事务的下设机构。

目前我国病区管理以科主任负责制为主，护士长负责病区护理并协助行政工作。随着医学专业的不断细分和协作性越来越强，有些医院设大内科、大外科等大科主任，负责各相关病区行政、业务工作的协调，他们既是强有力的管理者，又是医院的医学权威。

（李洁月）

第五节　医院医技科室管理

医技科室是医院的重要组成部分，它的设置规模大小和技术水平高低直接影响对疾病预防、诊断和治疗的效果，对医学科学研究和教学工作亦具有重要作用。随着科学技术的迅猛发展，医技科室在医院的功能和作用上已经发生了巨大变化，并以其专业种类多、学科跨度大、工作范围广、技术更新快和投入产出多为特点，直接影响医院的整体水平和技术进步。因此，作为医院领导和职能部门，要充分认识医技科室的地位、作用及发展潜力，要重视和加强对医技科室的管理。

一、医技科室的任务

从形式上看，医技科室为辅助科室，主要任务是为临床诊疗提供客观依据，帮助临床医生明确诊断，从而制订合理的治疗方案，同时也为开展医疗科研和教学服务。目前，临床诊疗越来越依赖各种仪器设备的检查结果，因此，医技科室仪器设备的先进程度、技术人员的专业技术能力、工作质量优劣，是否准确、及时，直接影响医疗、科研和教学工作的效果。

二、医技科室的工作特点

（一）服务的双向性

医技科室具有为临床和患者提供双向服务的特点。

（二）多样性与独立性

随着科学技术的发展，越来越多的先进设备和技术被用于疾病的诊断、治疗和康复，医院的医技科室也越来越多，并呈现出多样性的特点。

（三）仪器设备多，专业技术要求高

医技科室的业务工作必须通过掌握专门技术的人员应用专业的设备仪器来完成。

（四）投入成本高，管理上重效益

医技科室集中了医院大部分先进仪器设备，价值高，并需配备专门的人才及配套的建筑设施，资金投入大，更新周期短，折旧率大。

三、医技科室的分类

医技科室种类较多，没有固定的分类标准，大致可分为以下四类：

（1）为临床提供诊断依据为主的科室，如病理科、临床检验科、影像室等。

（2）既能为临床提供诊断依据又能对一些疾病独立完成治疗的科室，如放射科等。

（3）为临床提供治疗手段为主的科室，如重症监护室、康复科、理疗科、针灸科、放疗科、激光科、营养科等。

（4）为临床提供医疗物质保障为主的科室，如供应室等。

四、医技科室的编设及管理体制

医技科室的设置应考虑医院的规模、医院开展的业务范围、医学科学技术发展需要、医院技术力量和装备条件、专业特点等因素。

目前500张床位以上的综合医院设置的医技科室有：检验科、放射科或医学影像中心、药剂科、病理科、麻醉科、手术室、康复理疗科、特检科、供应室等。各医院根据条件设置放射科、血库、腔镜室或腔镜中心、高压氧治疗中心等。其中检验科包括门诊检验和住院检验，有的临床科室设立实验室，住院检验一般包含生化检验室、细胞检验室、微生物检验室、体液检验室、免疫血清检验室、血库等；药剂科包括门诊西药房、门诊中药房、住院药房、西药库、中药库、制剂室、药监室；特检科根据所拥有的仪器设备设置，包括B超室、心电图室、电生理检查室、脑电地形图室等；放射科又可根据专业分神经放射、胸部放射、腹部放射、介入放射，或根据仪器分为X线、CT、MRI、核医学及介入放射等。

医技科室实行科主任负责制，下设若干个组长。组建新专业科室，应具备掌握本专业技能的中级以上技术人员和专用仪器设备两个基本条件。医技科室技术人员应由初级、中级、高级卫生技术人员及工程技术人员组成。

（李洁月）

第七章　医院护理管理

第一节 医院护理管理概述

一、医院护理管理概念

（一）护理的概念

护理一词是由拉丁文"Nutricius"演绎而来，原为抚育、扶助、保护、照顾残疾、照顾幼小等含义。早期的护理活动主要是对老幼和患者的家庭式照顾。随着公元初年基督教的兴起，一些献身于宗教事业的妇女，参与了对老弱病残者的护理，使得护理从家庭走向社会，这是早期护理的雏形。

1957年，以库鲁特（Kreuter）为代表，对护理的定义是：护理是对患者加以保护和教导，以满足患者不能自我照料的基本需要，使患者舒适是其重要的一点。

1966年，弗吉尼亚·亨德森（Virginia Henderson）认为：护理是帮助健康人或患者进行保持健康和恢复健康（或在临死前得到安宁）的活动，直到患者或健康人能独立照顾自己。

1973年，国际护士会（ICN）对护理的定义是：护理是帮助健康的人或患病的人保持或恢复健康，或者平静地死去。

同年，美国护士协会对护理的定义为：护理实践是直接服务并适应个人、家庭、社会在健康或疾病时的需要。

1980年，美国护士协会又将护理定义为：护理是诊断和处理人类对现存的或潜在的健康问题的反应。

（二）护理管理的概念

护理管理是一种行为过程，是护理管理者为了实现管理目标，采用一定的组织形式和方法，指挥、协调和控制被管理者完成预定护理目标的一种活动过程。世界卫生组织（WHO）对医院护理管理的定义是：为了提高人们的健康水平，系统地利用护士的潜在能力和有关其他人员、设备、环境及社会活动的过程。该定义强调了以下四个要素：①医院护理管理的最高目标是提高人民的健康水平。②医院护理管理是一个系统管理过程，管理对象处于一个系统之中。③医院护理管理的要素包括以护士为主的有关人力资源、物资设备资源、环境和社会资源。④医院护理管理体现人本性，以发挥人的潜在能力为管理首位。

医院护理管理是衡量医院科学管理水平的标志之一。科学的护理管理是促进护理学科发展，提高护理质量的保证。在护理实践中，医院护理管理者必须采取科学的管理方法，正确高效地组织护士履行护理职责、完成各项护理任务。

（三）护理管理的职能

护理管理具备计划、组织、人力资源管理、领导和控制等基本职能。

1. 计划职能

简单地说就是事先拟定未来行动的行事方法。它包含制定目标及评估如何完成这些目标的过程。

2. 组织职能

组织是依据任务和目标，将人与事作最有效的安排、使人尽其才、才尽其用。

具体包括：①建立组织结构；②分工并明确职责范围；③配备人员、明确责任；④建立信息沟通渠道：明确规定组织内信息沟通的渠道；⑤制定规章制度：通过制定有关的规章制度，保证各项护理工作正常有效运转，保证组织管理工作协调配合，保证落实计划实现目标。

3. 人力资源管理职能

要包括护理人力规划、护理人员招聘与甄选以及护理人员的排班、考核与晋职在职教育、职业发展等内容。

4. 领导职能

领导是带领团队达成目标的一种能力。卓越的领导者会有效地运用人力、物力、财力、时间、信息等，并运用其影响力、人际关系及领导才能与魅力，带领和指导、帮助下属达到组织目标。

5. 控制职能

主要包括：①确立标准，确定护理控制标准要根据护理工作需要，体现目标特性及影响目标实现的因素，确定对工作和结果衡量的尺度；②衡量成效，根据确定的标准，对护理工作过程和产生的结果进行比较，确定是否存在偏差；③纠正偏差，采取纠正措施应建立在对有关信息认真分析的基础上，针对不同原因采取不同的措施。

上述护理管理的基本职能是一个整体，缺一不可。

二、护理管理的意义

护理管理是护理学科、护理专业技术与管理学艺术综合应用的科学管理。护理管理的意义体现在以下几点。

（1）在医院总系统制约下，运用科学管理的理论和方法，使医院护理工作运行有序，优质高效，以实现医院良好管理的目标。

（2）护理管理能够提高护理部门的工作质量和效率，提高整个医院的管理水平。护理管理作为"第三生产力"发挥着合理有效地利用人、财、物的增效意义。

（3）护理管理能够发挥护理科学技术的先进作用。没有高效的管理将难以发挥护理学专业先进科学技术的潜能。

（4）护理管理对于发展护理学科和建设护理专业具有举足轻重的促进作用。

（5）护理管理在保护生命健康上与基础医学、预防医学和临床医学一起，共同起着相辅相成的作用。

三、护理管理的任务及目标

（一）医院护理管理的任务

1. 护士岗位管理

是以组织中的岗位为对象，科学地进行岗位设置、岗位分析、岗位描述、岗位监控和岗位评估等一系列活动的管理过程。

2. 护理质量管理

是医疗质量的重要组成部分，是指通过对护理服务工作的管理过程评价、判断，对护理质量实行有目的的控制，确保患者获得高水平的护理效果。

3. 护理业务技术管理

包括解决护理业务技术问题；各项护理技术操作常规和制度的制订、执行和检查；各项护理工作质量指标的制定、督促、检查、评定及控制；新护理技术及业务的开展或改进推广；护理信息管理、护理科研的组织领导、护理人员技术档案的建立等多方面工作。

4. 护理继续教育管理

《护士条例》规定，医院管理者应当制定、实施本机构护士在职培训计划，并保证护士接受培训；根据护士岗位管理的需要，开展对护士的岗位培训，护理继续教育有以下基本要求。

（1）建立并完善护士培训制度。

（2）加强新护士培训。

（3）加强专科护理培训。

（4）加强护理管理培训。

5. 护理科研管理

是用科学的方法反复探索、回答和解决护理领域的问题，直接或间接地指导护理实践的过程。护理研究是为护理专业，包括护理实践、护理教育、护理管理相关的问题形成可靠依据的系统的探索。在护理管理上应做到以下几点。

（1）建立完善的护理科研管理体系是护理科研顺利开展的必要条件。

（2）加强护理科研队伍建设，通过高素质人才拓展护理研究的深度和广度。

（3）建立有效的激励机制，提高护理科研质量。

（4）营造良好的科研氛围，促进护理科研持续快速地发展。

6. 护理绩效管理

绩效管理是指各级管理者和护理人员为了达到护理组织目标共同参与的绩效计划制订、绩效辅导沟通、绩效考核评价、绩效结果应用、绩效目标提升的持续循环过程。

护理绩效管理的意义在于：①提高护理计划管理的有效性，促进医院目标的达成。②提高护理管理者的管理水平，提升管理者的管理技能。③暴露护理管理中存在的问题，帮助管理者发现改进的方向。④理顺护理人员的绩效分配机制，体现同工同酬、多劳多得、优绩优酬。

7. 护理信息管理

护理信息系统是对护理管理和业务技术信息进行信息采集、存贮、传输和处理的系统。是医院信息管理系统的一个子系统。信息管理是一个过程管理，包括以下几方面：①收集数据；②处理数据；③将处理过的数据按不同需求进行管理并应用于护理实践。护理信息主要分为护理业务信息、护理教育信息、护理管理信息。信息管理能力是护士作为知识型工作者的基本技能。

（二）医院护理管理的目标

总体目标：坚持"以患者为中心，以质量为中心"的服务宗旨，建立医院护理管理目标体系，优化护理服务流程，提升护理服务品质，提高患者满意度。

四、现代护理学的发展

护理是人类生存的需要。护理的起源可追溯到原始人类，护理学的发展又与人类文明进步息息相关。

（一）中国护理学发展简史

中国是世界文明古国之一，具有悠久的历史文化和医学渊源。丰富的理论、精湛的医术、崇高的医德，不仅为炎黄子孙和世界人民的繁衍昌盛做出了杰出的贡献，而且对于世界医学的发展发挥了积极的作用。

1. 中国古代护理学

自从地球上出现了人类之后，就开始了原始的医药和护理活动。从考古的出土文物和古籍中一些有关医学的零散知识发现，护理的历史可追溯到原始社会，如人们在劳动和生活中因与野兽搏斗，和严寒酷暑抗争，创伤很多，就自发地运用野草、树叶、草药包扎伤口，拔去体内异物，压迫伤口止血等，形成外科最原始的治疗和护理方法。

进入奴隶社会，随着医药活动的增加，中医学开始萌芽，在殷代的甲骨文里就已有"疾首""疾身""疾足""风疾""疟疾""蛊"等一些疾病的记载，殷商时期已发明汤液药酒治疗疾病。西周时期医学分科更细，《周礼·天官篇》把当时的医生分为疾医、疡医、食医和兽医四大类，而且开始建立病案制度，如对经医治无效而死亡的患者，需记录其病情和死因，以积累和总结经验教训。同时，提出观察患者的体温、声音和气色以帮助诊断。可以说这就是护理的萌芽。

春秋战国时期名医扁鹊总结出"望、闻、问、切"的诊断方法，一直被中医沿用至今。当时虽然没有形成系统的护理学和护理专业，却不能否定护理的存在和它在治疗疾病中所起的重要作用。中医学强调"三分治，七分养"，"七分养"实质就是护理，护理学的内容很大部分是研究"七分养"的科学。

秦汉时期已建立了比较完整的医学体系，出版了我国最早的一部医学经典《黄帝内经》，书中阐述了不少护理理论，如精神、情志生活、自然环境气候剧烈变化，以及饮食不节、五味失调、醉酒等，这些病因学的理论，与现代护理学提出，护士应了解不同患者的不同致病因素，因人而异地进行心理护理、生活护理，注意自然环境和社会环境的影响而给予个别护理相一致。如"病热少愈，食肉则复，多食则遗，此其禁也。"说明热病反复与调节饮食有着密切关系。

隋唐时期在分科治疗方面发展迅速，名医辈出。巢元方的《诸病源候论》是我国第一部病原症候学的专著。杰出医药学家孙思邈著有《千金要方》和《千金翼方》，他特别重视妇幼保健，并把妇产、婴幼疾患放在著作的卷首，然后论及成人和老年疾病，此种医学分科方法对现代护理学仍具有指导意义。他在《千金要方》中还提出"凡衣服、巾、帨、枕、镜不宜与人同之"的预防、隔离观点。他还创造了用葱管的口吹式导尿术。在唐朝，公元624年，为培养医药人才，开设了太医署，是我国最早的医学教育机构。

宋代专科治疗和护理知识日益丰富，特别是儿科和产科护理。有关口腔护理的重要性和方法也有记载，如宋代《医说》一书中记有"早漱口，不若将卧而漱，去齿间所积，牙亦坚固"的口腔护理知识。同时代的名医陈自明著《妇人大全良方》提供了大量妊娠期和产后的护理知识。这说明口腔护理和妇产科护理在宋代即已得到重视。

明清之际，瘟疫流行。先后出现了不少专门研究传染病防治的医学家和一大批有关瘟疫的医学名著，其中有许多消毒隔离的护理技术，如胡正心医生提出用蒸汽消毒法处理传染病患者的衣物。当时还流行用艾叶、喷洒雄黄酒消毒的方法。当然中国古代虽然存在大量的护理工作和护理理论，但还没有护理学这门独立学科。直到19世纪中叶，由于护理专业由西方传入，我国的护理专业和护理学才逐步形成。

1835年广东建立了中国第一所西医医院，两年后，这个医院开始以短训班的形式培养护士；1887年，一名美国妇女在上海妇孺医院成立护训班；1888年，在福州成立我国第一所护士学校；1895年、1905年，先后在北京成立护训班和护士职业学校；1907年以后，在苏州、南京、福州等地的医院，陆续开办了护士学校。此时，护士学校渐渐增多并趋向正规。1907年在江西牯岭成立了"中华护士学会"，成立初期，学会理事长多由外国护士担任，直到1924年，我国护士伍哲英才首次担任学会理事长。

2. 现代护理学

中华人民共和国成立后，护理事业得到党和人民政府的重视而进入迅速发展阶段。1950年第一届全国卫生工作会议将护士教育列为中级专业教育之一，纳入了正规教育系统，并由中央人民政府卫生部领导制订全国统一教学计划，编写各门课程的统一教材。同年8年，中华护士学会在北京召开第17届全国理事会和全体会员代表大会，改选了理事会，并制订了新会章，会址迁至北京。1954年，中华护士学会的学术委员会创刊《护理杂志》。1958年护理专家被吸收为中国科学技术协会会员。1961年4月，北京第二医学院开办护理系，招收在职护士进修大专班，开始探索社会主义新型高等护理教育的建设，但很快受政治运动的冲击而停办。1963年，国家计委和教育部共同组织修订了全国高等学校专业目录，经国务院批准颁布了《高等学校通用专业目录》。在10种医学本科专业中包括了护理专业，但由于紧接而来的"十年动乱"而没有得到很好的贯彻落实。改革开放以后，护理事业进入了一个新的发展阶段。党中央非常重视护理事业，大力扶持护理工作和护理教育事业，使护理事业逐步进入一个繁荣的时代。1984年1月11日至16日，教育部、卫生部在天津市联合召开了全国护理学专业教育座谈会，明确了在高等医学院校内增设护理学本科专业及护理学专修课，加速培养高级护理人才，逐步建立切合我国实际情况，适应社会主义医药卫生事业的发展需要的，多层次多规格的护理教育体系；提出了应在保证办好护理本科教育的前提下，为发展护理学研究生教育创造条件，力争在第七个五年计划期间开设建立培养护理硕士、博士学位研究生的专业点，造就护理学专业的研究人员。1987 年 8 月，经国家教育委员会审定、批准并颁布的《全国普通高等学校医学本科专业目录》中，护理学专业被列入本科专业。从法定程序上正式确立和规范了护理学专业的培养目标、业务培养要求、主干学科、主要课程、修业期限和学位授予，明确了高等护理教育的方向。从 1984 年全国护理学专业教育座谈会召开到 1995 年 7 月期间，全国有 12 所医学院校建立了护理本科专业，并设立学位制；50 所医药院校建立了护理专科；17 个省、市开展护理自学高等教育考试。1992 年在北京医科大学设立了护理硕士授予点，1994 年 7 月第二军医大学护理系率先毕业了 2 名护理硕士生。至 1995 年 7 月全国已有 4 所医科大学招收护理硕士生，高等护理教育进入了蓬勃发展的阶段。现今护理模式迅速适应新的医学模式；护理工作由被动执行医嘱变为有针对性的系统化护理程序，日趋理论化、信息化、程序化；护理人才的培养由单一转向多层次、多结构；护理管理现代化；护理学术气氛空前活跃，各种护理论著如雨后春笋，频繁开展国际国内学术交流。所有这些，对促进护理学科的发展、加强护士队伍建设，促使护士在医疗、预防、保健和康复等工作中发挥更大作用，还将会越来越显示出其巨大的威力。

（二）国外护理发展简史

1. 国外早期的护理

国外古代医学史中早就载有当时著名的医学理论和医疗措施，但同中国传统医学一样没有明显的分工，在母系社会里，妇女和同料理家务一样必须担负起哺育幼儿、照顾患者和残疾、老人，扮演着护士的角色，但其照顾的方法是一种代代相传的经验，是殷勤慈祥、无微不至、有智慧但无知识的母爱型家族式护理。由于经济、文化落后，交通困难，最早能收容旅客或香客的就是教堂、养育院或济贫所，这些地方统称为招待所。许多教堂、神社、寺院都有任务收容远道而来朝圣的信徒，并为他们安排住宿。遇有患者时，则由伴随的亲属或僧侣、修女进行医疗和照顾。直到人口增加，城市扩大，医疗发展，建立医院，收容患者集中治疗时，护理才引起人们的注意。在公元前后，各国的护理各具有特色。

古希腊人希波克拉底被誉为西方医学之父，诞生于公元前 460 年，他提出医学伦理学的概念以及护理、观察、报告都要以患者为中心的观点，强调对患者护理的重要性。由希波克拉底起草的《希波克拉底誓言》至今仍是医生们踏进医学领域时的誓言。

古罗马十分重视环境和公共卫生，修建有上、下水道以供应清洁饮水，还建有公共浴池和大型体育场。伽伦医生创立了以人体解剖为基础的医学体系，为医学发展做出了重要贡献。

古印度医学带有较浓的宗教色彩，古代经典中记载了有关内、外、妇产、小儿、精神和泌尿等科疾病的治疗和预防保健内容，并重视个人卫生、环境清洁和无菌原则。当时，由于妇女不能外出工作，在医院中担任护理工作的是男子。

2. 中世纪的护理

中世纪的欧洲，由于政治、经济、宗教的发展，战争频繁、疾病流行，形成对医院和护士的迫切需要，这对护理工作的发展起了一定的促进作用，护理逐渐由"家庭式"迈进了"社会化和组织化的服务"，形成了宗教性、民俗性及军队性的护理社团。战争之外的欧洲各国普遍设置医院，但医院大多数受教会的控制，担任护理工作的多为修女，她们缺乏护理知识，又无足够的护理设备，更谈不上护理管理，护理工作多限于简单的生活照料。

随着社会的变迁，知识的增长，人类的需求也不断产生，进一步促进了护理的发展。

3. 文艺复兴时期的护理

文艺复兴时期，西方国家又称之为科学新发现时代，其间建立了许多图书馆、大学、医学院校，出现了一批医学科学家，出现了第一部科学的人体解剖学，发现了血液循环的原理，在医学解剖、生理和药物化学等方面取得了很大成就。在法国、英国和美国等国家出现了一些具有较浓厚基督教特点的护士组织，为贫困患者服务。但是，由于当时妇女地位低下，没有机会接受良好教育，致使护理工作停滞不前，仍处于中世纪的状况。

4. 南丁格尔时期的护理

在19世纪，随着医学的进步社会对护理的殷切需求增加，以及妇女的解放使护理步入专业化的发展阶段。19世纪中叶，一位出生于英国富有家庭的佛罗伦萨·南丁格尔（1820—1910年）首创了科学的护理专业，她对于整个人类是一项空前巨大的贡献。为此，南丁格尔被尊称为护理事业的先驱，现代护理学和现代护理教育学的奠基人，国际上亦称这个护理发展阶段为"南丁格尔时期"。南丁格尔受过高等教育，并有很好的教养。她认识到护理工作的重要性，不顾父母的反对和阻拦，克服种种困难，冲破当时社会上鄙视护士的恶势力，毅然地献身护理事业。并在1850年德国凯瑟沃兹医院参加了3个月的护士训练班，回国后担任了一个慈善医院的护理部主任，同时被任命为英国伦敦"妇女医院"的院长，在她的领导下该院护理工作有了很大的进步。1854—1856年，克里米亚战争爆发，更进一步激发了南丁格尔发展护理事业的决心和愿望，当时她率领38名护士，克服许多困难，顶住前线医院人员的抵制和非难，自愿到前线参加战地护理，使伤员病死率从50%下降到2.2%，首次以无可辩驳的事实向社会显示了护理在医疗中的重要作用。护理工作得到英帝国朝野的认同后，南丁格尔以此为起点，设立了南丁格尔基金，开办了护士训练学校，创建了护理专业，她的人道主义精神推动了全世界护理学的发展。1907年国际红十字会在伦敦召开，决定设立南丁格尔奖章，这是国际护士最高荣誉奖，每两年颁发一次。

5. 世界各国现代护理学

随着社会的进步和科学的发展，护理教育水平不断提高，形成了护理学独特的理论和模式。护理研究广泛开展，护理实践的复杂性增加，服务范围迅速扩展，以及护理学知识体系不断完善，推动现代护理学成为一门独立的学科。近几十年来，在护理理论建设方面，以美国为代表的一些发达国家，护理科学理论的发展尤为迅速，确立了护理学的基本概念和护理模式。这些理论模式包括：人际间关系模式；行为系统模式；保健系统模式；奥瑞姆自理模式；适应模式；生命过程模式等，广泛地被护士们所认识、接受和应用。护理学的知识结构由单纯的生物科学扩大到人文科学、社会科学及其他自然科学领域，逐步形成现代护理学的理论体系，成为现代科学体系中的一门独立的、为人类健康服务的科学。护理模式已由单纯的"以疾病为中心"发展到"以人的健康为中心"的护理模式，因而护理的任务由疾病防治扩大到对人类全面的健康保健。护理工作由单纯的经验型、操作型向以科学理论为指导的综合应用型转变。现在护理科学的发展尤为迅速，全世界的许多国家中，护理专业的社会地位和科学地位已经确立，不少国家制订了护士法，以法律手段使人民的健康得到保障。各国护士的组织——护士协会先后成立。为了各国护士的互相交往、交流学术成就和工作经验，在1899年建成国际护士会。很多国家举办高等护理教育。部分护士获得硕士、博士学位和教授职称，促进了现今护理学理论、知识及技能的迅速发展。

经历了不同的历史时期，护理的服务对象、任务和目标均发生了深刻的变化，护理服务的对象不再仅限于患者，而是扩展到健康人；护理工作的任务和目标转向从整体的人的角度出发，使护理服务涵盖人的生理、心理、社会、精神、环境等诸方面的健康需求，护士的角色也相应地从单纯的护理服务提供者延伸为健康教育者、咨询者、健康生活方式的倡导者、管理者等。护理专业工作者在医疗卫生服务和医疗机构管理中承担着越来越重要的角色。

应当看到，由于世界各国社会经济、文化、教育、卫生等方面发展水平有较大差异，护理专业的发展也很不平衡。总体来看，发达国家发展水平较高，广大发展中国家发展较慢，面临困难较多。我国自改革开放以来，护理专业发展迅速，专业化程度和教育水平都有了长足进步。2005年，卫生部颁布实施《中国护理事业发展规划纲要（2005—2010年）》，在护士队伍建设、临床护理发展等方面提出了规划目标；2008年国务院颁布实施《护士条例》，从立法层面明确了护士的权益和应当履行的义务，明确了医疗卫生机构在护理管理方面应当承担的责任；2010年，卫生部要求全国卫生系统开展优质护理服务，推进护理模式改革，深化"以患者为中心"的服务理念，丰富护理内涵，促进护理服务贴近患者、贴近临床、贴近社会。2011年，卫生部发布"十二五"时期护理事业发展规划，在社会经济快速发展的形势下，随着医学和诊疗技术的进步和人民群众健康需求的不断增长，护理专业逐步向更高水平发展已经成为不可逆转的趋势。

五、护理人员的基本素质

随着时代的进展，医学科学的发展，医学模式已从经验医学模式、生物医学模式、发展到目前的生物—心理—社会医学模式。医学模式的转变，护理工作从仅限于执行医嘱、打针发药"护从属医"的一般工作扩大为以人为中心的全面护理，护理人员的任务不再是仅仅帮助患者解除病痛，还要用护理理论和技能指导人们增进健康。护理的地位已不只属于治疗学的一部分，而是从健康学的要求出发，对人的生命过程中不同阶段的健康问题给予护理学方面的关怀和照顾。护理人员的责任是对整个社会人群的健康提供有效的护理保健服务，因此对护理人员应具备的素质提出了新的要求。必须具有：政治思想素质、文化科学素质、业务素质、技能素质、心理素质等。而这些素质的取得应有坚实的知识基础与合理的知识结构。

（一）护理人员的政治思想素质

政治思想素质即热爱护理专业，勤勤恳恳，兢兢业业，全心全意为人民服务。护理工作是高尚的，也是十分艰苦的，护理人员要用自己的辛勤劳动，帮助患者解除病痛、恢复健康，必须要热爱护理事业，有崇高的护理道德和奉献精神，讲文明，懂礼貌，严谨细致，端庄可信，在工作中舍己为人，全心全意为人民服务，忠于职守，专心致志地完成各项任务。同时，要不断地提高护理人员本身的职业社会责任感和自尊感，不妄自菲薄、摒弃世俗偏见，充分认识护理工作对人类发展，对国家兴旺发达和社会发展进步的重要使命，为护理事业做出自己的贡献。

（二）护理人员的文化科学素质

科学文化知识是护理人员的基础知识。护理人员要有严谨的科学性，不仅要掌握熟练的护理知识，还要掌握护理学科以外的学科知识和技能，如哲学、文学、伦理学、心理学、美学、社会学、法学、音乐、物理化学、外语以及临床诊疗知识、检验知识、老年学知识、心理学、营养学、预防医学、现代管理、电子计算机知识以及有关的知识和技能。

（三）护理人员的业务素质

护理人员不仅要具有一定的医学科学及护理学理论知识，还要具有丰富的临床实践经验，熟练的基础护理技术及专科护理技术，能不断进行知识更新，博学多识。工作中虚心好学，努力掌握新业务、新技术，对护理学科不断地进行研究、探索，为护理事业的发展奉献终生。

（四）护理人员的技能素质

护理工作既是一门实践性很强的科学，又是一项"最精细的艺术"。护理人员需要充分利用现有条件和创造条件，规范护理操作技术，同时要获取、吸取和掌握最先进的护理理论、技术及现代护理仪器，要有科研的基本知识、外语基础，能独立或与他人共同进行护理科研的能力。

（五）护理人员的心理素质

心理素质是人行为的内在驱动力，心理支配行为，行为反映心理。护理人员应具有良好的心理素质，保持健康的心理状态；具有稳定乐观的情绪和心胸开阔、坦诚豁达的气度；健康的自尊心，严于律己，奋力上进；对事业有高度负责的精神；有坚强的正义感，敢于坚持真理、扶植正气；良好的美感，趋美避丑，树立积极的人生观；坚强的意志；强韧的耐受力和自我控制力等。

（六）护理人员的体态素质

体态包括健康的身体和文雅的体态。健康的体质才能完成护理工作。仪表文雅大方、举止端庄稳重、衣着整洁美观，才能取得患者的信赖。

总之，随着现代护理学科的发展，对护士素质的要求也越来越高，为了推动和适应护理学科的发展，不仅要多层次地培训护士，壮大护理队伍，而且要有计划地提高护士素质。

六、护理工作在医院工作中的作用

护理工作是医疗工作的重要组成部分，随着医学科学的迅速发展，医院护理工作的内容和范围也在日益丰富充实。目前我国护理人员的分布，部分在基层卫生机构中从事保健工作，少数人在护校担负护理教育，绝大多数护理人员在医院承担着临床护理任务。医院是患者集中的场所，护理人员应为全院卫生技术人员总数的50%（其中医生与护士之比为1:2）。护理人员的工作量大，涉及面广，在医院工作中发挥着巨大作用。

（一）护理工作在完成医疗任务中的作用

医疗是医院的中心任务，护理工作是医疗工作的重要组成部分，与医疗安全和医疗质量息息相关，两者相互依赖，相互促进，相互影响。只有高质量的治疗，没有高质量的护理，医疗任务是不能完成的。护理工作具有科学性、时间性、连续性很强的特点，而护士在整个医院工作中是先行官，从门诊、急诊的分诊开始，患者就诊、留院观察、抢救、手术，住院到出院，无一例外地都有护理人员参加。工作实践中证实，护理人员的责任心和业务技术水平如何，与整个医院的医疗质量关系极大。病房护士每天24小时轮流工作在患者身旁，及时观察病情、记录生命体征变化，预防并发症，照顾患者在医疗、生活、心理等方面的需要，保证患者在住院期间得到妥善治疗和护理。

随着先进的医疗技术的发展，在很大程度上更新和改造传统的护理模式，如监护技术、介入性治疗、脏器移植、显微外科及内镜的开展，都必须有先进的护理来配合，因此，最佳的护理质量，为正确的诊断和治疗提供了重要依据。实践证明护理工作在完成医疗任务中起着重要作用。

（二）护理工作在医院管理工作中的作用

医院管理工作是多方面的，而护理工作是医院管理工作中的重要内容，其管理范围包括门诊、急诊、病房、手术室、供应室等基层护理单元，这些部门是医疗、教学、科研的基地，是直接服务于患者的首要部门，其管理质量的优劣，直接关系到患者的安危和预后，关系到医院管理的质量和管理水平。

护理人员在医院的整个编制中，占全院职工人数的1/3以上，占卫技人员总数的1/2，绝大部分护理人员分布在临床第一线工作，护理部所制订的总体工作目标，各项规章制度和技术操作规程的贯彻实施及各项任务的完成，均要通过护士长的临床护理管理去实现。由于护理人员分布面广，与多科室有着密切的联系，因此，良好的护理工作在搞好医院管理工作中起着重要的作用。

（三）护理工作在预防保健和教学、科研工作中的作用

预防保健工作是护理人员的职责，由于医院多种患者集中容易发生交叉感染，给患者、工作人员和社会人群带来危害。为防止医院感染护理人员应严格执行消毒隔离制度及无菌技术操作规程，保证安全。而且今后护理人员还要积极承担社区保健工作，走出医院大门，面向街道，直接向群众宣传防病治病、卫生保健知识，提供卫生咨询，开展广阔的护理工作。

医院护理在教学、科研工作也起着很大作用。医院承担着医学院校、护士学校、各下级医院医护人员的实习进修以及本院医护人员的继续教育等任务，这些任务均须通过

病房、门（急）诊、手术室等基层护理单元去完成，护理部及各级护士长要为各类实习生、进修生创造一个良好的实习条件，选拔临床带教老师，准备实习所需的物品和利于实习的良好环境，上述这些，必须通过基层护理单元的护士长，才能具体贯彻实施，而要保证教学质量，提高教学水平，完成各时期的教学任务，护士长的临床管理水平起着决定性的作用，护士长必须按照学生的实习大纲要求，安排学生的实习计划，采取有效措施，保证计划的落实，对进修生和实习医生，护士长也要给予热情的指导和必要的帮助，为他们创造一个良好的实习和进修环境。对各级在职护士，尤其是新毕业低年制的护士，在巩固基础知识和技术操作的基础上，培养和训练她们的专科知识和业务技术，并结合本科专业特点，引进新技术、开展新业务、更新并提高护理人员业务技术水平。

为配合临床科研工作，需要护士密切配合，如医院中许多临床研究，不论是医疗或是护理研究课题，大都在基层护理单元中通过临床实践研究而成，尤其对大量的临床医疗研究课题，需要护士的配合和协作，例如在药物疗效的观察中，许多疗效指标需要24小时持续观察生命体征、患者的主诉、实验标本的采集等，而这些工作必须在有效临床护理管理中，才能使护理人员做到认真负责，仔细倾听患者主诉，密切观察患者体征，详细记录所收集的资料并正确及时地采集实验标本，才能获得可靠的数据，做出科学的研究结论，反之如管理混乱，工作无序，护理人员素质差，则将造成观察不仔细，记录不完整，实验标本采集方法不正规，标本丢失或错误，科研数据不准确、不完整，以致无法做出科学的研究结论。因此，护理工作对临床科研工作起到积极的保证作用。

（贾素霞）

第二节　护理组织管理与人力资源管理

一、护理组织管理

（一）组织结构的原则

组织结构是有计划、有目的、有条理和有规律的架构。在医院护理管理中，确定的组织结构应当遵循以下原则，才能充分发挥组织能力，提高管理效率。

1. 统一命令原则

为避免多头指挥和无人负责的现象，提高管理效果，组织机构的设置须有利于统一指挥。

2. 专业分工与协作原则

要提高管理的效能，就需要有分工和协作。分工是实现组织目标的需要，但要更好地实现组织的目标，还必须进行有效的协作。协作是各项工作顺利进行的保障，将全部工作划分成各种专业化的服务，再分派到群体或个人，形成不同的部门。

3. 管辖幅度原则

管辖幅度指管理人员有效地监督、指挥、管辖其直接下属成员数量的限度。

4. 集中原则

即责权统一原则。组织中对承担任务的部门或人员应赋予相应的职权。即拥有什么样的职位，就应拥有相应的权力，权力是完成任务的必要工具，而有多大的权力，就应负多大的责任。

5. 管理层次原则

将组织的职权、职责按上下级关系划分。凡是组织都有层次结构，组织越大往往层次越多。

（二）护理人员的编制

1. 护理人员编制的原则

（1）满足工作需要原则：护理人员编制要根据工作需要，通盘考虑护理人员的数量和人员结构（包括职称、学历、年龄、护龄等），以利于护理目标的实现。

（2）能级对等原则：在进行人员配备时，要使护理人员的资历、能力与所承担的工作职能相适应。如按职称上岗，既让合格的人员承担组织机构中所规定的任务，又要使人员的职务与所承担的职责、能级相对应。

（3）结构合理原则：进行人员编制时不仅要考虑数量，而且要考虑人员群体的结构质量，包括管理与专业技术人员结构，高、中、初级专业技术人员结构，老、中、青人员结构，护、教、研人员结构，以保证结构的合理优化。

（4）人力成本原则：人员配备既要考虑工作的需要，也要考虑人力成本，以达到可以优化组合的目的，最大限度地发挥人力资源潜能，降低人力成本。

（5）动态调整原则：根据专业发展和服务对象变化，以及医院在体制、机构等方面的不断变革，对编制人员进行动态管理，保证人员相对稳定的同时合理流动。

2. 影响护理人员编制的因素

（1）工作任务的轻重。

（2）工作人员的能力。

（3）工作条件。

（4）管理水平。

（5）政策影响。

（6）社会影响。

3. 医院的护理人员编制

目前，我国大多数医院还是根据卫生部的《综合医院组织编制原则试行草案》（以下称《编制原则》）确定护理人员编制。但随着医学科学技术的进步，临床新技术的开展，各种新仪器、新设备的应用，以及专业分工和管理系统的改革，对包括护理人员在内的各类专业技术人员的配备有了新的变化，原有的《编制原则》与实际情况存在明显不适应的地方，需要各级管理部门，特别是护理管理部门研究探索新的编制方案。

（1）病房护理人员的编制：护理人员包括护士（含护师）和护理员，护士与护理员的比例以3:1为宜。每张病床0.4名护士，病房护理人员承担的工作量不包括发药及治疗，发药及治疗每 40~50 张床位编配护士 3~4 名。

（2）非病房科室护理人员的编制：门诊护理人员与门诊医生之比应为 1:2；急诊室护理人员与医院总床位之比应为 1:1~1.5:1；观察室护理人员与观察床之比应为 1:2~1:3；注射室护理人员与病床之比应为 1.2:1~1.4:1；住院处护理人员与病床之比应为 1:1~1.2:1；婴儿室护理人员与婴儿床之比应为 1:3~1:6；供应室护理人员与病床之比应为 2:1~2.5:1；手术室护理人员与手术台之比应为 2:1~3:1；助产士与妇产科病床之比应为 1:8~1:10；病房、门诊、住院处、急诊室、观察室、婴儿室、注射室、手术室、供应室等单位，每 6 名护理人员增加替班 1 名。

（3）护理指挥系统的编制：300 张床位以下的医院可设总护士长 1 名；300 张床位以上的医院可设护理副院长兼护理部主任 1 名，副主任 2~3 名；病床不足 300 张，但医、教、研任务繁重的专科医院，设护理部主任 1 名，副主任 1~2 名；其他 300 张床位以下的县和县以上医院，设总护士长两名；100 张床位以上的科室可设科护士长 1 名；门（急）诊、手术室等任务重、工作量大的科室均可设科护士长 1 名；护理部还应设夜班总护士长，根据床位和病房数目可设 1~2 名或 2~3 名，也可由科护士长或病房护士长轮流值夜班，以代替夜班总护士长进行工作。

（4）根据实际工作量编制：影响医院护理人员编制的因素较多，需依据医院类别、专科特点、质量要求等因素，通过直接或间接的工作时数测量确定实际工作量，再进一步计算出编制人员数和设置比例。

二、护理人力资源管理

（一）护理人力资源管理概念和特点

护理人力资源管理（HRM）主要是指运用现代化的科学方法，通过一定的程序和方法，合理安排和有效任用医院护理人员，发挥每个人的潜能，提高工作效率，实现组织目标，包括一切对医院中的护理人员构成直接影响的管理决策及实践活动。护理人力资源管理主要包括人与岗位的匹配、人与人的科学匹配、人的需求与工作报酬的匹配三方面的工作。恰当的护理人力资源管理可以使组织中每个护理人员的长处都能得到发挥并取得最好的护理工作绩效，进而最大限度地提高组织效率。

护理人力资源管理的水平，已经成为直接影响医院医疗质量和服务水平的重要因素。护理人力资源具有以下特点：①需要一定的培养周期；②是有情感、有思维的资源；③是不断变化的。我国护理队伍庞大，随着卫生事业的发展，护理队伍发展迅速。截至 2022 年底，我国注册护士总数已达 232.3 万人，护士数量已占全国卫生技术人员总数的近 40%，分布于各类医疗卫生机构中，是卫生人力资源管理中不可忽视的内容。护理人力资源是医院生存和发展的重要组成部分，护理人力资源管理的水平直接影响医院的医疗质量和服务水平，加强护理队伍的建设和护理人力资源管理，是医院管理的一个重要方面。

（二）护理人力资源管理的内容

1. 人力规划

人力规划是人力资源管理的主要任务。一是对组织护理人力的总体规划，包括人力总体需求与供给预测、人力短缺与过剩预测、人力资源规划的定期评价与调整等。二是对护理人力子系统的规划，包括人员的更新、晋升、培养开发和配备规划等。

2. 识人

识人是指招聘和选拔人员的过程。人力资源和护理管理部门在工作分析和人力资源现状分析后，根据业务范围评估及工作岗位需求制订人力资源规划，明确所需护理人员的数量和质量要求。组织通过多种渠道和方法寻求足够数量具备相应岗位任职资格的申请人，以确保从众多申请人中选拔出最适合的人选与具体岗位相匹配。

3. 育人

人员培训是人力资源管理的核心内容。护理人员培训包括新护士岗前培训、入职后的持续岗位培训、结合职业生涯发展的培养等。通过对护理人员的工作指导、教育和专业核心能力训练，使其在职业道德、工作态度、知识水平、业务技能等方面得到不断提高和发展，实现护理服务产出的最大化。

4. 用人

用人是指管理者将护理人员分配到具体的岗位，赋予其具体的职责、权力，使之进入工作角色，完成组织任务的过程。应遵循以下原则：①人岗匹配原则；②用人所长原则；③用人不疑原则；④公平竞争原则。

5. 留人

保留优秀人员是人力资源管理必不可少的环节。留住人才的重要举措有：①建立合理的薪酬与绩效体系，实现同工同酬、多劳多得、优绩优酬，体现护理人才的市场价值；②制定护理人员职业安全与健康维护相关政策和措施；③按照国家劳动政策提供相应的医疗、养老、工伤保险和各种福利待遇；④做好心理环境建设，建立公平公正的工作氛围；⑤建立行为激励机制，制定合理的奖惩制度，同时根据个体需求采取不同的激励措施，提供个人发展空间；⑥重视人文关怀，从细节入手，关心护理人员个人生活。

6. 评人

素质评价意义在于：一是帮助护理人员检查工作中的不足，促进业务能力不断提高和持续改进，以提高个人竞争力和组织整体效率；二是评价结果作为组织和管理部门对护理人员做出关于奖惩、培训、调整、升迁、离退、解雇等人事决策的依据。

（三）医院护理人力资源配置

1. 概念

护理人力资源配置是以护理服务目标为宗旨，根据护理岗位合理分配护士数量，保证护士、护理岗位、护理服务目标合理匹配的过程。护理人力资源合理配置主要包括以下三方面：一是护士的数量与事的总量的匹配；二是护士的能力与事的难易程度的匹配；三是护士与护士之间知识、能力、性格等结构的匹配。

2. 配置原则

（1）依法配置的原则：以医院服务任务和目标为基础，配置足够数量的护士以满足患者需求、护士需求和医院发展的需要。《护士条例》明确指出：医疗卫生机构配备护士的数量不得低于国务院卫生主管部门规定的护士配备标准。

（2）基于患者需求动态调配的原则：护理人力资源配置要以临床护理服务需求为

导向，基于患者的实际需求进行动态调配。

（3）成本效益的原则：人力资源管理的出发点及最终目的都是实现效益最大化。在分析个人能力与岗位要求的基础上实现个体与岗位的最佳组合，充分调动护士工作积极性，高效利用护理人力资源；根据护理工作量的变化及时增减护士数量，由此降低人员成本，提高组织效率。

（4）结构合理的原则：结构合理化要求护士在专业结构、知识结构、智能结构、年龄结构、生理结构等方面形成一个优势互补的护理人力群体，有效发挥护理人力的个体和整体价值。

3. 配置方法

1）比例配置法：卫生行政主管部门的相关政策和规定，对医院的护士数量做了基本要求，被用作比例配置法的计算依据。例如，《三级综合医院评审标准（2011年版）》规定，三级医院临床一线护士占护士总数至少≥95%，病房护士总数与实际床位比至少达到0.4:1，重症监护室护士与实际床位比不低于（2.5~3）:1，手术室护士与手术间比例不低于3:1，医院在岗护士至少达到卫生技术人员的50%。2012年，《卫生部关于实施医院护士岗位管理的指导意见》指出，"普通病房实际护床比不低于0.4:1，每名护士平均负责的患者不超过8个，重症监护病房护患比为（2.5~3）:1，新生儿监护病房护患比为（1.5~1.8）:1，门（急）诊、手术室等部门应当根据门（急）诊量、治疗量、手术量等综合因素合理配置护士"。

2）工作量配置法：指根据护士所承担的工作量及完成这些工作量所需要消耗的时间来配置护理人力资源的方法。

（1）工时测量法：护理工时测量是国内医院第一种系统测定护理工作量的方法。在进行护理工时测量时，首先应界定护理工作项目（通常包括直接护理项目和间接护理项目），再通过自我记录法或观察法测算护理工作项目所耗费的时间，应用公式计算护理工作量以及护理人力配置的理论值。

（2）患者分类法：患者分类法是国外护理人力资源管理中比较常见的工作量测量与护理人力配置的计算方法。根据患者、病种、病情等来建立标准护理时间，通过测量和标准化每类患者每天所需的直接护理时间和间接护理时间，得出总的护理需求或工作量，从而预测护理人力需求。包括原型分类法、因素型分类法、原型与因素型混合法三种。

①原型分类法：20世纪60年代初期，由美国约翰·霍普金斯医院首先提出，根据患者对护理的需求将患者分为三类或三类以上，每类患者具有相似的特点如日常生活能力、治疗需求等，如按患者对护理的需求将患者分为三类：完全照顾、部分照顾、自我照顾；测量每类患者所需的平均护理时数，再根据每类患者数量计算所需护理时数和工作量。日本根据患者的生活自由度分为四级（1、2、3、4），从需要观察的程度分为三度（A、B、C），组合成12级。我国的分级护理也属于原型分类法，根据患者病情和生活自理能力，将患者分为特级护理、一级护理、二级护理和三级护理四类。

②因素型分类法：选定发生频率高、花费时间长的护理操作项目，测量每一项目所需的护理时数。根据每个患者每天/班所需护理项目及其频数，计算所需护理时数并分

配护士。美国芝加哥罗斯长老会圣路加医学中心设计的罗斯麦迪可斯量表——患者分类系统（RMT – PCS）是因素分类法的代表。该方法考虑了患者的个体化需求，不足在于每项护理活动标准时间的确定较复杂，且标准时间随着操作水平的提高而动态变化。

③原型与因素型混合法：20 世纪 70 年代，美国学者提出混合测量法，兼具原型和因素型分类法的优点。Medicus 法是混合法中颇具代表性的一种，它采用原型分类法对患者进行分类，但分类依据不是护士主观判断，而是由主管护士选取能反映患者需求的护理操作项目进行护理活动工时测定，由计算机根据患者的具体情况进行权重处理后将患者划分到相应的类别，从而配置护理人力。优点是各医院、病房可根据自己的工作特点决定影响工作量因素，计算简便；缺点是计算机模式中护士结构固定，影响其灵活性。

（贾素霞）

第三节　护理质量管理

护理质量是医疗质量的重要组成部分，在保证医院声誉及医疗、护理服务成效中占有重要地位。护理质量管理是一个循序渐进的过程，需不断完善和持续改进。加强护理质量管理是护理管理的重要核心内容，是为患者提供优质、安全和高效的医疗护理服务的重要保障。

一、护理质量的概念

护理质量是指护理人员为患者提供护理技术和生活服务的过程及其效果，以及满足服务对象需要的程度。完整的护理质量定义包含两层含义，一是护理服务活动要符合规定要求，二是质量与服务对象的关系。所谓符合规定是指护理人员的工作行为符合职业道德规范，各项操作符合操作规程，护理管理符合国家、地区和行业相关法律法规。质量与服务对象的关系，是指护理服务应满足患者明确的和隐含的合理需要。明确的需要是指患者明确提出的、需护理人员解决的问题，如长期卧床的患者希望能坐轮椅到户外晒太阳；隐含的需要是指存在的，但患者未明确提出寻求帮助的需要，如正在输液的患者希望去卫生间，但家属不在，患者不好意思请医护人员协助。综上所述，护理质量是反映护理服务活动符合规定、满足护理服务对象明确与隐含的合理需要的程度。

二、护理质量管理的概念

护理质量管理是指按照护理质量形成的过程和规律，对构成护理质量的各要素进行计划、组织、协调和控制，以保证护理工作达到规定的标准并满足服务对象需要的活动过程。开展护理质量管理，应注意以下要点：第一，必须建立完善的护理质量管理体系，并使之有效运行；第二，制定合理的护理质量标准，使得管理有据可循；第三，要对护理过程中构成护理质量的各要素，按标准进行质量控制；第四，在护理质量管理过程中，各个环节相互制约、相互促进、不断循环、周而复始，质量逐步提高，形成一套质量管理体系和技术方法。

三、护理质量管理的特点

（一）护理质量管理的广泛性和综合性

护理质量管理是综合性的，包括有效服务工作量、技术质量、心理护理质量、生活服务质量以及环境管理、生活管理、协调管理等，管理的范围相当广泛。在整个医院的服务质量管理中几乎处处都有护理质量问题，事事都离不开护理质量管理。这一特点充分体现了护理质量管理在医院服务质量管理方面的主体地位。

（二）护理质量管理的协同性和独立性

护理工作不仅与各级医生的诊断、治疗、手术、抢救等医疗工作密不可分，也与各医技科室、后勤服务部门的工作有着密切联系。护理质量问题都会从它与其他部门的协调服务和协同操作中表现出来。因此，护理质量管理必须加强协同管理。护理质量管理不是辅助性的质量管理，而是有着相对的独立性，是一个独立的质量管理系统。

（三）护理质量管理的程序性与连续性

护理质量是医疗质量和整个医院工作质量中的一个大环节。在这个大环节中，又有若干工作程序。例如，中心供应室的工作质量就是一个完整的工作程序质量；手术患者的术前护理和准备就是手术质量的一个工作程序质量；临床诊断、治疗等医嘱执行的技术质量也是其工作程序质量。工作程序质量的管理特点就是在质量管理中承上启下，其基本要求就是为确保每一道程序正确。无论护理部门各程序之间还是护理部门与其他部门之间，其工作程序均具有连续性，都必须加强连续的、全过程的质量管理。

四、护理质量管理的方法

护理质量管理需要创新，要求突破惯性思维，寻求一种更新、更有效的质量管理方式，达到质量管理的规范有序。借助信息化技术，全员参与护理质量管理实现其时效性、公开性和公正性。护理质量管理过程中，各个环节相互制约、相互促进、不断循环、周而复始，质量一次比一次提高，形成一套质量管理体系和技术方法，以最佳的技术、最短的时间、最低的成本，来达到最优质的护理服务效果。

为使护理管理走向规范化、标准化、法制化，提高管理者和护理人员的质量管理意识及管理水平，规范护理行为，提高医院竞争力，将ISO9000标准引入护理质量管理，减少了护理纠纷，改进、提高了服务质量，提高了患者满意度。

五、护理质量管理体系

护理质量管理体系是指实施护理质量管理所需的组织结构、程序、过程和资源。医院的护理质量体系包含在质量管理范畴，是为了实施护理质量管理而建立和运行的。

（一）护理质量体系的结构

包括护理服务质量环节、护理质量体系文件和记录、内部质量审核等。护理质量体系文件是评审护理质量体系及运行情况的依据，包括护理质量手册、护理质量计划、护理质量程序、护理质量记录和技术规程。内部审核应按照已经形成文件的程序由与受审核活动或领域无关的、能胜任的人员有计划地完成并记录归档，对审核的内容，管理者应负责确保采取必要的、与审核结论相适应的纠正措施。

（二）护理质量管理体系的建立

1. 护理质量管理组织的建立

三级质量管理委员会，即护理部成立护理质量管理委员会，由护理部主任担任主席；各专科成立护理质量委员会，由科护士长任主席；科室（各病区）成立护理质量委员会，由护士长担任主席。各委员会机构健全、责任明确，并根据职责制定质量管理计划，建立质量保证体系，组织领导、检查督促质量管理工作，研究、分析和解决质量问题。

2. 护理质量标准的制订

护理质量标准根据护理工作的内容、特点、流程、管理要求、护理人员及服务对象特点、需求而制订。

（三）护理质量管理体系的实施

1. 质量管理体系标准文件化

要求护理部、督导组成员、护士长等管理人员应备有一套完整的体系文件。

2. 开展系统培训

培训人员包括护理管理者、督导组成员、护理质量管理人员及各级护理人员。

3. 质量标准执行

质量标准在执行过程中，要加强组织间的协调作用，及时纠正执行中存在的各种偏差；建立监督与考核机制，形成"自我管理"和"逐级管理"相结合，使质量管理体系运行更有效。

4. 质量管理体系评价与审核

对质量管理体系的运行，应有充分的证据予以证实。应在一定时间内，对质量管理体系运行的过程和结果，组织有关人员进行评价与审核。

六、护理质量管理的标准

常用的标准包括要素标准（结构标准）、过程质量标准和终末质量标准。

（一）要素标准

评价内容有

1. 机构和人员

建立健全与医院功能、任务和规模相适应的护理管理体系，可设置 2 ～ 3 级质量管理委员会，定期进行质量控制与改进活动，护理人员编配合理，在数量和质量上符合卫健委规定标准。

2. 环境、物资和设备

反映医院设施、医疗护理活动空间、环境卫生监测、护理装备水平及物资设备等合格程度。

3. 知识和技术

反映护理业务功能与水平、开展的技术服务项目及执行护理技术常规的合格程度，如护理人员"三基"水平达标率、护理人员年考核合格率、护理人员年培训率、急救物品完好率等。

4. 管理制度

护理工作有计划并按计划落实，规章制度健全并严格贯彻执行，护理资料齐全尽可能达到计算机管理，如年计划目标达标率。

（二）环节质量标准

目前国内医院制定环节质量标准最常用的指标主要包括以下两类：

1. 患者护理质量指标

如基础护理合格率、患者对护理工作的满意度等。

2. 护理环境和人员管理指标

如病区管理合格率、护理文书书写合格率、护理技术操作合格率、消毒隔离合格率、急救物品准备完好率等。

（三）终末质量标准

是患者所得到的护理效果的综合反映，是对患者最终的护理效果的评价，属于传统的事后评价或后馈控制。这些指标的主要特点是从患者角度进行评价。常用指标包括出院患者对护理工作的满意度、年度护理差错发生率、年度压疮发生次数、抢救成功率等。

七、护理质量评价

（一）资料收集

资料收集途径主要包括：①建立汇报统计制度，保证护理工作数量、质量的统计数字及时准确，并做好日累计、月统计工作。②制订定量检查制度，可采用定期检查与抽查结合的方式，用检查所收集到的信息与标准对照，获得反馈信息，计算达标程度。

收集资料的具体步骤：①收集信息，通过检查获得各项护理工作信息；②对照标准对相关信息进行分析评价；③制作质量管理图表，如直方图、排列图、控制图、因果图及统计分析表等，以反映出不同时期、不同护理单位服务质量控制的情况，并进行信息反馈和评价。

（二）评价形式

包括全程评价与重点评价。全程评价就是对护理活动全过程进行分析评价，主要检查护理各个方面的整体情况，找出普遍存在的问题和个别需要改善的现象，为进一步修订质量标准指明方向。重点评价指某项技术操作考核、护理文书书写或病区管理、服务管理等单项质量评价，这种评级方法容易发现存在的不足，以便及时采取补救或纠正措施。

1. 事前评价与事后评价

事前评价就是在标准实施前进行评价，并找出质量问题，明确实施标准应重点解决的问题。事后评价则指在某些标准实施后所进行的评价，为质量改进指明方向。

2. 定期评价与不定期评价

定期评价是指按规定的时间进行的评价，如周评价、月评价、年度评价。这种评价真实性强，能较真实反映质量问题。

3. 自我评价与他人评价

自我评价是由评估者本人对自己在一定时期内所做工作的质量对照标准进行的自我总结和评价。他人评价包括同级护理的相互评价、上级机关组织的评价以及患者的评价。自我评价和他人评价相结合更能全面发现问题，弥补自我评价的不足。

科学的护理质量评价不仅有利于维护患者的利益，对劣质服务进行惩处和改进，同时也有利于维护医院与医务人员的利益，使优质服务得到肯定。然而由于护理工作面临的情况复杂，不可控因素多，如何建立起更加科学、客观、可信、有效的护理质量评价方法，是值得卫生主管部门和医院管理者共同深入探讨的问题。

（母慧娟）

第八章　医院感染管理

第一节 医院感染管理概述

一、医院感染的基本概念

医院感染又称医院获得性感染，是指患者住院期间在接受治疗、检查、护理等过程中遭受的感染并出现症状。医院感染包括在院内感染而在院外或转院后发病的患者，不包括入院时即有的潜伏感染。医院感染的研究对象，从广义讲应是所有在医院活动的住院、门诊患者和探视、陪护者以及医院职工。这些人在医院区域内均有获得感染性疾病的机会。但由于门诊患者及探视、陪护者受感染的因素和机会很多，且在医院逗留时间较短，难以准确判定感染源就是来自医院。另外，医院职工与社会交往的机会颇多，感染的来源是医院还是社会也很难判定。故在这些情况下，即便是医院感染也多归于传染性疾病，与社会感染没有多大的区别。况且，据临床观察，医护人员的医院感染多为工作不慎用利器（针尖、刀刃、破碎玻片等）刺伤或防护不严接触传染性物质（传染患者的饭具、粪便、排泄物等）等因素所造成，与住院患者的医院感染也有不同。所以医院感染的研究对象主要应为住院患者。

医院内感染按病原微生物的来源可分为外源性感染和内源性感染。①外源性感染（交叉感染）：外源性感染是指病原体来自于患者体外，通过直接或间接感染途径，病原体由一个人传播给另一个人而形成的感染。如患者与患者之间、患者与医院工作人员之间的直接感染，或通过空气、水、物品的间接感染。②内源性感染（自身感染）：内源性感染是指患者自身携带的病原体引起的感染。寄居在人体内的正常菌群或条件致病菌，通常是不致病的，但当人的免疫功能低下时，或正常菌群发生移位时就可引起感染，如肝硬化患者易发生原发性腹膜炎。

二、医院感染的形成

感染是病原微生物经过一定途径侵入易感宿主的体内，或由患者自身某部位原有菌群通过移位途径进入另一部位生长、繁殖、而引起病理变化。由此可见，医院内感染必须具有感染源、传播途径和易感者3个基本条件才能形成。

（一）感染源

感染源即感染的来源，指病原微生物自然生存、繁殖及排出的场所或宿主（人或动物）。医院感染源可分为内源性感染源和外源性感染源。内源性感染源来自患者身体特定部位（胃肠道、呼吸道、皮肤、泌尿生殖道及口腔黏膜等）的正常菌群。外源性感染源则来自：①已感染的患者及病原携带者。值得注意的是某些已遭受感染的患者，病原体在患者体内增加了毒力和耐药性，再排出体外，将成为致病力很强的感染源；②医院环境、设备；③动物，如鼠类；④消毒不彻底的医疗器械；⑤血液制品、药物等。

（二）传播途径

传播途径是指从感染源传到新宿主的途径和方式。在医院环境中，内源性感染是通过病原体在患者机体内移位而实现；外源性感染通常通过以下5种途径传播。

1. 接触传播

（1）直接接触传播：由已遭感染的患者或带菌者的口、黏膜、血液、皮肤等直接（不经媒介）将病原体传给易感宿主。如母婴间疱疹病毒、沙眼衣原体、肝炎病毒、柯萨奇病毒等的传播感染。直接接触头发、皮肤而感染头虱、癣；输血而罹患乙型肝炎、艾滋病等都属于这类感染。

（2）间接接触传播：病原微生物通过媒介传递给易感宿主。最常见的传播媒介是医护人员的手，其他有共同媒介物（如水、食物、医疗设备）及生物媒介（如昆虫）等。间接接触传播是医院感染中最多见的传播途径。

2. 空气传播

空气传播是以空气为媒介，在空气中带有病原微生物的微粒子，随气流流动，而造成感染传播，也称为微生物气溶胶传播。空气传播有3种形式：

（1）飞沫传播：从感染源排出的液滴较大，在空气中悬浮时间不长，只在易感者和患者近距离接触时才发生感染。其本质是一种特殊形式的接触传播。

（2）飞沫核传播：从感染源体内排出的飞沫，在降落前，表层水分完全蒸发，形成含有病原体的飞沫核，能长时间浮游，长距离传播。因此，可造成多人感染。

（3）菌尘传播：物体表面上的传染性物质干燥后形成带菌尘埃，在清扫环境，人员走动、机械震动、整理床铺、物品传递时，通过吸入或菌尘降落于伤口，引起直接感染；或菌尘降落于室内物体表面，引起间接传播。与飞沫传播不同，易感者往往没有与患者的接触史，预防措施的关键是通风、过滤、除尘以及空气隔离。

3. 血液、血制品及输液制品传播

通过污染的药液、血液，传播乙型和丙型肝炎病毒、艾滋病病毒、疟原虫等。

4. 水和食物传播

除可致医院内细菌性食物中毒外，食品中常带有各种条件致病菌，可在患者肠道定植，增加感染机会。

5. 生物媒介传播

指动物或昆虫携带病原微生物作为人间传播的中间宿主。如蚊子传播疟疾、乙型脑炎等。

（三）易感宿主

易感宿主是指对感染性疾病缺乏免疫力而易感染的人。若把易感者作为一个总体，则称易感人群。医院是易感人群相对集中的地方，易发生感染和感染的流行。

三、医院感染的易感因素

（一）机体抵抗力减弱

住院患者大都患有慢性疾病，如糖尿病、肝病、肾病、恶性肿瘤等，当机体正常功能受到损害时，故抗病能力减弱，甚或出现免疫缺损。尤其是年老体弱、产妇、婴幼儿及接受免疫和放射治疗的患者，多因营养欠佳出现低蛋白血症以及某些原因所致的皮肤黏膜损伤，体表屏障作用减弱，抗体生成降低，往往易导致感染。

（二）长期大量应用抗生素

长期大量应用抗生素可使人体正常菌群生态失衡，损伤其定植抵抗力，而促进耐药菌株的产生和繁殖。某些抗生素还可直接损害人体防御机制，增加患者的易感性，成为医院感染的主要危险因素之一。

（三）应用各种药物

患者住院期间常接受多种药物治疗，尤其是抗癌和皮质醇类药物长期或多量应用，会导致患者骨髓和单核—巨噬细胞系统功能降低，免疫功能低下，成为医院感染的重要因素。

（四）介入性诊断、治疗操作

介入性诊疗操作是引发医院感染的主要危险因素之一。由于介入性操作可直接破坏人体防御屏障，从而为病原微生物的侵入提供了条件和可能。此外，操作不规范、消毒不严格、器械和物品被污染，常是医院感染不可忽视的因素。对以下操作尤应注意：如周围与中心血管导管、血液透析、气管插管、气管切开、腔室引流、内镜、腹膜透析、泌尿道插管、膀胱镜及脏器移植等。

四、医院感染管理的概念

医院感染管理是运用相关理论和方法，对医院感染现象进行计划组织和控制活动，以提高工作效率，减少感染发生。医院感染管理是一门复合边缘性应用科学，与医学、管理科学和社会科学联系紧密。

我国有组织地开展医院感染管理起源于 20 世纪 80 年代初期。1986 年，卫生部与WHO 合作举办了第一次全国医院感染研讨会，并对 40 家医院进行医院感染情况调查，同年组建了医院感染监测控制系统和医院感染监控管理培训基地。经过 30 年的发展，我国医院感染管理在法规政策、组织管理、人员队伍建设、院感防控领域和国际合作交流五个方面都取得了跨越式发展。

五、医院感染管理的组织体系

医院感染管理组织是医院感染管理的载体。有效实施医院感染管理必须首先建立结构完善的感染管理组织体系。1988 年 11 月卫生部颁布了《关于建立健全医院感染管理组织的暂行办法》，规定 300 张病床以上的医院设医院感染管理委员会，300 张病床以下的医院设医院感染管理小组。通常，医疗机构应设置医院感染管理委员会和感染管理科，并在各科室设置医院感染管理小组，形成医院感染管理三级组织体系。

医院感染管理委员会应设医院感染管理科、抗菌药物使用管理小组、消毒隔离管理小组等办事机构。医院感染管理委员会主任通常由院长担任（特殊情况下由业务副院长担任），副主任委员由业务副院长担任；医院感染管理委员会成员由医院感染管理办公室主任、医务处、护理部、门诊部、临床相关科室的主要负责人和临床抗菌药物学专家组成。抗菌药物使用管理小组组长应由业务副院长担任，一般要求具有主任医生职称。医院感染管理科主任由经过系统培训，具有多年医院感染管理经验以及有较高水平和相关学识的高级专业技术人员担任。消毒隔离管理小组组长由主管护理的副院长担任。

各临床科室设有医院感染管理小组，临床科室感染管理小组各组长由各科主任担任（或由有经验的学科带头人担任）。小组成员由各病区护士长、住院总医生组成，并经过系统的医院感染专业知识培训。

（贾素霞）

第二节 医院感染监测及流行病学

一、医院感染监测定义

医院感染监测，指长期、系统、连续地观察、收集和分析医院感染在医院一定人群中的发生、分布及其影响因素，并将结果报送和反馈给有关单位和人员，为医院感染的预防控制和管理提供科学依据的活动。

二、医院感染监测的目的

是为了取得医院感染的第一手资料，分析医院感染的趋势，发现医院感染的薄弱环节及存在的问题，为采取有效的控制措施提供依据。再经连续地监测，评价各种措施的效果。监测的目的是为了控制医院感染的各种危险因素，降低医院感染的发病率。具体目的如下：

（1）通过监测，及时发现和解决问题，不断提高医疗护理质量。

（2）了解掌握医院感染概况，如医院感染的发病率、科室发病率、感染部位分布、年龄分布、病原微生物及其耐药谱等。

（3）通过监测资料的分析，可以得到医院感染的本底数据，为及时发现和控制暴发流行提供信息，并作为今后监测对比的依据。

（4）通过系统监测资料，作为评价医院感染管理水平的标志。

（5）利用监测资料可进行不同专题研究。如对所发生感染的流行病学分析、对各危险因素的分析、对临床生物的分析鉴定、抗药机制的研究等。

（6）对各种不同的监测方法和控制措施进行评价。

三、医院感染监测的组织实施与信息反馈

（一）监测的组织实施

医院感染监测的组织系统由院长领导下的医院感染管理委员会、医院感染管理科、

科室医院感染控制小组三级组成。其共同任务，就是对医院感染的重点科室、重点部位和区域开展定期和经常性地监测工作。随着时间及各种因素的变化，不间断地通过微生物学、卫生学、临床病学、流行病学等方面监测和调查，收集、整理、分析掌握有关病原菌、危险因素、发病规律等医院感染资料信息，为预防和控制医院感染，做好医院感染管理工作提供科学依据。

（二）监测信息的反馈

对监测结果根据不同情况分别采用书面报告、大交班会议、参加科室交班会、个别指导和座谈等形式进行信息交流和反馈。对发现的与医院感染有关的严重违章问题，采用《医院感染监测质控信息反馈通知单》形式指出问题，提出要求，限期改正，经有关领导签字后发给有关科室。

四、医院感染监测类型

医院感染监测可分为：全面综合性监测和目标性监测两种类型。

（一）全面综合性监测

对医院内所有住院患者和工作人员的医院感染及其有关的因素进行综合性监测。特点是监测范围广、项目多，所需的人力物力大，时间周期长，通常是在监测工作的开始阶段所采用的方法，可以全面了解和掌握医院感染发生的各种情况和危险因素，早期发现医院感染的隐患，为医院感染的防治打下基础。

1. 发病率调查

这一方法是对一定时期内医院感染的发生情况进行调查，是一个长期的、连续的过程，可采用前瞻性调查和回顾性调查两种方式。它可提供本底感染率以及所有感染部位和部门的资料，而且前瞻性调查能早期辨认医院感染暴发流行；但费用昂贵、费时、费力，对收集的大量数据，很少有时间进行分析。发病率调查的主要计算指标是发病率。

2. 现患率调查

又称现况调查或横断面调查，它利用普查或抽样调查的方法，收集一个特定的时间内，即在某一时点或短时间内，有关实际处于医院感染状态的病例的资料，从而描述医院感染及其影响因素的关系。1983 年 WHO 总部采用此方法开展了全球医院感染的调查。

现患率调查可以在很短时间内完成，节省人力、物力和时间，耗资相对较少。这种全院范围的活动，增强了临床工作人员医院感染的意识，提高了感染控制小组的工作透明度。定期或不定期的现患率调查，可以了解某地区医院感染情况；反复进行现患率调查，可以看出医院感染的长期趋势；可用于效果评价。现患率调查主要计算现患率，以此估计发病率，由于包括新、老病例，所以总是大于发病率。现患率受患者住院日数和感染天数的影响。在小医院或小病房，患者人数太少，计算出的现患率不确切，不能进行有意义的统计学分析。

（二）目标性监测

在全面综合性监测基础上，对影响医院感染的主要因素进行有目的监测。《医院感染管理规范》明确了在开展全面连续性监测的基础上，重点要放在开展前瞻性的目标性监测上。

1. 部门监测

对存在高危险因素的部门进行监测。这些部门，如监护室、肿瘤科等，经常有对医院感染非常易感的患者，如免疫力低下的，接受器械插入性操作以及接受监护的患者。这种将有限的力量重点用在最危险的部门，以防止严重和危及生命的感染是一个很好的办法，但也存在缺点，就是全院其他部门的多数医院感染问题得不到应有的照顾，这是应当解决的。

2. 轮转式监测

医院感染的监测工作按照各科室的排列顺序轮转进行。科室可以按地理位置分成几片，每片进行一个月的监测，然后再转到另一个片。月末对全部监测材料进行总结、制表、分析，并交医院感染管理委员会讨论，最后写出报告，指出发现的问题和应采取的措施。

这种方法虽然包括了全部科室，但在较长时期里仍有很多科室没有监测，这种方法的主要吸引力在于至少每年每一个科室有一次全面的评价，特别是对已知的危险因素的消除和减少所做的成绩。当然在此期间，没有监测的科室发生暴发感染或其他问题应给予关注。

3. 从优监测

同上述两种监测方法不同，它不是按部门或科室划分，而是按感染的重要性来确定。首先将各种感染的重要性排队，排队的指标不能单靠感染率（过去常用感染率的高低来判，定重要性），而应当拟感染带来的经济损失的多少来判定感染的相对重要性。在 SEN 工作研究中对三所医院调查的资料中，如果用各种感染的构成百分比来判定，无疑会认为泌尿道感染是最主要的，其次是术后伤口感染、肺炎等。如以各种感染造成的总费用的增加比来判定，则会认为外科伤口感染是最重要的，其次是肺炎和泌尿道感染等。

五、感染监测方法

医院感染监测包括资料的收集、整理、分析和解释，对预防干预措施的反馈，以及对这些干预措施进行评价。医院感染监测在医院中实施，需要建立医院感染监测系统、制订监测计划、统一监测方法。

（一）医院感染监测系统

1. 良好监测系统的特征

（1）及时、简单、灵活。能及时反映出医院感染的发生情况及变化；能及时反馈，促进各科室参与医院感染控制；能使调查方案容易实施；能根据医院情况和条件的改变而适时变化。

（2）可接受、成本合理。可接受性是指人们愿意执行监测，及时提供正确资料的程度，可接受性取决于对监测工作重要性的认识及调查方法的可接受性和对敏感问题的保密性。成本合理是指能将成本和工作负担减少到合理限度。

（3）具有灵敏性、一致性和专一性。保证适当的发现病例的灵敏度，有时尽管查找病例方法的灵敏度低，但只要灵敏度在多次调查中保持一致，并且发现的病例具有代表性，则仍能满足监测的要求。精确定义医院感染病例，培训调查人员，保证发现病例的特异度。在调查方法上，采用统一的方法。

2. 监测系统的评价

对已建立的监测系统的质量需要定期评价，以保持监测系统的持续发展。主要评价指标有如下几种：

（1）有用性：评价监测系统是否有用，要看它能否反映医院感染的变化，能否确定优先重点防治的感染，能否对改进监测系统的工作和资源分配做出相应的决策。

（2）及时性、简单灵活性、可接受性。

（3）成本：包括资料的收集、分析及反馈所需的直接和间接成本，并进行成本效益分析。

（4）代表性：可通过随机样本或部分监测人群的结果与整个人群的情况比较，以了解监测系统的代表性。

（5）准确性：是指监测结果与实际结果符合的程度，将医院感染患者与非医院感染患者正确区分的能力。主要有敏感度和特异度。敏感度是指监测系统能测出真正医院感染事件的能力。特异度是测量监测系统测出真正非医院感染事件的概率。

（二）监测计划

监测计划是开展各种监测项目的基础，监测计划大多是感染控制委员会报告给医院管理部门，必须投入一定预算以支持实施。监测计划应包括监测目的、受监测人群（患者和病房）、监测内容、计算指标、感染类型和病例的定义以及调查项目的定义、监测频率和持续时间、资料收集的方法和人员的培训、资料分析方法（特别是对危险因素进行分层分析）、信息的反馈方式等。监测计划应向所有参加者说明。

（三）监测方法

1. 资料收集方法

医院感染监测中收集资料的目的是为了发现感染病例。然后再围绕病例对有关因素进行调查。而发现感染病例主要是由医院感染专职人员、医生、护士来完成的，可以通过医生自报、医院感染专职人员做前瞻性调查、横断面（现况）调查、回顾性调查、感染监控护士登记、相关科室信息记录等方法收集医院感染资料。

2. 资料整理

（1）原始资料整理核实：对缺少的项目要立即补上；对诊断不确实的感染病例可再核实，对重复的病例要去除。

（2）统计指标的计算：全院及各科的医院感染病例发病率及例次发病率；医院感染现患率及各部位感染率及构成比；抗生素使用率、病原菌及其耐药性、各种危险因素情况等。

（3）结果分析：将不断监测所取得的结果进行分析研究，找出造成医院感染的各种因素，为采取针对性措施提供依据。

（四）医院感染发病情况的监测

医院应采取前瞻性监测方法进行全面综合性监测。医院感染发病情况通常以发病率表示，发病率是指在一定时间里，在一定人群中（住院患者）新发病例的频率。通过医院感染发病率的监测了解医院整体发病水平，预测医院感染的流行趋势，防止医院感染暴发的出现。所以，医院感染发病率是医院感染监测的最重要的内容。

医院感染发病率的计算公式：

$$医院感染发病率 = \frac{一定时间内医院感染新发病例数}{同期住院患者数} \times 100\%$$

$$医院感染例次发病率 = \frac{一定时间内医院感染新发例次数}{同期住院患者数} \times 100\%$$

例次感染率常高于发病率，因为医院感染患者在住院期间可能发生多次或多部位的感染。

在医院感染发病情况监测时，应实施报告制度。

我国对医院感染发病情况的主要监测指标规定为：①医院每年应对监测资料进行评估，开展医院感染漏报调查，调查样本量应不少于每年监测人数的10%，漏报率应低于20%；②100张病床以下，100~500张病床，500张病床以上的医院感染发病率应分别低于7%、8%和10%，一类切口手术部位感染率应分别低于1%、0.5%和0.5%。

（五）医院感染的目标性监测

1. 外科手术后患者医院感染监测

通过对外科手术后患者发生的所有医院感染或外科部位感染的监测，了解各类手术的医院感染发病率及危险因素，采取措施，控制手术后感染；还可计算出外科手术后患者感染率并反馈给手术医生，使医生们知道他们手术后患者感染的情况，从各方面寻找造成感染的原因，有效地降低手术患者医院感染率。由于每位手术医生处理的患者有不同程度的危险因素，发生感染的概率有高有低，必须进行调整后才能进行比较。

外科手术后患者感染率：

$$外科手术后患者感染率 = \frac{某医生在该时期手术后感染病例数}{某医生在某时期进行的手术病例数} \times 100\%$$

例：医生甲某时期共做手术160例，手术后感染6例，则感染率为3.75%。

医生乙某时期共做手术170例，手术后感染11例，则感染率为6.47%。

2. ICU医院感染监测

ICU是医院感染的高危科室，有必要加强监测。我国医院中ICU的建制不统一，可选择某种或某几种ICU进行监测。

（1）对ICU患者有重点的进行室内感染监测。主要对象为营养不良、年老体弱的患者及婴幼儿、使用激素或免疫抑制剂的患者，以及应用各种导管和插管的患者，尽早对可能发生的感染采取措施。

（2）定期对ICU患者的病原体检出情况进行分析。如病原体的检出部位、菌种菌型及耐药性，感染的来源及传播途径，以及医护人员的带菌情况，并在这些监测资料的基础上制订针对性较强的有效措施，以降低感染发生率。

（3）建立感染患者登记报告制度。危重症患者一旦发生感染应立即报告医院感染管理科，并填写感染病例登记表，严密监控。对一些常见医院感染病原体或某些少见病原体引起的感染，在短时间内一个病室同时或连续发生 3 例以上时，应警惕感染流行或暴发。另外，当发现某种感染症状或体征在临床大量出现时，或者发现感染与某些诊疗措施、特殊环境有密切关系时，都应警惕感染流行或暴发的可能。

（4）建立合理使用抗生素制度。一些医院的做法是：根据细菌耐药率流行病学调查，制订抗生素二线管理制度，第三代、第四代头孢菌素等广谱抗生素需副主任以上医生批准后方可使用。

感染率的计算：感染率的表达方式有两种：病例感染率和患者日感染率。

$$病例感染率（\%）=\frac{感染患者数（感染例次数）}{处在危险中的患者数}\times100\%$$

$$患者日感染率（‰）=\frac{感染患者数（感染患者例次数）}{患者日数}\times100‰$$

$$尿道插管相关泌尿道感染率（‰）=$$
$$\frac{尿道插管患者中泌尿道感染人数}{患者尿道插管日数}\times100‰$$

$$动静脉插管相关血液感染率（‰）=$$
$$\frac{动静脉插管患者中血液感染人数}{患者动静脉插管日数}\times100‰$$

$$呼吸机相关肺部感染率（‰）=$$
$$\frac{使用呼吸机患者中肺部感染人数}{患者使用呼吸机日数}\times100‰$$

例：上例调查中，共发生医院感染 8 例，其中与留置导尿管相关的泌尿道感染 3 例，与动静脉插管相关的血液感染 2 例，与呼吸机相关的肺部感染 1 例，皮肤和胃肠道感染各 1 例。则：

$$病例感染率（\%）=\frac{8}{20}\times100=40\%$$

$$患者日感染率（‰）=\frac{8}{98}\times1\,000=81.6‰$$

$$尿道插管相关泌尿道感染率（‰）=\frac{3}{70}\times1\,000=42.9‰$$

$$动脉插管相关血液感染率（‰）=\frac{2}{40}\times1\,000=50.0‰$$

$$呼吸机相关肺部感染率（‰）=\frac{1}{30}\times1\,000=33.3‰$$

感染率的比较：为了比较各种 ICU 的感染率，必须考虑住在 ICU 的患者病情。只有根据病情严重程度进行适当调整后，才能具备相同的基础进行比较。

每周按照"ICU 监测患者临床病情分类标准及分值"对患者进行评定，评定结果记入"ICU 月报表"中，然后计算 ICU 患者的病情平均严重程度。

$$平均病情严重程度（分）=$$
$$\frac{每月根据临床病情分类标准评定的患者总分值}{每月参加评定的 ICU 患者总数}$$

$$调整率 = \frac{ICU\ 感染率}{平均病情严重程度}$$

（六）医院消毒灭菌效果的监测

消毒灭菌效果的监测是评价其消毒设备运转是否正常、消毒药剂是否有效、消毒方法是否合理、消毒效果是否达标的唯一手段，因而在医院消毒、灭菌工作中必不可少。

1. 热力灭菌效果的监测方法

1）压力蒸汽灭菌效果监测方法

（1）工艺监测：又称程序检测，即按灭菌工艺有关参数进行检查，以判断灭菌是否按规定的条件进行。检查的主要项目有：物品的类别、包装、放置形式、排气（或抽真空）情况、灭菌温度及灭菌时间等是否符合要求实施。这是常规监测方法，每次灭菌均应进行并做好检查记录。同时该记录的还应有灭菌日期、锅号、有效期、操作者姓名或代号，以示负责并备查。通过这种监测虽然可得知灭菌器的运转情况，但并不能由此确定每个物品包是否已真正达到灭菌，因为机器本身常可发生故障以至失灵。

（2）化学监测法：化学指示管（卡）监测方法：将既能指示蒸汽温度，又能指示温度持续时间的化学指示管（卡）放入大包和难以消毒部位的物品包中央，经一个灭菌周期后，取出指示管（卡），根据其颜色及性状的改变判断是否达到灭菌条件。

化学指示胶带监测法：将化学指示胶带粘贴于每一待灭菌物品包外，经一个灭菌周期后，观察其颜色的改变，以指示是否经过灭菌处理。

结果判定：检测时，所放置的指示管（卡）、胶带的性状或颜色均变至规定的条件，判为灭菌合格；若其中之一未达到规定的条件，则灭菌过程不合格。

（3）B-D试验监测：这是专用于预真空压力蒸汽灭菌器的真空有效性监测方法。我们知道，残留在灭菌柜（室）内的冷空气团，可影响和蒸汽的穿透，因而导致灭菌失败。灭菌室内的冷空气是否排尽，用传统的监测方法无法测知。因此，有两位苏格兰生物学家（J. H. Bowle 和 J. Dicr）设计一种特殊的试验包，用以迅速、准确地检测预真空压力蒸汽灭菌器系统的有效性。人们称这一方法为B-D试验。

B-D试验要求做前预热，空载监测，每天监测1次。具体操作：将专用的B-D测试纸放入标准测试包的中间包好，将测试包水平放于灭菌柜内灭菌车的前底层，靠近柜门与排气口底前方（上方），但不能堵塞排气口，灭菌柜内除测试包外无任何物品，经134℃，3.5~4分钟，取出B-D测试纸观察颜色变化，若变色均匀一致，说明冷空气排除效果良好，灭菌器可以使用；反之则灭菌器有冷空气残留，需检查B-D试验失败原因，直至B-D测试通过后该灭菌器方能使用。

B-D试验失败的原因：①灭菌器的损坏，真空泵效果下降；②自控系统失灵，导致抽气时间缩短；③柜室密封性下降，不能维持规定负压；④柜内空气起始温度低，重力作用明显；送入蒸汽功能偏高，将过多的空气挤入试验包内；⑤试验包与柜室容积相比过小，产生"小装量"效应。

B-D监测注意事项：①B-D试验的结果只能说明预真空高压蒸汽灭菌器排除冷空气的效果，而能表达灭菌是否合格，即不能替代生物监测；②B-D试验只适用于预真空（包括脉冲）压力蒸汽灭菌器，不适用于下排气压力蒸汽灭菌器；③B-D试验应按规定在134℃条件下作用3.5分钟，最长不能超过4分钟，不能任意延长作用时间，否则会由原来出现的变色不均匀变为均匀，从而掩盖存在冷空气团的真相；④使用专用B－D测试纸，不建议用压力蒸汽化学指示胶带十字交叉贴成"米"字形置试验包中央替代B－D测试纸，因这样降低了B－D测试的敏感性，且较难发现冷空气的残留；⑤使用合格的标准试验包，且试验包应松紧合适；不宜过紧，所用布巾的尺寸、重量均要达到规定要求，用前洗涤1次，但不可热烫、太干燥，影响其结果；⑥重复使用的试验包，布巾应洗净晾干，连续测试时，每次应打开布包，将布巾晾干，以免潮湿影响测试结果；⑦布巾一般可反复使用30次左右，过多使用，织物纤维收缩，影响蒸汽穿透，导致B－D试验失败；⑧B－D试验不合格说明灭菌器发生了故障或操作出了问题，应进行维修；⑨只要B－D测试纸变色均匀一致，不管颜色深浅，均算B－D试验通过。

（4）生物监测法：利用活的微生物进行监测，由此证明灭菌包内的微生物是否已经全部死亡。这是判定是否已达到灭菌要求的最可靠方法。

①指示菌株：指示菌株为耐热的嗜热脂肪杆菌芽孢（ATCC 7953或SSIK 31株），菌片含菌量为$5.0×10^5～5.0×10^6$CFU/片，在121℃±0.5℃条件下，D值为1.3～1.9分钟，杀灭时间（KT值）≤19分钟，存活时间（ST值）为≥3.9分钟。

②培养基：试验用培养基为溴甲酚紫葡萄糖蛋白胨液培养基。

③检测方法：将两个嗜热脂肪杆菌芽孢菌片分别装入灭菌小纸袋内，置于标准试验包中心部位包好，或采用生物指示管直接放入标准试验包中心部位，具体操作：

A. 在下排气压力蒸汽灭菌器灭菌柜室内，排气口上方放置一个标准试验包（由3件平纹长袖手术衣、4块小手术巾、2块中手术巾、1块大毛巾、30块10 cm×10 cm 8层纱布敷料包裹成25 cm×30 cm×30 cm的试验包）。

B. 预真空和脉动真空压力蒸汽灭菌器灭菌柜室内，排气口上方放置一个标准测试包（16条41 cm×66 cm全棉手术巾，将每条手术巾的长边先折成3层，短边折成2层然后叠放，做成23 cm×23 cm×15 cm的测试包）。

C. 手提压力蒸汽灭菌器用通气储物盒（22 cm×13 cm×6 cm）代替标准试验包，盒内盛满中试管，指示菌片放于中心部位的2支灭菌试管内（试管口用灭菌牛皮纸包封），将储物盒平放于手提压力蒸汽灭菌器底部。

D. 经一个灭菌周期后，在无菌条件下，取出标准试验包或通气储物盒中的指示菌片，置入溴甲酚紫葡萄糖蛋白胨液培养基中，经56℃±1℃培养48小时观察初步结果，7日后观察最终结果（生物指示管取出后，在56℃培养18～24小时，观察颜色变化）。检测时设阴性对照和阳性对照。

④结果判定：每个指示菌片接种的溴甲酚紫蛋白胨液培养基都不变色，判定为灭菌合格；指示菌片之一接种的溴甲酚紫蛋白胨液培养基，由紫色变为黄色时，则灭菌过程不合格。

生物监测法一般适用于医疗卫生等机构自检的下列情况之一：a. 对新灭菌设备效果的监测；b. 对新包装容器，存放方式、排气方式与新灭菌工艺的鉴定；c. 仪器设备大修后的验收；d. 对日常使用的灭菌器和灭菌工艺的定期监测。

（5）快速压力蒸汽灭菌器的监测：快速高压灭菌器分下排气、预真空和正压排气法3种。

检测要求：①灭菌物品要求裸露；②灭菌后的物品不能储存，无有效期；③下排气和正压排气法不做 B－D 试验，只做生物监测；④预真空则 B－D 试验和生物监测均做；⑤灭菌时间、温度详见相关章节。

检测方法：同本节中压力蒸汽灭菌效能监测与质控。

（6）压力蒸汽灭菌监测注意事项

①化学监测法只能根据指示剂（或胶带）颜色的变化来判断压力蒸汽灭菌的时间、温度是否达到灭菌要求，不能作为检测灭菌效果的最终依据。

②效果监测时，不能只重灭菌压力监测，轻灭菌温度监测；重灭菌指示剂监测，轻工艺程序监测。

2）干热灭菌效果监测：干热灭菌的效果及使用范围比压力蒸汽灭菌相对较差，但也不失为一种比较可靠的灭菌方法，可用于不适用压力蒸汽灭菌的物品，如油剂、膏剂、粉剂、玻璃注射器、试管和吸管等。它是蜡和非水溶性油剂的唯一灭菌方法。非水溶性油剂包括凡士林、石蜡、凡士林或石蜡纱布敷料、眼软膏、油注射剂、硅酮润滑剂和纯甘油等。

干热灭菌通常经过热空气传导而完成。它虽有些对流和扩散能力，但远不如蒸汽灭菌快速，穿透力也差，常形成灭菌柜内上层和下层温度不匀，有时温度差可达数十摄氏度。因此，柜内需要安装一风扇，加速热空气的对流。机械对流型烤箱是性能较好的干热灭菌器，加热迅速且易于控制，装载量也较大，使用时冷空气由空气入口进入，通过电加热器加热后的空气被送入柜室内，使柜室内温度迅速均匀地升到160℃。此外，焚烧、烧灼也属于干热灭菌，焚烧适用于废弃物的处理；烧灼适用于耐高温的物品及小件金属器具的灭菌。

（1）物理检测（热电偶检测法）：①检测方法，检测时，将点检测仪的多个探头分别置于灭菌器各层内、中、外各点。关好柜门，将导线引出，在记录仪上观察温度上升与持续时间。一般烤箱通常设有温度计，可从外部直接观察烤箱内部温度，因此，此方法不常用。②结果判定，若所示温度（曲线）达到预置温度，则灭菌温度合格。

（2）化学检测：①检测方法，将既能指示温度又能指示温度持续时间的化学指示剂3~5个分别放入待灭菌的物品中，并置于灭菌器最难达到灭菌的部位。经一个灭菌周期后，取出化学指示剂，据其颜色及性状的改变判断是否达到灭菌效果。②结果判定，检测时，所放置的指示剂的颜色及性状均变至规定的标准，则判为达到灭菌要求；若其中之一未达到规定的标准，则判为未达到灭菌要求。③注意事项，检测所用的化学指示剂需经卫生部认可，并在有效期内使用。

国外有专用于测定干热灭菌效果的指示管如：Browen Ⅲ 号管在160℃，60分钟，可由红色变为绿色，Browne Ⅳ 号管在170℃，30分钟，由红色变蓝色。

（3）生物检测：①指示菌株，枯草杆菌黑色变种芽孢（ATCC9372），菌片含菌量为$5.0 \times 10^5 \sim 5.0 \times 10^6$CFU/片。其抗力应符合以下条件：温度160℃±2℃时，其D值为1.3~1.9分钟，存活时间≥3.9分钟，死亡时间≤19分钟。②检测方法，将枯草杆菌芽孢菌片分别装入灭菌中试管内（1片/管）。灭菌器与每层门把手对角线内、外角处放置 2 个含菌片的试管，试管帽置于试管旁，关好柜门，经一个灭菌周期后，待温度降至 80℃时，加盖试管帽后取出试管。在无菌条件下，加入普通营养肉汤培养基（5 mL/管），以 36℃ ±1℃培养 48 小时，观察初步结果，无菌生长管继续培养至第 7 日。③结果判定，若每个指示菌片接种的肉汤管均澄清，判为灭菌合格，若指示菌片之一接种的肉汤管浑浊，判为不合格，对难以判定的肉汤管，取 0.1 mL 接种于营养琼脂平板，用灭菌 L 棒涂匀，放棒涂匀，放 37℃培养 48 小时，观察菌落形态，并做涂片染色镜检，判断是否有指示菌生长，若有指示菌生长，判为灭菌不合格；若无指示菌生长，判为灭菌合格。特别应注意的是：检测所用的指示菌片需经卫健委认可，并在有效期内使用。

通常人们认为，无论生物监测或化学监测，对于干热灭菌的意义均不大，重要的是做好工艺监测，即灭菌温度和所需时间等是否达到要求标准。或者用处理后的物品做无菌实验，来证实干热灭菌的有效性。

2. 环氧乙烷灭菌效果监测方法

环氧乙烷灭菌主要应用于畏热、畏湿的器材、导管等高分子制品。环氧乙烷是一种化学性质活泼的杂环类环氧化物灭菌剂，主要有穿透力强、杀菌谱广、对物品损害小、灭菌效果可靠等优点。它是随着医学的发展及介入性诊断、治疗技术和一次性用品的逐步推广而兴起的。气态环氧乙烷杀菌谱广，是一种能达到可靠灭菌的化学消毒剂，因此可以用于不能耐受蒸汽和干热的设备、器材及物品的灭菌。其缺点是处理过程比较缓慢、费用昂贵，且会释放出带毒性的残留物质。所以，采用环氧乙烷灭菌的物品在发放前必须经过通风处理，消除滞留的毒性。

环氧乙烷又名氧化乙烯或氧丙环，纯品含量在 96% 以上。其闪点小于 0℃，易燃，易爆，空气中浓度超过 3% 时，即有发生爆炸的危险。为了防燃防爆；其制剂有环氟合剂，含环氧乙烷 11% ~ 12%（W/W）和环碳合剂，含环氧乙烷 10%（W/W）。1996 年 EPA（世界环境组织）禁止排放氟利昂，环氟合剂的生产成了问题，因此推出 100% 纯环氧乙烷存气瓶用于灭菌的新突破。

灭菌效果监测：

1）工艺监测：根据操作规程和灭菌的各种必要条件，逐项检查环氧乙烷浓度、剂量、温度、湿度、持续时间、灭菌物品的性质，以及记录的锅号、有效期、操作者姓名或代号等，是否符合标准要求，以此来推测灭菌的有效性。《医院感染管理规范（试行)》中明确要求，必须每锅进行工艺监测。

2）化学监测：将化学指示卡或指示胶带放在灭菌物品中央，根据测量到的灭菌过程中环氧乙烷穿透和分布情况，以及环氧乙烷与镁盐作用生成碱性的氢氧化镁使指示卡变色情况，来推测是否已达到灭菌要求。国内多用 3 M 环氧乙烷化学指示胶带进行监测，根据胶带颜色的变化来判断灭菌的效果并以此鉴别是否已经过灭菌过程。每个灭菌包均应进行化学剂监测。

3）生物监测：①指示菌为枯草杆菌黑色变种（ATCC 9372）芽孢，每菌片染菌量为 5.0×10^5 ~ 5.0×10^6 CFU/片，在 54 ±2℃与相对湿度为 50% ±10% 条件下，以 600 ± 30 mg/L 环氧乙烷做试验，其 D 值为 2.6 ~ 5.8 分钟，存活时间 ≥7.8 分钟，死亡时间 ≥58 分钟，检测时将指示菌片放在待灭菌物品中部，经环氧乙烷灭菌后，取出此指示菌片放于营养肉汤管中培养。②将生物指示剂放于一个一次性使用的塑料或玻璃的 20 mL 注射器内，注射器芯仍在原位，但去掉针头和针头套。将该注射器放入塑料灭菌袋中并封好，再置于灭菌物品的中央。灭菌过程结束后取出指示剂进行培养。培养结果若为无菌生长，而对照菌片为有菌生长，说明已达到灭菌目的。要求每月进行生物监测。

另外，3M 公司还生产一种环氧乙烷灭菌试验包，它实际上是一塑料板，板上布有环氧乙烷的曲折通道，通道末端置生物指示剂和化学指示剂各一。环氧乙烷通过曲折通道，到达生物与化学指示剂处，所需的条件、时间以及监测要求与一般自制试验包相似。

目前，世界各国卫生机构，对环氧乙烷灭菌的监测频度要求并不一致。卫生部《医院感染管理规范（试行）》中，要求对环氧乙烷灭菌的效果必须每锅进行工艺监测；每包进行化学监测；每月进行生物学监测，而美国的某些有关机构，则要求每次灭菌均应用生物指示剂进行监测。

3. 紫外线消毒效果的监测

1）紫外线灯管辐照度值的测定

（1）检测方法

①紫外线辐照计测定法：开启紫外线灯 5 分钟后，将测定波长为 253.7 nm 的紫外线辐照计探头置于被检紫外线灯下垂直距离 1 m 的中央处，待仪表稳定后，所示数据即为该紫外线灯管的辐照度值。测定时电压 220±5 V，温度 20~25℃，相对湿度 <60%，紫外线辐照计必须在计量部门检定的有效期内使用。

②紫外线强度照射指示卡监测法：开启紫外线灯 5 分钟后，将指示卡置紫外灯下垂直距离 1 m 处，有图案一面朝上，照射 1 分钟（紫外线照射后，图案正中光敏色块由乳白色变成不同程度的淡紫色），观察指示卡色块的颜色，将其与标准色块比较，读出照射强度。

（2）结果判定：普通 30 W 直管型紫外线灯，新灯辐照强度 ≥90 μW/cm^2 为合格；使用中紫外线灯辐照强度 ≥70 μW/cm^2 为合格；30 W 高强度紫外线新灯的辐照射强度 ≥180 μW/cm^2 为合格。

2）生物监测法：必要时进行。经照射消毒的物品或空气中的自然菌减少率应在 90.00% 以上；人工染菌的杀灭率应达到 99.90%。

（七）医院环境微生物监测

医院环境微生物监测有空气、物体表面、医护人员的手、餐具、卫生洁具、污水污物等方面内容。监测的主要部门为手术室、重症监护病房（ICU）、消毒供应室、治疗室、换药室、产房、母婴病房、血液净化病房等，以及在医院感染流行时，怀疑与医院环境卫生学因素有关的方面所进行的及时监测。

监测方法参照 GB15982 执行。卫生学标准应符合 GB15982 4.1"各类环境空气、物体表面、医护人员手卫生标准"的规定，如下文所示：

1. 细菌菌落总数

允许检出值见表 8-1。

表 8-1　各类环境空气、物体表面、医护人员手细菌菌落总数卫生标准

环境类别	范围	空气（cfu/m³）	物体表面（cfu/cm²）	医护人员手（cfu/cm²）
I	层流洁净手术室、层流洁净病房	≤10	5≤	≤5
II	普通手术室、产房、婴儿室、早产儿室、普通保护性隔离室、供应室无菌区、烧伤病房、重症监护病房	≤200	≤5	≤5
III	儿科病房、妇产科检查室、注射室、换药室、治疗室、供应室清洁区、急诊室、化验室、各类普通病房和房间	≤500	≤10	≤10
IV	—	≤15	≤15	

2. 致病性微生物

不得检出乙型溶血性链球菌、金黄色葡萄球菌及其他致病性微生物。在可疑污染情况下进行相应指标的检测。母婴同室、早产儿室、婴儿室、新生儿及儿科病房的物体表面和医护人员手上，不得检出沙门菌。

六、医院感染流行病学

在医院感染的研究中，常用到流行病学研究方法，它是医学科学工作者应该掌握的基本技术和方法，其研究方法的种类很多，根据不同的研究特点亦有不同的分类。流行病学主要是研究人群中（健康人群或医院患者群体）疾病发生及分布规律、研究影响健康或疾病的因素并研究防制措施的效果等。要解决这些问题必须针对不同的研究内容选择合适的流行病学研究方法，才能掌握疾病发生或流行的规律、揭示影响健康的因素，并根据这些规律制订出有效的防制对策。研究方法作为一门方法学，广泛应用于预防及临床医学各个领域。现在临床各科亦常用流行病学方法研究有关临床流行病学、医院感染等问题。

（一）流行病学的定义

流行病学是人类与疾病斗争中逐渐发展进来的一门学科，它的思想萌发于 2 000 多年前，但学科的形成不过百余年。流行病学的英文来源于希腊字 EPI（在……之中、之上）和 DEMO（人群），直译即为"研究在人群中发生（事情）的学问〔学科（OLO-GY）〕"。在医学范畴中自然首先就是指人群的疾病问题。我国在流行病学统编教材中给出的定义为"流行病学是研究特定人群中疾病、健康状况的分布及其决定因素，并研究防制疾病及促进健康的策略和措施的科学"。

（二）流行病学的研究方法

在流行病学研究中通常有 3 种基本方法：描述流行病学、分析流行病学和实验流行病学，这 3 种方法都可用于医院感染病的调查。

（三）医院感染的传播过程

医院感染的传播过程包括 3 个环节，即感染源、传播途径和易感人群，缺少或中断任一环节，将不会发生医院感染。

1. 感染源

感染或病原微生物储源，是指病原微生物自然生存、繁殖并排出的宿主（人或动物）或场所。有些病原微生物兼有腐生菌的特性，能在环境中生存繁殖，这类环境场所称为病原微生物的环境储源，或非生物性储源。

（1）患者：已感染的各类患者是最重要的感染源，其体内有病原微生物的生长繁殖，并可从感染部位不断排出。这些病原体通常致病力较强，对临床常用抗菌药物具有耐药性。

（2）病原携带者或自身感染者：病原携带者数量众多，本身无临床症状，但又不断地向外排出、播散病原体，因此病原携带者作为感染源的意义较患者大，是重要的感染源。

自身感染，又称内源性感染，其感染源就是患者自身。而引起感染的微生物，有的是患者自身的正常菌群；由于抵抗力降低或菌群易位而引起感染；有的是身体其他部位感染的微生物；还有一部分是在患者入院后从其他患者或环境中获得后定植的微生物。

（3）环境储源：医院环境常有微生物存在，革兰阳性球菌包括金黄色葡萄球菌、凝固酶阴性葡萄球菌和肠球菌属等，这些菌耐干燥，可在医院环境中存活较久。革兰阴性菌在潮湿环境中不仅能存活，还能繁殖。这些微生物可通过直接或间接方式传播给易感人群。

（4）动物感染源：受感染的动物和某些昆虫亦可是医院感染的感染源。前者如带有流行性出血热病毒的家鼠，后者如带有疟原虫的蚊子。

2. 传播途径

传播途径指病原体从传染源排出后，侵入新的易感宿主前，在外环境中所经历的全部过程。

1）接触传播：是医院感染病最常见也是最重要的传播方式之一。根据病原体从感染源排出到侵入易感者之前是否在外界停留，又可分为直接接触传播、间接接触传播和经飞沫传播。

（1）直接接触传播：指病原体从感染源直接传播给接触者，不需外界环境中传播因素的参与。患者之间、医务人员与患者之间、医务人员之间，都可通过手的直接接触而传播病原体。母婴之间可由直接接触而传播疱疹病毒、沙眼衣原体、淋球菌及链球菌等病原体。

（2）间接接触传播：病原体从感染源排出后，经过某种或某些传播媒介如医务人员手、医疗仪器设备、病室内的物品等传播给易感者。例如，因为接触了患者而带有大肠埃希菌群的内镜可以传播给易感者。

（3）经飞沫传播：咳嗽、打喷嚏或谈笑时，可从口腔、鼻孔喷出很多微小液滴；医务人员在进行诊疗操作如支气管镜或吸痰操作时也能产生许多液体微粒，这些液体微粒称为飞沫。许多细菌和病毒可通过飞沫传播，经飞沫传播的疾病如麻疹、链球菌所导致的咽炎等。因飞沫在空气中悬浮时间短，播散距离一般小于 1 m，所以不需空气隔离或消毒。

2）经水或食物传播

（1）经水传播：医院的水源因各种原因受到病原体污染（如粪便或污水等）或未严格消毒净化即直接饮用或洗涤食品和食具等，可导致医院感染的暴发。

（2）经食物传播：医院中供应患者的食物受到病原体污染后，可引起医院感染的暴发。经食物传播的疾病常见的有细菌性食物中毒、细菌性痢疾、沙门菌病及病毒性肝炎等。

3）医源性传播：因各种诊疗活动所致的医院感染的传播称医源性传播，这是医院感染传播的特点之一。常见的传播方式有以下几种：

（1）血液及血制品：血液及其制品含有病原体，患者使用后可发生医院感染。经血传播的病原体常见的有乙型肝炎病毒、丙型肝炎病毒、巨细胞病毒、人类免疫缺陷病毒及弓形虫等。

（2）输液制品：各种输液制品在生产、使用过程中受到病原微生物的污染，患者使用后可导致医院感染的暴发或散发。

（3）药品及药液：口服液及各种用液中，常可检出铜绿假单胞菌、克雷伯菌、沙雷菌、肠杆菌、不动杆菌等各种条件致病菌，使用这些含有病原微生物的药液，可导致医院感染的发生。

（4）诊疗器械和设备：医院内有很多诊疗器械与设备，如各种纤维内镜、血液透析装置、呼吸治疗装置、麻醉机以及各种导管、插管等，使用过程中被各种用液污染如冲洗液、雾化液、透析用液、器械浸泡液等，当患者接受这些仪器、设备的诊疗操作时，即可发生医院感染。

（5）一次性使用无菌医疗用品：一次使用无菌医疗用品在生产、运输、储存和使用过程中，如受到微生物污染，极易导致医院感染的发生，因为一次性无菌医疗用品常进入人体无菌组织或接触有创伤的皮肤、黏膜。

4）空气传播：经空气传播的医院感染病其感染源和易感者之间的距离在 1 m 以上，借助于飞沫核、微生物气溶胶、鳞状上皮传播。

（1）经飞沫核传播：经飞沫核传播的有肺结核、葡萄球菌感染等。曾有报道说几例术后伤口感染是因为在整个手术中待在手术室附近的一个医院工作人员所带有的葡萄球菌感染导致的飞沫传播所引起。

（2）经微生物气溶胶传播：空气中微生物气溶胶主要来源于飞沫水分蒸发后形成的微小粒子核和物体表面上的传染性物质干燥后形成的菌尘。某些呼吸治疗装置（如湿化器或雾化器）、微生物实验室操作及空调系统等也可产生微生物气溶胶，引起感染。

（3）经鳞状上皮传播：鳞状上皮常常携带病原体如葡萄球菌，在皮肤受到正常状况下的刮擦如穿脱衣服时而造成病原体的传播。

5）经媒介节肢动物传播：医院常见的媒介昆虫及其可能传播的病原体如下。

（1）蚊虫：乙型脑炎病毒、登革热病毒、血丝虫等。

（2）蚤：杆菌、莫氏立克次体等。

（3）虱：立克次体、回归热螺旋体等。

（4）螨：出血热病毒。

（5）蝇及蟑螂：传染病病原体。

在虫媒传染病流行地区的医院，当缺乏环境卫生措施包括杀虫、灭鼠等基本设施的病区，卫生条件较差时，在医院内上述几种媒介昆虫常可广泛存在。在流行区的医院内已有疟疾、乙型脑炎、登革热、流行性出血热或流行性斑疹伤寒等医院感染的报道。

苍蝇及蟑螂在医院中的密度很高时，可机械携带病原体，污染食品、手术切口、注射器械或药液，引起医院感染的发生。但这种情况常常发生在条件较差的医院。

3. 易感人群

人群易感性的高低取决于该人群中易感个体所占的比例。与之相对应的是群体免疫力，即人群对于传染病的侵入和传播的抵抗力，可以从群体中有免疫力的人口占全人口的比例来反映。

医院的婴儿室、各科的重症监护室、烧伤病房、血液病房和血液透析室等是发生医院感染的高危地区，这些部门的住院患者是医院中最易感人群。

（四）医院感染发生的原因分析

在医院这个特定环境中，许多因素均可能导致医院感染的发生，归纳起来，主要有以下几个方面：

1. 宿主方面的因素

在医院活动的个体，发生医院感染通常与其抵抗力下降、免疫功能受损有关。影响个体抵抗力、免疫功能的主要因素有：

（1）生理因素：包括年龄、性别等。由于 3 岁以下的小儿自身免疫系统发育尚不完善、60 岁以上的老年人脏器功能衰退，导致儿童和老年人的防御功能低下，抵抗力下降。个体的抵抗力是否因性别不同而存在差异，目前尚无定论。但在女性特殊生理状况期间如月经、妊娠、哺乳期时，个体比较敏感，抵抗力下降，是发生医院感染的高危时期。

（2）病理因素：患者本身对病原微生物的抵抗力降低。如恶性肿瘤、血液病、糖尿病、肝脏疾病等造成个体本身抵抗力下降；放疗、化疗、皮质激素的应用等对个体的免疫系统功能产生抑制甚至是破坏作用；昏迷或半昏迷患者易发生误吸而引起吸入性肺炎，昏迷患者的鼻饲也是引起感染的原因。

2. 侵袭性操作的因素

各种诊疗技术的增多与应用频繁，常损伤皮肤和黏膜防御屏障，给病原体的入侵提供了机会。

（1）留置导尿：这是引起泌尿道感染的直接原因。国外医院感染中泌尿道感染占首位的原因，经调查后认为与留置导尿有直接关系。英国资料报道，泌尿系统感染是住院期间获得感染最多的一种，这种感染患者 41% 有导尿史；日本广岛大学医学院附院报道 561 例医院感染中 83% 是尿路感染，其中 93% 是因为尿管留置引起。使用导尿管可引起尿道感染和菌血症，不导尿的患者尿道感染率为 1.4%，非保留导尿的患者尿道感染率为 3.1%，保留导尿的患者尿道感染率为 9.9%，且随保留导尿的天数呈直线增加。导尿患者菌血症的发生率是非导尿患者的 5.8 倍，其危险性也随保留导管的天数而增加。

改进插管技术、控制使用留置导尿，泌尿道感染的发生率就会下降。

（2）静脉导管：血管内插管是医院感染的常见原因，插管时间长、多部位插管等因素增加医院感染的发生率。静脉导管留置时间较久、输入高营养液等可以引起表皮葡萄球菌与念珠菌等的定植与局部感染或败血症。

（3）气管切开或气管插管：应用呼吸机的患者，心、胸外科手术患者或全麻患者气管插管留置时间过长，会破坏呼吸道屏障和保护防御功能，使口腔及咽部的定植菌侵入下呼吸道，尤其不利于痰液排出，易发生肺炎。医护人员在接触患者前后未认真洗手促进了感染的传播。

（4）器官移植：器官移植的开展使一些处于死亡边缘的患者获得新生，为医学一大进步。但是，由于此种手术影响机体防御机制，手术难度大，手术时间和住院时间长，医院感染的机会极高。

器官移植中以同种异体肾移植开展较多。感染是肾移植最常见的并发症，也是造成手术失败、患者死亡的主要原因。肾移植受者术前即有严重肾功能不全、贫血、凝血机制障碍、低蛋白血症等导致免疫功能低下的基础病变，手术中组织破坏严重，使用各种诊疗性插管和引流管多，术后应用大量免疫抑制剂，都是医院感染的危险因素。肾移植术后可发生尿路感染与肺部感染，远期可有巨细胞病毒感染与卡氏肺泡子虫感染等。

3. 直接损害免疫系统功能的因素

（1）放疗：放射线损害了肿瘤组织及正常组织，也损害了机体的防御功能和免疫系统功能，表现在血象的改变和免疫功能指标的下降。这些表现不仅出现在放疗期间，还出现在放疗后相当一段时间内，这为医院感染创造了条件。

（2）化疗：抗癌药物，包括烷化剂类、抗代谢类、抗肿瘤抗生素，以及其他类抗肿瘤药物都是细胞毒类药物，主要作用机制是作用分裂迅速的细胞，包括肿瘤细胞和正常细胞，因而出现各种不良反应，直接损害和破坏了免疫系统和其他脏器的功能。

（3）糖皮质激素的应用：糖皮质激素本身就是一种免疫抑制剂，糖皮质激素在临床应用广泛，对治疗急危重症、结缔组织疾病及过敏性疾病起到了重要作用，但糖皮质激素的应用掩盖了潜在性感染，也抑制了免疫系统功能。

4. 抗生素滥用

许多感染在疾病治疗期间，由于大量抗生素的滥用，如无适应证的预防性用药、术前用药时间过早、术后停药过晚、用药剂量过大或联合用药过多等，均易致耐药菌株增加、菌群失调和二重感染。

5. 医院管理机制不完善

医院是各类患者聚集的场所，加上某些医院建筑布局不合理、卫生设施不良等使医院的空气中含有许多病原微生物微粒，医院的设备、器械等物品容易受细菌、病毒、真菌等各种病原微生物的污染，适合病原体的生长繁殖和变异。因此，居留愈久的病原体，由于其耐药、变异，病原微生物的毒力和侵袭性愈强，常成为医院感染的共同来源或成为持续存在的流行菌株。

另外有些医院感染管理制度不健全，或者虽然建立了医院感染管理组织，但只是流于形式；医院感染管理工作资源不够，投入缺乏；医院领导和医务人员对医院感染的严重性认识不足、重视不够等都会影响医院感染的发生、发展。

6. 其他因素

（1）外科手术和引流：外科手术本身对机体是一种破坏，尤其是有污染或脏的手术切口或手术时间长易引起医院感染，特别是手术部位感染。

脑室引流、T 形管引流、切开引流等各种引流，一方面能治疗医院感染，另一方面如果引流放置时间过长会引起逆行感染。

（2）手术时间：手术时间的长短对医院感染率有显著影响。尿道感染、肺炎、菌血症的感染率随手术时间的延长而增加。

（3）手术部位：手术部位和医院感染有关。胸腹部联合手术者，发生肺炎的危险性是单个部位手术者的 38 倍，做胸部手术患肺炎的危险性是 14 倍，腹部为 3.4 倍；手术切口感染率在胸腹联合手术中最高，脐区切口感染高于上腹部和下腹部。

（4）备皮方法：据报道手术部位剃毛增加清洁手术的切口感染率，用剃毛的患者切口感染率为 2.5%，用剪刀剪毛者切口感染率为 1.7%，用电剃刀剃毛感染率为 1.4%，既不剃毛也不剪毛者感染率为 0.9%。因剃毛能在皮肤上引起显著的划伤，剪刀在皮肤皱褶处易于剪伤，使用脱毛剂则不会引起可见的伤口。

（5）住院时间：住院时间与医院感染互为因果关系。一般来说，住院时间越长，发生医院感染的危险性越大。

除上述危险因素外，还有很多因素与医院感染有关。肥胖、血清白蛋白水平低及贫血也增加医院感染的危险性；吸烟、慢性肺疾病史和呼吸道医院感染发病率高也有联系。医护人员在接触患者前后未认真洗手常常促进了感染的传播。

（五）医院感染的暴发流行

我国的医院感染以散发为主，但也经常出现暴发。在医院包括门诊部（室）内由于诊疗操作或其他原因，短期内某病区或患者群中突然发生 3 例或以上同种同源病原体引起的感染为医院感染暴发流行。

医院感染暴发流行特点：

1. 病原体种类

我国报道的流行中，鼠伤寒沙门菌引起的流行最频繁，金黄色葡萄球菌和克雷伯菌属引起的流行也常见；病毒引起的流行中，柯萨奇病毒引起的流行报道最多、影响大；2003 年医务人员 SARS 的流行给我国医院感染控制和公共卫生应急体系提出了前所未有的挑战。

2. 感染类型与患者群体

美国 1979—1990 年的统计资料表明，医院感染流行的类型以菌血症最常见占 20%、胃肠道感染占 18%、皮肤感染占 13%、肺炎占 12%、外科切口感染占 10%、病毒性肝炎占 7%、脑膜炎和泌尿道感染各占 5%、其他类型感染占 10%。我国以胃肠炎、皮肤感染和肺部感染多见。医院感染的流行多发生于新生儿、免疫抑制患者和 ICU 患者中。

3. 常见传播方式

①共同来源：如鼠伤寒沙门菌污染食物引起的胃肠炎；②带菌者传播：如金黄色葡萄球菌携带者传播引起的皮肤感染；③交叉感染：如婴儿室的金黄色葡萄球菌暴发感染中，约半数是通过医务工作人员手或其他媒介的交叉感染；④空气传播：如军团菌属在免疫抑制患者中引起的感染，一般都是经空调系统的空气传播；⑤其他方式：如羊肠线吸收不良所致继发感染；药物污染如维脑路通；血制品传播 HIV、HCV、HBV。

医院感染的暴发为外源性感染所致。一般说流行的季节性不如社会感染突出，但常见感染发病仍有季节性倾向，腹泻以夏秋季多见，医院病毒性呼吸道感染暴发以冬季为多，切口感染、皮肤软组织感染等以夏季为多。

（于先会）

第三节　医院感染的预防和控制

一、名词定义

1. 清洁

是指用物理方法清除物体表面的污垢、尘埃和有机物，其目的是去除和减少微生物，但并非杀微生物。常用的清洁方法有水洗、机械去污和去污剂去污。适用于医院地面、墙壁、家具等物体表面的处理和物品消毒、灭菌前的处理。

2. 消毒

消毒是指利用物理或化学方法，清除或杀灭传播媒介上的病原微生物，使之达到无害化的程度。消毒针对的是病原微生物，而不是所有的微生物。并且，只要求将有害微生物减少到无害的程度，而不是要将所有微生物完全杀灭。如对环境的预防消毒、饮水、餐具和食物的消毒等。

影响消毒效果的主要因素有：

（1）强度和时间，一般强度越大，时间越长，消毒、灭菌效果就越好。

（2）病原微生物污染的速度（种类和数量），数量多时则易形成机械保护作用，耐力强的病原微生物也随之增多，因此，污染愈重，消毒愈困难，要达到消毒目的，必须延长消毒时间和选用相应的消毒剂，如含氯消毒剂等。

（3）温度、湿度和酸碱度，在物理和化学消毒中均受温度的影响，一般温度愈高消毒效果愈好。有时消毒本身必须具备一定的温度方能达到消毒的效果，如紫外线照射时，灯管输出的强度随温度降低而减弱；空气中的相对湿度对某些方法的消毒效果有一定影响，如用干粉消毒剂喷洒地面时，可因相对湿度增高，消毒剂被潮解而充分发挥作用。紫外线照射时相对湿度增高，可影响穿透力，降低消毒效果。

（4）pH 值，pH 值的变化可严重影响消毒剂的作用，如含氯消毒剂溶液的 pH 值向酸性转换时，杀菌作用随之增强；若溶液向碱性转换时，其杀菌作用随之降低。新洁尔灭、消毒净等在碱性溶液中消毒作用较大，pH 值为 3 时杀菌所用剂量比 pH 值为 8 时大 10 倍左右。煤酚皂等酚类制剂，在酸性溶液中消毒效果较好。

（5）穿透力，不同消毒因素的穿透力各不相同，湿热穿透较干热穿透力强。因此，消毒时要有足够的穿透时间和创造较好的穿透条件。

（6）表面张力，表面张力低消毒剂，消毒效果好，如用乙醇配制的碘酊较用水配制的碘液表面张力低，消毒效果好。

（7）有机物的黏附，蛋白质、油脂类有机物附着在病原微生物上，可影响消毒效果。另外，化学消毒还可受其他拮抗物质的影响，如新洁尔灭消毒剂可被硬水、肥皂、阴离子残留和蛋白质等污染降低或失去作用。根据消毒的性质，可分为疫源地消毒和预防性消毒。

3. 灭菌

灭菌是指利用物理或化学方法完全清除或杀灭传播媒介上的所有微生物，使之达到无菌的程度。这时灭菌的概念是绝对的，灭菌也可以认为是最彻底的"消毒"。在消毒管理办法中规定，伸入组织、器官的医疗用品必须达到灭菌，各种注射、穿刺、采血器具必须一用一灭菌。对手术器械、各种窥镜和药品敷料等物品，也要求灭菌。

4. 抗菌

采用化学物理方法杀灭细菌或妨碍细菌生长繁殖及其活性的过程。

5. 抑菌

采用化学或物理方法抑制或妨碍细菌生长繁殖及其活性的过程。

6. 防腐

是指用化学或物理方法或清除或抑制无生命有机物内的微生物，防止其腐败的处理。

7. 疫源地及其消毒

疫源地是指存在着或曾经存在着传染病传染源的场所及其活动区域或可能被传染源排出的病原微生物污染的范围；医院内存在着或曾经存在着感染性疾病传染源的场所即为医院疫源地，对这些场所进行的消毒为疫源地消毒，包括随时消毒和终末消毒。随时消毒指在疫源地存在时、每日随时对疫区所进行的消毒，其目的是及时杀灭或清除感染患者排出的病原微生物。终末消毒是指传染源离开了疫源地对全部污染场所作最后一次彻底的消毒。

8. 预防性消毒

指对可能受到病原微生物污染的物品和场所进行的消毒，医院预防性消毒指对医疗器械和诊疗用品进行的消毒与灭菌和对医院内环境表面、空气以及其他各种物品所进行的消毒。

9. 消毒试验指标菌

是用于实验室评价消毒药械消毒效果的生物指标，必须是国际或国内消毒法规或国家标准规定的菌种菌株。国家标准 GB 15981—1995 和 GB 15981—2002 两版《消毒技术规范》规定的国际标准菌株有细菌芽孢代表菌株：枯草杆菌黑色变种 ATCC 9372 芽孢，嗜热脂肪杆菌（ATCC 7953、SSIK31）芽孢；酵母菌代表为白假丝酵母菌（ATCC 10231）；真菌代表为黑曲霉 ATCC16404；结核分枝杆菌代表为龟分枝杆菌脓肿亚种 ATCC 93326；化脓性致病菌代表为金黄色葡萄球菌 ATCC 6538，铜绿假单胞菌 ATCC 15442；肠道致病菌代表为大肠埃希菌国内标准菌株 8099；空气中细菌代表为白色葡萄球菌国内标准菌株 8032；致病病毒代表为脊髓灰质炎病毒 1 型疫苗株。

10. 菌落形成单位

在活菌培养计数时，由单个菌体或聚集成团的多个菌体在固体培养基上生长繁殖所形成的集落，称为菌落形成单位，以其表达活菌的数量。

11. 化学指示物

利用某些化学物质对某一杀菌因子的敏感性，使其发生颜色或形态改变，以指示杀菌因子的强度（或浓度）和（或）作用时间是否符合消毒或灭菌处理要求的制品。

12. 生物指示物

将适当载体染以一定量的特定微生物，用于指示消毒或灭菌效果的制品。

13. 存活时间

用于生物指示物抗力鉴定量，指受试指示物样本，经杀菌因子作用后全部样本有菌生长的最长作用时间（分钟）。

14. 杀灭时间

用于生物指示物抗力鉴定时，指受试指示物样本，经杀菌因子作用后全部样本无菌生长的最短作用时间（分钟）。

二、消毒与灭菌指标值

用于衡量或表示消毒与灭菌程度的尺度（单位）或数量（单位）为消毒与灭菌效果的指标值。

1. 杀灭或减少的百分率

①杀灭率特指消毒与灭菌处理后对微生物减少数量程度所计算出的百分率；②清除率指用机械方法对媒介物上微生物清除掉的程度，不一定将微生物杀死；③阻留率指用过滤除菌法如各种滤器对空气中或液体内微生物阻留的百分率；④衰亡率指环境中或空气中微生物自行降低或自然死亡而减少的百分率；⑤下降率指经某种措施处理后的物品或环境微生物下降的百分率。我国《消毒技术规范》规定，悬液定量杀菌试验对指标菌杀灭率≥99.999%，载体定量杀菌试验对指标菌杀灭率≥99.9%，对自然菌杀灭率≥90%作为消毒合格的判定标准。

2. 杀灭或减少对数值

2002 年版《消毒技术规范》规定，为了与国际接轨，消毒与灭菌措施对微生物的杀灭率或减少百分率改用对数值表示。计算公式为：

微生物杀灭或减少对数值 = 消毒前原始微生物数的对数值（log）－消毒处理后存活微生物数的对数值（log）。

3. 灭活指数

指灭菌处理后微生物减少的程度，以处理后微生物存活数除原始微生物数，结果化为 10 的乘方形式；如原始含菌数为 1 000 万个，处理后有 1 个存活菌，则灭活指数为 10^7。

4. 速度常数和杀菌速度值

（1）D 值：指消毒除菌过程中杀灭或减少 90% 微生物所需要的时间，常以分为单位。如某种因子杀菌 D 值为 5，即表示该因子作用 5 分钟，杀灭率为 90%。

（2）存活时间（ST）：指受试微生物样本经杀菌因子作用后，经培养全部有菌生长的最长作用时间（分钟）。

（3）杀灭时间（KT）：指受试微生物样本经杀菌因子作用后，经培养全部无菌生长的最短作用时间（分钟）。这些指标常用于生物指示器材鉴定时表示指标微生物抗力。

5. 消毒与灭菌因子水平

（1）灭菌因子和方法：指可杀灭包括细菌芽孢在内的各种微生物，达到灭菌保证水平的因子和方法。具有灭菌水平的因子和方法主要有热力灭菌、电离辐射灭菌、微波灭菌、低温等离子体灭菌等物理因子和方法以及甲醛、戊二醛、环氧乙烷、过氧乙酸、过氧化氢等化学因子和方法。

（2）高水平消毒因子和方法：指可以杀灭各种微生物包括细菌芽孢在内的物理和化学因子和方法，达到高水平消毒要求。具有高水平消毒的因子和方法除灭菌水平的物理和化学因子之外，还包括紫外线、过氧戊二酸、臭氧、含氯消毒剂、碘酊、含溴消毒剂等。

（3）中水平消毒因子和方法：指可以杀灭除细菌芽孢之外的各种微生物的物理与化学因子和方法。具有中水平杀菌能力的因子和方法主要有含碘类消毒剂、醇类消毒剂、酚类消毒剂等。

（4）低水平消毒因子和方法：指只能杀灭细菌繁殖体、有包膜病毒和部分无包膜病毒等，不能杀灭细菌芽孢、真菌、结核分枝杆菌的物理与化学因子和方法。低水平因子主要有超声波方法、氯己啶、聚六亚甲基胍、单双链季铵盐、氯羟二苯醚等。

三、微生物对消毒因子的敏感性

一般认为，微生物对消毒因子的敏感性从高到低的顺序如下。

（1）亲脂病毒（有胞膜的病毒），例如乙型肝炎病毒、流感病毒、冠状病毒等。

（2）细菌繁殖体，例如大肠埃希菌、铜绿假单胞菌、金黄色葡萄球菌等。

（3）真菌，包括酵母（例如白色念珠菌等）与霉菌（例如黑曲霉菌等）。

（4）亲水病毒（无包膜的病毒），例如甲型肝炎病毒、脊髓灰质炎病毒等。

（5）分枝杆菌，例如结核分枝杆菌、龟分枝杆菌等。

（6）细菌芽孢，例如炭疽杆菌芽孢、枯草杆菌黑色变种芽孢等。

（7）朊毒（感染性蛋白质），例如疯牛病病原体、克雅病病原体等。

四、消毒、灭菌原则

1）进入人体组织或无菌器官的医疗用品必须灭菌。

2）接触皮肤黏膜的器具和用品必须消毒。

3）用过的医疗器材和物品，应彻底清洗干净再消毒或灭菌；其中感染症患者用过的医疗器材和物品，应先消毒，彻底清洗干净再消毒或灭菌。

4）所有医疗器械在检修前应先消毒或灭菌处理。

5）根据物品的性能选用消毒或灭菌方法。

（1）耐高热物品的灭菌首选物理灭菌法。如手术器械、各种穿刺、注射器等首选压力蒸汽灭菌法；油、粉、膏等首选干热灭菌法。

（2）不耐热物品可选用化学消毒法。如各种导管、精密仪器、内镜、人工植入物等选用环氧乙烷灭菌或2%戊二醛浸泡灭菌等。

五、化学消毒、灭菌的原则

（1）根据不同情况合理选择高效、中效、低效消毒剂及灭菌剂。

（2）使用化学消毒剂必须掌握消毒剂的性能、作用、使用方法、影响消毒效果的因素。如甲醛不能用于空气的消毒。甲醛熏箱可用于不耐热、不耐湿物品的表面消毒，但不能用于灭菌；消毒时应采用加温或加催化剂的方法，不能采用自然挥发熏蒸法。

（3）配制化学消毒剂必须检测有效浓度，并定期监测。

（4）用于浸泡消毒、灭菌物品的容器在更换消毒、灭菌剂时必须进行消毒、灭菌处理。

六、做好消毒灭菌工作的措施

1. 提高消毒灭菌工作重要性的认识

消毒灭菌工作落实即可有效地切断医院感染的传播途径。确保此项工作的建立与贯彻执行，也是能否真正做好防止医院感染的重要环节。

2. 建立健全切实可行的技术性措施

要求有关人员要明确以下几点：

（1）明确消毒的主要对象：如具体分析医院感染的途径，涉及的媒介物及感染病原微生物的种类。

（2）采取适宜的消毒方法：如根据消毒对象，选择一些简便、有效、不损坏物品、来源丰富及价格便宜的消毒方法，并指明达到的消毒水平。

（3）充分了解消毒措施的影响因素：如病原微生物的种类及污染程度，使用消毒因子的处理剂量、消毒时的温度、湿度、酸碱度、干扰物存在与否；消毒物品的穿透条件等。

（4）认真进行消毒质量的监控，确保消毒效果，避免消毒的失效，要及时检查与及时发现问题，采取相应的改进措施。

3. 熟悉常用的消毒方法

1）用于医疗物品的消毒方法

（1）热力灭菌法：包括压力蒸汽灭菌、预真空型压力蒸汽灭菌、低温甲醛—蒸汽消毒、煮沸消毒、巴氏消毒、干热灭菌、微波加热消毒器等。

（2）辐射消毒与灭菌：包括紫外线消毒、电离辐射灭菌等。

（3）化学消毒剂：常用的有含氯消毒剂、过氧乙酸、戊二醛、甲醛、环氧乙烷、乙醇、碘类消毒剂、醛类、氯己定（洗必泰）、新洁尔灭等。

2）用于手和皮肤的消毒方法：基本方法有二类，物理消毒和使用皮肤消毒剂。

3）用于医疗器械的消毒方法：消毒方式包括清洗、消毒、灭菌和焚烧。消毒方法以热力消毒最可取。但某些物品不能用热力消毒时，则必须用化学消毒。

此外，对医院污水和污物的消毒处理也应高度重视，采取切实可行的方法，如机械处理和生物处理等方式，以保证消毒处理的良好效果。

（孙凌云）

第九章　中医药事业管理

第一节　中医药事业发展与现状

中医药是包括汉族和少数民族在内的我国各民族医药的统称，是反映中华民族对生命、健康和疾病的认识，具有悠久历史传统和独特理论及技术方法的医药学体系。中医药事业，指以促进人类健康水平的提高为主要目标，以提升中药与中医适宜技术疗效为基本手段，传承中医文化，推动中医基础理论与学术体系不断完善的事业。数千年以来，中医药为中华民族的繁衍昌盛和人类健康做出了卓越贡献，是中华数千年绚烂文化不可分割的组成部分。

一、中医药历史悠久，文化博大精深

早在几千年前的远古时代，我们的祖先在日常饮食劳作和与大自然的抗争中就积累了一些用药知识。人们发现食用了某些动、植物后具有减轻或消除病痛的功效，这就是认识中药的起源。随着人类的进化，开始有目的地寻找防治疾病的药物和方法，所谓"神农尝百草"和"药食同源"就是当时的真实写照。

人们在烘火取暖时发现用兽皮、树皮包上烧热的石块或沙土作局部取暖可消除某些病痛，逐渐形成了热熨法和灸法；在使用石器劳作时发现身体某一部位受到刺伤后反能解除其他部位的病痛，从而创造了运用砭石、骨针治疗的方法，并在此基础上逐渐发展为针刺疗法，进而形成了经络学说，初步形成了原始医学。夏代酒和商代汤液的发明，为提高用药效果提供了帮助。进入西周时期，开始有了食医、疾医、疡医、兽医的分工。

春秋战国时期，扁鹊在总结前人经验的基础上，提出了"望、闻、问、切"四诊合参的方法，扁鹊精于内、外、妇、儿、五官等科，应用砭刺、针灸、按摩、汤液、热熨等法治疗疾病，奠定了中医临床诊断和治疗的理论基础，扁鹊是中国传统医学的鼻祖，中医理论的奠基人，被后人誉为"医祖"。

我国现存最早的中医典籍《黄帝内经》于两千多年前的秦汉时期问世。全面系统阐述了人体的解剖、生理、病理以及疾病的治疗原则与方法，提出了"治未病"的预防医学理念，确立了中医学的思维模式，标志着中医从单纯的临床经验积累发展到系统理论总结阶段，形成了中医药理论体系框架。

秦汉后期，随着交通日渐发达，少数民族地区的犀角、琥珀、羚羊角、麝香，以及南海的龙眼、荔枝核等渐为内地医家所采用，东南亚等地的药材也不断进入中国。

《神农本草经》就是当时流传下来的现存最早的药物学专著，它总结了汉以前人们的药物知识，载药365种，并记述了君臣佐使、七情和合、四气五味等药物学理论，对于合理处方、安全用药、提高疗效具有十分重要的指导作用。长期临床实践和现代科学研究证明该书所载药效大多是正确的，如麻黄治喘、黄连治痢、海藻治瘿等。

东汉时期，张仲景所著《伤寒杂病论》提出了外感热病（包括瘟疫等传染病）的诊治原则和方法，论述了内伤杂病的病因、病证、诊法、治疗、预防等辨证规律和原则，确立了辨证论治的理论和方法体系，被中医界称为"医圣"。

后世又将该书分为《伤寒论》和《金匮要略》，两书实收方剂 269 首，基本上概括了临床各科的常用方剂，被誉为"方书之祖"。东汉末年，华佗创制了麻醉剂"麻沸散"，开创了麻醉药用于外科手术的先河。

三国两晋南北朝时期，战争连绵，社会动荡及民族融合文化交流，有更多医治伤病疾苦的实践，从而使临床医学迅速发展，各科临证经验进一步充实。诊断水平明显提高，治法丰富多采，诊治均有新的创造和发现。据记载，本时期问世的医方书籍近 200 种，在内科、外科、骨伤科、妇儿科以及各种急救处理等方面，均有很大进步。诊断学和针灸学的基础理论和实践规范化，在总结整理前代成就的基础上，有重大发展，卓越代表著作有晋·王叔和的《脉经》，魏晋间皇甫谧的《针灸甲乙经》等。药物学也有突出进步，本时期本草著作达 70 余种，最有影响的是南北朝时陶弘景的《本草经集注》，他将前代本草学成就进行了较彻底的整理，又总结《本经》后数百年的新经验，参考《名医别录》和本人研究心得著成此书，不但药物品种成倍增加，对药物限制、度量衡、剂型等严加考订，更重要的是开创了新的本草分类方法，影响深远。雷敩所撰《雷公炮炙论》是我国现知药物炮炙的最早专著。世界第一个医学院也是在南北朝时期诞生，后由隋朝完善了这一医学教育机构，并命名"太医署"，分医、药两部，说明医与药已分别教授，虽相互依存，但各有千秋，药有药师，医有医师。而医学分科也愈加细致，妇科已成，儿科已有雏形，王未钞与徐叔响分别著作了《小儿用药本草》和《疗少小百病杂方》两部儿科专著，也是世界最早的儿科医书。

唐朝，医药学达到空前鼎盛，药王孙思邈横空出世，搜集药方 5 000 多个，并出版了《千金要方》《千金翼方》《太医精诚》三部医药经典，也是从此时起，中医流传海外，远播世界。孙思邈还提出"大医精诚"，体现了中医对医道精微、心怀至诚、言行诚谨的追求，是中华民族高尚的道德情操和卓越的文明智慧在中医药中的集中体现，是中医药文化的核心价值理念。

宋代是中医药发展的鼎盛时期。政府非常重视中医药，组织人员编撰本草和方书，设立校正医书局、铸造针灸铜人、改革医学教育、设立惠民局、和剂局、安剂局、养济局、福田局等。专设"太医局"作为培养中医人才的最高机构。教学方法也有很大改进，如针灸医官王惟一曾设计铸造铜人两具，精细刻制了十二经脉和 354 个穴位作为针灸教学和考试医师之用，作为最早的教学模型，是中国医学教育发展史上的一大创举。其中儿科专著《颅囟经》《小儿药证直诀》问世，儿科已成独立学科，并有"儿科之圣"钱乙专精少儿疾病。专设"校正医书局"，有计划地对历代重要医籍进行了搜集、整理、考证和校勘，历时十余年。目前所能读到的《素问》《伤寒论》《金匮要略》《针灸甲乙经》《诸病源候论》《千金要方》《千金翼方》和《外台秘要》等中医典籍都是当时校订和刊行后流传下来的。另有医药名著《太平圣惠方》《养老奉亲书》《经史证类备急本草》《集要广注·词义月光》等。

明清时期，中医药也得到了较快发展，突出代表是医家李时珍的《本草纲目》，在世界上首次对药用植物进行了科学分类，创新发展了中药学的理论和实践，是一部药物学和博物学巨著。《本草纲目》，收载药物 1 892 种，附方 10 000 多个，对中国和世界药物学的发展做出了杰出的贡献。这部史作自 1593 年起先后被翻译成日、法、英、德、俄等多国文字，在世界广泛传播，产生了深远的影响。

公元 11 世纪中医即开始应用"人痘接种法"预防天花，成为世界医学免疫学的先驱。在细菌学尚未出现的 11 世纪中叶，这无疑是一伟大创举。到了清代中医在治疗温病（包括传染性和非传染性发热性疾病）方面成就的代表著作有叶桂的《温热论》《湿热条辨》《温病条辨》及《温热经纬》等。清代医家王清任根据尸体解剖和临床经验写成《医林改错》，改正了古代医书在人体解剖方面的一些错误，强调了解剖知识对医生的重要性，并发展了瘀血致病理论与治疗方法。

明清时期中医药的发展也带动了中药堂、中药铺的兴起。广誉远创始于明嘉靖年间 1541 年，是中医药史上现存最悠久的中华老字号企业；陈李济创建于 1600 年，是现存最古老的中药堂，取名陈李济，寓意"陈李结缘，同心济世"。之后又陆续出现了同仁堂、雷允上、九芝堂等中药堂，这些距今三五百年的老字号，虽历经朝代更迭、战乱洗礼，至今依然生机勃勃，坚守着以传统制药的制作技艺为基础，造福百姓的信念，也成为家喻户晓的知名品牌，在中医药漫长的历史上留下了浓墨重彩的一笔。清代中期以来，特别是民国时期，随着西方医学的传入，一些学者开始探索中西医药学汇通、融合。

二、近代中医药发展

一部中国近代史是中华民族屈辱史同时，也是一部中华民族抗争史。这一时期受西方列强侵略，国运衰弱，随着民主进程的不断推进，西方学术包括西医也不断传入中国。当时的民主思想完全学习西方的民主制度，在对待西医学的态度方面也非常"偏激"，有许多人主张医学现代化，中医药陷入存与废的争论之中。

1929 年，国民政府以"愚昧落后""阻碍科学""医事卫生障碍"等理由，通过了"废止中医案"，此政令一出震动了整个医学界。通过中医界人士和爱国人士的共同努力，最终还是保留住中医，但国民政府对中医的态度却日渐苛刻，中医几乎无法得到任何来自官方的支持。

战争不仅仅让生灵涂炭，也摧残了千年的中医药文明。抗日战争以中国的胜利告终，但痴迷于中医的日本人洗劫了大量古代医籍，包括珍贵的元印《圣济总录》残卷、明代赵开美版《仲景全书》，使大量中医典籍流失海外。

进入残酷的抗战年代，在西药得不到有效供给的情况下，中医药在挽救战士生命和治疗百姓疾病中发挥了重要作用。将柴胡水蒸馏提取制成针剂，良好的退热消炎作用大幅减少了伤患战士的死亡率，同时还在治疗感冒、回归热、产褥热、肺结核退热、抗疟疾等方面也有良效。柴胡注射液的诞生突破了中药传统的给药方式，是中医药的传承与创新的产物，促进了传统中医技术、中药验方发展。

三、现代中医药发展

中华人民共和国成立后，政府把"团结中西医"作为三大卫生工作方针之一，确立了中医药应有的地位和作用。卫生部设立了中医司，各省、市、县相应设置了中医处、中医科和中医股等机构。卫生部发布了《中医师暂行条例》和《中医诊所管理暂行条例》，组建了中医学会，通过举办中医进修学校及进修班、开展中医带徒等一系列工作，保障了中医药事业的健康、科学、稳步发展。

1949—1955年，全国共创办20所中医进修学校和143个中医进修班，1958年成立了四所中医学院后在各省成立中医学院。1955年底卫生部中国中医研究院宣布成立后，一些省、市、区也相继成立了中医研究所。到1960年，中医医院已从中华人民共和国成立初期的寥寥数所发展到330所，中医病床增至14 199张。

在"中西医结合"指导方针的引导下，很快在医疗界兴起了中西医互学运动。1960年全国范围内西医在职学习中医的有3.6万多人，一些西医专家也开始钻进中医药学的宝库中，着手进行了一些理论探索，有力地促进了中医药事业的发展和繁荣。

中国中医研究院成立伊始就组织专家整理中医典籍，各地也组织大批中医工作者对古典医籍和老中医的经验进行了整理、总结、研究工作，在全国范围内收集到大量的秘方、验方、单方，仅河北省1958年在全国中医中药工作会议上就展出实物1 388件，祖传秘方、验方163 754个，著作73部。

改革开放后，大型国际跨国药企陆续进住中国，先进的化学药物和治疗理念改变了医生的处方行为和用药习惯，中医药也受到前所未有的冲击。而随着西医诊断技术和诊疗仪器设备突飞猛进的发展，西医在临床治疗中占据着主导地位，曾几何时在百姓医疗保健中发挥巨大作用的中医凸显被弱化、被边缘化的尴尬局面。

2015年5月，首个中医药健康服务领域的专项发展规划《中医药健康服务发展规划（2015—2020年）》发布；2016年2月《中医药发展战略规划纲要（2016—2030年）》出台，明确了未来15年我国中医药发展方向和工作重点，把中医药发展上升为国家战略。

2017年7月1日首部《中医药法》正式实施，为继承和弘扬中医药，扶持和促进中医药事业发展确立了法律依据。2015年中国中医科学院研究员屠呦呦因发现青蒿素治疗疟疾的新疗法获2015年诺贝尔奖，为中药发展提供某些有益启示，也振奋了广大中医药从业者的自信心。

四、中医药事业发展前景

发展中医药是事关人民福祉的大事，根据中西医并重的卫生健康工作方针，为解决世界性医改难题做出中国贡献，是具有世界意义的伟大实践。质量是服务的前提、政策是质量的保障，今年是"十四五"开局之年，恰逢《关于加快中医药特色发展的若干政策措施》出台，这将为中医药事业高质量发展开好局、起好步提供政策引领，明确发展方向。实践证明，政治优势、制度优势是我党的制胜法宝，也是中医药事业发展的根本保障。在党中央、国务院的正确领导下，在各级政府和部门大力支持下，切实落实以上政策，中医药将在构建医疗卫生服务体系、建设健康中国中发挥更大作用。

（一）中医药的发展靠法律保障护航

法制建设是我国中医药发展最重要的支撑和保障。从中华人民共和国成立初期的"无法可依"，到拥有国家层面的法律保障，中医药的发展也随之迎来了翻天覆地的变化。

早在1950年，全国第一届卫生工作会议就正式确立了"团结中西医"的指导方针，我国中医药事业开始走上发展的轨道。1982年，我国首次将"发展现代医药和我国传统医药"写入宪法，为中医药法制建设提供了根本性的法律依据。1988年，国家中医药管理局的成立，开启了中医药复兴的新征程。其后，伴随着《中华人民共和国中医药条例》（2003年）、《国务院关于扶持和促进中医药事业发展的若干意见》（2009年）等政策法规的相继出台，为我国中医药发展提供了政策上的保障，标志着中医药法制化建设步入了新阶段。2015年，国务院相继出台了《中药材保护和发展规划（2015—2020年）》《中医药健康服务发展规划（2015—2020年）》，这两部五年规划，为全面推动中医药事业发展确立了发展目标、任务和路径。2016年，国务院印发《中医药发展战略规划纲要（2016—2030年）》，进一步将中医药的发展上升为国家战略。2017年，国家正式颁布实施《中华人民共和国中医药法》，这是我国第一部关于中医药领域的综合性、全局性和基础性法律。该部法律规范与扶持并举，不仅构建了中国传统医药发展的制度框架，更为中医药传承创新、振兴发展提供了法律依据。同时也是党和国家高度重视中医药发展的具体体现，更是对中医药事业可持续发展的长远谋划。

（二）中医药服务能力的提升

中华人民共和国成立初期，我国中医药事业面临着人才匮乏、基础设施落后，医疗机构不健全的困难局面，导致中医药的整体性、协调性发展不平衡，中医药服务能力也因此而非常薄弱。"文革"时期，医疗卫生工作重点从城市开始向广大农村扩展。在此期间，虽然解决了当时农村缺医少药的问题，却严重阻碍了中医药事业的发展。据相关资料显示：1959年全国中医36.1万人，西医23.4万人，到1977年西医有73.8万人，增加了2.2倍，而中医却减至24万人，比1959年减少了三分之一；1966年全国有中医医院1 371所，1976年时仅剩129所，10年减少91%。那时，中医药事业式微，中医药人才队伍后继乏人，中医药服务更难以体现。改革开放以来，中医药事业沐浴着改革的春风，开启了振兴发展的新模式。特别是党的十八大以后，随着中医与中医药业的发展，其服务能力也得到显著加强。据相关资料统计，到"十二五"末中医重点专科数已达到1 495个，覆盖全国31个省份，且遴选出219个国家区域中医（专科）诊疗中心，建立了分层次的专科专病体系，组织制定了406个中医优势病种的诊疗方案和临床路径。截至2018年底，全国三甲中医医院442家，中医医疗机构增至60 738个，中医医疗机构床位数增加到123.4万张，从业人员总数增加到71.5万人，医师人数增加到57.5万人，年诊疗人数增至10.7亿，年出院人次增至3 584.7万。中医备案诊所占中医类诊所总数的26.94%；全国85%的二级以上综合医院设置了中医科，多数县级妇幼保健机构能够提供中医药服务；98.3%的社区卫生服务中心、97.1%的乡镇卫生院能提供中医药服务。其中，79.35%社区卫生服务中心、70.57%乡镇卫生院能够提供6类以上的中医药技术方法。此外，2008年国家启动"治未病"健康工程。之后，国家中医药管理局从医疗机构着手，先后确定了173个治未病预防保健服务试点单位，确定了65个治未病预防保健服务设点地区；"十二五"期间确定了33个国家中医药管理局治未病重点专科。通过对各类机构"治未病"服务工作的不断规范与探索，中医养生保健服务能力大幅提升。目前，我国正在稳步推进中医药服务体系的建设，随着体系建设的完成，我国中医药在治未病中的主导作用、在重大疾病治疗中的协同作用、在疾病康复中的核心作用将全面得到充分展现。中医药服务也将逐步实现以治病为中心向以人民健康为中心的转变。

（三）中医药科研成果的创新

中华人民共和国成立70余年来，我国政府对中医学术经验传承、古籍保护传承、中医理论基础研究等领域给予了高度重视和大力支持，在全国中医药专门研究人员的共同努力下，中医药科学研究取得了积极进展，中医药科研成果显著。如汤颂延于1960年7月5日，首次将手三阴穴针刺麻醉应用于右上肺叶切除手术并获得成功。尤其是独特汤氏头针疗法的发明，经20余年的实践，疗效确切。尚尔寿在钻研中医治疗疑难神经精神疾病时，创制了复肌宁（天麻、全蝎等），治疗进行性肌营养不良的有效率达79.16%；治疗运动神经元病，有效率达50.6%；治疗重症肌无力、脊髓空洞症、中风后遗症、脑外伤性精神病、遗传性痉挛性脊髓麻痹、重症神经官能症等疾病，亦取得了满意疗效。除此之外，陈可冀院士的活血化瘀系列研究，陈竺院士阐明的砒霜（三氧化二砷）治疗白血病的细胞核分子机理，以及小檗碱治疗代谢性疾病等多项成果也得到了国内外医学界的认可。其中，最具代表性的是，屠呦呦在收集2000余方药基础上，编写了640种药物为主的《抗疟单验方集》，对其中的200多种中药开展了实验研究，历经380多次失败，于1972年从中草药中分离出青蒿素，并应用于疟疾治疗。一株青蒿，经现代化提取、制药，变成拯救全球数百万人生命的抗疟新药。这就是科研创新的魅力。以中医药高质量疗效的临床证据，让古老的医学焕发了生机。中医药创新水平不断提升。从国家到地方，从研究中心到研究室，中医药科技创新平台、机构逐渐完善。这主要体现在：一是建立了40个国家中医临床研究基地、145个国家中医药管理局重点研究室、4个国家工程技术研究中心等中医药研究平台和基地；二是制定了《中医药科研伦理管理规范》，主导建立世界中联中医药研究伦理审查体系认证，并得到正式批准成为国家认证项目（CAP认证）；三是建立真实世界中医临床研究范式，推动临床科研一体化；四是中药已从传统的丸、散、膏、丹等发展到现代的滴丸、片剂、膜剂、胶囊等100多种剂型，品种达1.4万余个，由此展现了中药在技术创新与药品创新等方面有了长足的发展。如今，我国已自主开发出了一批具有知识产权，处于世界先进水平的中医药技术成果，引起了中外医学界的关注。如成功研究了一批濒危动植物资源替代品，包括人工麝香、人工牛黄、人工虎骨等；加深了对中医"证"的现代科学基础、针刺镇痛及经络的原理和中药复方作用机理的认识；进行了中医四诊中脉诊、舌诊、面诊的数字化、定量化研究；获得了中医药对特殊病和疑难杂症治疗的特殊疗效、中药活血化瘀治疗心脑血管病的显著疗效、外固定方法治疗四肢骨折的成果，得到世界医学界的公认。这些科研成果的创新和转化，为中医药在临床的应用中提供了有力的支撑。

（四）中医药教育体系的完善

人才是中医药传承与发展的关键。中华人民共和国成立以来，1955 年国家第一所"卫生部中医研究院"的正式成立，开启了中华人民共和国中医药高等教育的新纪元。后因"文革"影响，中医药教育受到严重阻碍。直到改革开放，中医药教育才迎来了发展的转折点。1978 年，我国恢复研究生招考制度后，中国中医研究院、北京中医学院创办了中医研究生班。1979 年，我国最大的全国性中医药学术团体中华全国中医学会（后改为中华中医药学会）在北京成立。截至 2017 年底，全国有高等中医药院校 43 所，其中独立设置的本科中医药院校 25 所。国家中医药管理局共建设了 794 个中医药重点学科，全国高校中医药类专业在校学生总数达 85.8 万人。此外，2008—2009 年，国家共组织实施 12 113 项国家级中医药继续教育项目，年均培训中医药专业技术人员达到了近 19 万次。目前，中医药高等教育已培养出近 200 万名中医药专门人才，这些人才充实到中医医疗、保健、科研、教育、产业、文化及对外交流与合作等各个领域，促进了中医药事业的发展，并在"一带一路"战略中承担着传播中医药的重要使命。特别是首届"国医大师"评选工作的开展，为中医药人才培养和教学队伍建设，起到了促进和激励作用。同时，由于我国中医药特有的文化属性，发展中医药师承教育的良好氛围也在逐步形成。"十二五"以来，国家先后组织实施了中医药传承与创新人才工程、中医药传承与创新"百千万"人才工程（岐黄工程），开展了近 20 个中医药人才培养专项，涵盖了各级各类中医药领域，培养了 99 名岐黄学者、1 222 名优秀中医临床人才、620 名中医临床特色技术传承骨干人才、1 239 名中药特色技术传承人才、1 637 名中医护理骨干人才、520 名西学中骨干人才、181 名少数民族医药骨干人才、10 334 名县级中医临床技术骨干，以及 20 万余名乡村医生。随着我国中医药教育的日益繁荣和发展，中医药文化建设也迈出了新的步伐。正本清源、澄清事实，正确地认识中医药的价值和贡献，传播中医药文化已越来越多地受到了欢迎和重视。目前已在全国 31 个省（区、市）遴选确认了 81 家中医药文化宣传教育基地，总面积近 45 万平方米，收藏展示中医药文化相关展品 8 万余件，年平均开放天数 306 天，年接待一千多万人次参观，每年开展各类中医药文化宣传活动 3 000 余场。2011 年至今，已组建了一支 230 人的国家级专家队伍和 2 000 余人的省级专家队伍，每年举办科普讲座 6 500 余场。其中，通过把中医药文化与图书、音像、影视、动漫等巧妙结合的科普作品就有 1 500 余种。总之，改革开放以来，我国中医药教育领域建立了本科、硕士、博士以及博士后的人才培养体系，其结构合理、层次分明，与其他学科领域形成了同步发展的格局。

（五）中医药国际合作的加强

自古以来，中医药作为中华文明与世界各国文明融合的独特纽带，其对外交流、服务世界的功用从未间歇。如今，凝聚着中华民族数千年智慧的中医药一如既往，依然携手世界同行。自新冠肺炎疫情蔓延以来，我国实行中西医结合，推广使用中医药诊疗技术，在抗击新冠肺炎疫情过程中取得了令人瞩目的成就，并得到了国际社会高度评价和认可。目前，中医药国际化步伐显著加快，四个中成药已获美国食品药品监督管理局（FDA）批准开展Ⅲ期临床研究；一批中成药正在开展欧盟注册研究；一批中药材品种纳入《美国药典》和《欧盟药典》；国内多家大学及中医药专业医疗机构在海外建立中医药中心，覆盖范围包括中亚、欧洲、美国、澳洲等地区。《中国的中医药》白皮书指出，中医药已传播到183个国家和地区。中国政府与40多个国家、国际组织和地区主管机构签订了专门的中医药合作协议。据世界卫生组织统计，有103个会员国认可使用针灸，其中有18个国家将针灸纳入医疗保险体系。有30多个国家和地区开办了数百所中医药院校，培养本土化中医药人才。中药正逐步进入国际医药体系，已在俄罗斯、古巴、越南、新加坡和阿联酋等国以药品形式注册。中医药海外中心和国内基地合作国家达88个，累计服务外宾13.4万人次，其中外籍患者约12万人次。此外，中医药在应对肿瘤、心脏病、糖尿病、阿尔茨海默病等方面越来越得到国际学术界的认可。

中医药事业是中华民族的瑰宝，有着悠久的历史和深厚的文化底蕴。随着人们对健康需求的提高，中医药事业的发展前景越来越广阔。首先，中医药在防治常见病、多发病方面具有明显的优势。随着人们健康意识的提高，越来越多的人开始关注中医药的防治作用。其次，中医药在慢性病治疗方面也具有独特的优势。中医药通过调节人体气血、平衡阴阳等方面，可以有效地改善慢性病患者的病情，减轻他们的痛苦。中医药还可以通过养生保健方法，预防慢性病的发生和发展。近年来，许多国际组织开始倡导使用中医药，并将其纳入国家医疗保障体系。例如，世界卫生组织已经将中药列为推荐药物之一，并在全球范围内推广中药的应用。最后，随着科技的发展，中医药也在不断创新和提高。现代中药制剂、中药配方颗粒等新技术的应用，使得中医药的治疗效果更加确切、安全、方便。同时，中医药与现代医学的结合，也促进了双方的共同发展。综上所述，中医药事业具有广阔的发展前景。我们相信，在政府和社会各界的支持下，中医药事业将会在未来取得更加辉煌的成就。

（李超）

第二节　中医药事业管理的特点、意义、基本原则和内容

中医药事业管理是政府根据中医药事业的规律和特点，以保障和增进人民健康为目的，通过合理配置中医药资源将最佳中医服务提供给国民，而对中医体系、中医系统活动和社会措施进行计划组织和控制的过程。

一、中医药事业的特点

（1）中医药事业具有历史性与传承性的特征。
（2）中医药事业是卫生事业的一部分，同时具有相对独立性。
（3）中医药事业既是国民健康保障事业，同时也是一种文化事业。
（4）中医药事业的系统性与复杂性。

二、中医药事业管理的特点

（一）综合性和实践性强

中医药管理尽管是一门新兴学科，但它却是一门综合性的应用科学，它的综合性表现为：中医药管理活动是很复杂的活动，影响这一活动的因素是多种多样的。除生产力，生产关系的因素外，还有一些自然因素，以及政治、社会、心理等上层建筑的因素。因此，要搞好中医药管理工作，必须考虑到中医药组织内部和组织外部的多种错综复杂的因素，利用多种学科的研究成果，研究出一套中医药管理理论，用以指导中医药管理的实际工作。

（二）涉及内容广泛

在各个不同的中医药组织中，人们根据不同的组织特点，进行管理活动的内容则有所不同。人们从各自的角度把中医药管理应用于不同的中医药组织中，由此产生出许多中医药管理的分支学科。如中医医院管理、中医药教育管理、中医药科技管理、中药质量管理等。尽管它们各有自己的特点和性质差别，但是他们都遵循着中医药管理的基本理论。中医药管理理论是各种中医药管理活动所具有的规律性的概括，它广泛运用于各种中医药组织的不断变化着的实践之中。

（三）把握政策中的复杂性

中医药管理的对象是中医药事业，在应用管理理论到中医药管理中，要认识到中医药事业与企业有不少差异，必须加以注意。

三、中医药事业管理的意义

（1）发展中医药事业，是改善卫生服务公平性与可及性，提升人民健康水平的需要。

（2）发展中医药事业，是促进经济社会和谐发展的需要，实现中华民族伟大复兴"中国梦"的重要元素。

（3）发展中医药事业，是增强中华民族自豪感与自信心，提升中华民族文化软实力的需要。

（4）发展中医药事业，推动中医药走向世界，体现了中国作为大国的担当，是提升我国国际形象的重要手段。

四、中医药事业管理的基本原则

（1）坚持中西医并重，把中医药与西医药摆在同等重要的位置。

（2）坚持继承与创新的辩证统一，既要保持特色优势，又要积极利用现代科技。

（3）坚持中医与西医相互取长补短、发挥各自优势，促进中西医结合。

（4）坚持统筹兼顾，推进中医药医疗、保健、科研教育、产业、文化全面发展。

（5）坚持发挥政府扶持作用，动员各方力量共同促进中医药事业发展。

五、中医药事业管理的内容

（一）中医药政策

中医药政策，指由政府或权威机构以社会健康和中医药事业发展为根本利益依据，制定并实施的关于中医药发展的战略与策略、目标与指标，对策与措施的总称。

在我国，与中医药相关的政策分为法律、条例和部门规章三个等级。中医药工作方针是中医药事业发展的基本依据。中华人民共和国成立以来，我国中医药工作方针经历了"团结中西医—中西医结合—中西医协调发展—中西医并重，扶持和发展中医药和民族医药"的变化。中医药政策研究的具体内容包括：中医药政策基础研究、中医药健康服务政策研究、中西医结合与民族医药政策研究、中医药科技创新政策研究、中医药人才队伍建设政策研究、中医药文化传承传播政策研究、中药产业发展政策研究、中医药国际合作与合作政策研究、中医药法制体系建设政策研究、中医药事业发展保障政策研究等。当前，我国中医药政策的主要特点包括：

（1）以人为本，强调中医药人才队伍建设。

（2）坚持中西医并重。

（3）注重中医药与社会经济协调发展。

（4）突出中医药在治未病（预防保健）中的作用。

（5）强化中医药健康服务的理念。

（6）鼓励中医药国际合作与交流，促进中医药的海外发展。

（7）强调中医药文化传承与传播。

（二）中医药管理体制

中医药管理体制是指中医药管理机构的设置和管理权限职责的划分等一整套中医药管理制度。

1. 中华人民共和国成立以来中医药管理体制及沿革

1949—1986 年：1949 年卫生部医政处设中医科；1953 年中医科改为中医处；1954 年卫生部设立中医司。1986—1988 年：1986 年成立国家中医管理局，为国务院直属局，由卫生部代管。1988—1998 年：1988 年国家中医管理局改为国家中医药管理局，中医、中药由国家中医药管理局统一管理。1998 年至今：1998 年国务院机构改革，保留国家中医药管理局，改为卫生部管理的主管国家中医药事业的行政机构，将中药生产的行业管理职能交国家经济贸易委员会，将中药监督管理职能给国家食品药品监督管理局，保留中药资源保护、中药产业发展规划及产业政策制定职责。

2. 中医药管理组织

可以人为地划分为中医行政管理组织与中药行政管理组织两方面。但是，两者又有交叉内容，体系管理内容较为复杂。其中，中医行政管理组织包括中央、省级、地市级与县级四个层面。

（三）中医药事业发展经费

1. 中医总费用

中医总费用是指国家或地区在一定时期内（通常是一年）全社会用于中医服务所

消耗的资金总额。中医总费用由政府中医费用支出、社会中医费用支出和个人中医费用支出三部分构成。中医总费用的测算法包括来源法、机构法与功能法三种。

2. 中医药事业费

中医药事业费，是指国家为了保证人民身体健康，在中医药事业方面的经费支出。主要包括中医医院、综合医院中医科、基层卫生机构中医药事业发展的经费拨款。

（四）中医药管理活动

（1）中医医政管理。

（2）中医药教育管理。

（3）中医药科技管理。

（4）中药管理。

（5）中医药文化管理。

（李超）

第三节 中医药事业管理的机遇与挑战

一、机遇

中医药是我国的传统瑰宝，尤其是近年突如其来的新冠疫情，让传统中医作用更加突显。近年来，中医药事业发展取得了可喜的进步，中医诊疗技术水平，中医服务能力等方面都得到了很大的提升，但仍存在保障体系、人才队伍、服务能力、文化宣传等方面的问题。国务院印发实施《中医药发展战略规划纲要（2016—2030年）》，将中医药发展摆在了经济社会发展全局的重要位置。人民群众在全面建成小康社会中激发出的多层次、多样化健康服务需求，将进一步释放中医药健康服务的潜力和活力。深化医药卫生体制改革，加快推进健康中国建设，迫切需要在构建中国特色的基本医疗制度中发挥中医药的作用。

中医药注重整体观、追求天人合一、重视治未病、讲究辨证论治，符合当今医学发展方向，适应疾病谱的变化和老龄化社会的到来，为中医药振兴发展带来广阔前景。中医药以其绿色生态、原创优势突出、产业链长、促进消费作用明显的特点，为供给侧结构性改革提供了新的经济增长点。

中医药文化作为中华民族优秀传统文化代表，将为建设文化强国提供不竭动力和源泉。中医药的国际影响进一步扩大，成为政府间特别是卫生领域交流合作的重要内容，中医药国际合作交流的规模及内容不断扩大。中医药标准国际化进程加强了我国中医药话语权和主导权。实施走出去战略和推动"一带一路"建设，中医药国际交流与合作不断深入，将为促进人类健康做出更大贡献。

二、挑战

中医药是我国的传统文化之一，具有悠久的历史和独特的理论体系。然而，随着时代的发展，中医药面临着许多困难和挑战。

（一）中医药的科学性和证据基础不足

虽然中医药在临床实践中取得了很好的效果，但缺乏科学证据和现代化研究。这使得很多人对中医药产生怀疑和质疑，也影响了中医药在国际上的影响力。

（二）中医药人才紧缺

随着现代医学的发展，许多人选择了现代医学相关专业，中医药人才的数量逐渐减少。同时，现有的中医药人才缺乏专业知识和现代化的科学素养，也影响了中医药的发展。

（三）中医药的法律法规滞后

随着中医药的普及和发展，现有的法律法规不能满足中医药实践的需求，也无法保护中医药的合法权益。

为了解决这些困难和挑战，我们必须采取积极的措施：①加强对中医药的科学研究，丰富中医药的证据基础；②提高中医药人才的素质，加大对中医药人才培养的力度，增强他们的专业知识和现代化的科学素养；③完善中医药相关的法律法规，保护中医药的合法权益；④加强对中医药的宣传和推广。中医药具有独特的理论体系和丰富的临床经验，应该在社会上得到广泛的认可和重视。

中医药面临着诸多困难和挑战，但我们也应该看到中医药的巨大潜力和前景。通过努力，我们将能够让中医药得到更多的发展和更多的应用，也将能够为人们带来更多的健康和福祉。为了解决中医药面临的困难和挑战，我们还需要加强对中医药科研的投入。只有通过不断的科研，才能够证实中医药的疗效和安全性，为其赢得越来越多的国际认可。另外，中医药是中华民族千年的积淀，是中华文化的重要组成部分，需要加强对中医药文化的传承，以确保中医药的永续发展。与此同时，提高公众对中医药的认识和理解，使其逐渐走出内陆，走向国际。通过宣传、教育等方式，向全球宣扬中医药的优秀传统，展示其独特的理论体系和丰富的临床实践。要想使中医药得到更好的发展，就需要积极推动各方面的工作，努力克服困难和挑战。只有通过共同努力，才能够真正实现中医药的持久发展。

（李超）

第四节　加快推进中医药事业管理高质量发展

中华人民共和国成立以来，我国中医药事业取得了显著成就，为增进人民健康做出了重要贡献。但我们也要清醒地看到，中西医并重的方针仍需全面落实，中医药领域的治理体系亟待健全，诸如中医药发展基础还比较薄弱、中药材质量良莠不齐、中医药传承不足等问题，迫切需要采取有效措施加以解决。目前，我国在中医药服务质量、人才培养、创新动力等方面尚存需要补足的短板。因此，加快推进中医药传承创新发展，事关健康中国建设，事关中华民族伟大复兴，使命光荣、责任重大。

近年来，党中央、国务院高度重视中医药发展，将其作为我国医药卫生事业不可或缺的重要组成部分，制定了一系列促进中医药快速发展的政策措施，出台了《关于扶持和促进中医药事业发展的若干意见》。这些为中医药事业持续健康发展奠定了良好基础，也为我国中医药走向世界舞台创造了良好条件。加快我国中医药事业发展，实现中医与中药并驾齐驱，意义重大。为此，我们必须打造中医强国和中医药特色品牌，构建良好的中医药服务体系。

一、坚持把创新摆在中医药发展核心位置

中医药技术创新，是我国科技事业发展的重要组成部分。应鼓励企业、高校、医院以及中医药研究机构，组建国家和省级中医药工程（技术）研究中心、重点实验室等研发平台；应鼓励公立中医院与中医药健康服务企业合作，实现中医药康养技术与产品研发新突破。应鼓励企业开展名方、验方、医院制剂筛选及开发，研制一批治疗心脑血管、恶性肿瘤等重大疾病的中医药新药。应鼓励科研院所和医疗机构加强合作，对传统中医药诊疗技术、技法进行优化创新。要加快中医药科技成果转化，依托中医临床研究基地，建立面向全国的中医药新技术交流、评价、展示和推广中心。

二、完善中医药服务体系建设，加快提升中医药可及性

以建设融预防、治疗、康复于一体的中医药服务体系为重点，建设一批国家中医医学中心，优先建设心血管、癌症等区域中医医疗中心，促进优质资源均衡发展。始终坚持公立中医医院姓"中"定位，加强中医优势专科建设，提升中医院应急和救治能力。持续实施基层中医药服务能力提升工程，强化县级中医院基层龙头带动作用，促进中医馆、国医堂提档升级，筑牢基层中医药服务网底。巩固中医药领域脱贫攻坚成果，促进健康扶贫、产业扶贫与乡村振兴战略有机衔接。少数民族医药是中医药事业的重要组成部分，任何时候都不能偏废。

三、推动中药管理体制改革，加快促进中药质量提升

继续深入开展医疗机构中药饮片管理专项行动，改革完善中药审评审批机制，加快推进经典名方简化注册，加快推进第四次全国中药资源普查收官，从中药材种植、加工、流通等全环节入手，强化中药材质量控制。

四、推进中西医药相互补充、协调发展，促进中西医结合

中医药是根植于中华优秀文化土壤形成并不断丰富发展的医学科学，是世界文明的重要组成部分。中医药的发展必然与现代科技、现代西医互相学习、共同发展。要聚焦重大疾病、疑难疾病，推动中西医药开展临床协作，促进两种医学优势在疾病发展不同

阶段耦合，释放叠加优势，提高诊疗水平。

五、牢固树立人才是第一资源的理念，加快建设特色人才队伍

要抓好中医药人才的引进和培养工作，对从事中医的医务人员要分期分批进行培训，提供发展平台，提高他们的待遇。要制定相关的政策措施，发挥名中医中药专家的作用，组织具有较高学术水平和丰富临床经验的的名中医中药人员开展师承教育，传授其学术和临床经验。对发展中医事业作出突出贡献的组织和个人，要予以表彰和奖励。建议政府拨出专项资金，对散落在民间和流失的中医药秘方进行抢救性的发掘和回收。同时，制定相关政策，鼓励中青年中医拜健在的名老中医为师，让这些老中医的精湛医术得以传承下来。

六、主动融入共建人类卫生健康共同体，加快推动中医药"走出去"

办好上合组织传统医学论坛及金砖国家传统医药研讨会，宣介我国中医药抗疫成就和经验。用好国务院联防联控机制外事组中医药国际合作专班机制，确定一批重点国家作为合作突破口，扩大抗疫类中药产品海外注册和使用，分享中医药抗疫技术和经验。继续实施中医药国际合作专项，提升中医药海外中心和国际合作基地建设质量，加快中医药国际标准化进程，提升中医药全球影响力。

七、大力发展中医药健康产业

中医药健康产业涉及一、二、三产业，可以说是"接一连三"。据不完全统计，中药材种植面积达 5 000 万亩，中药产业工业总值达 7 800 亿元。大力提升和确保药材质量。一方面，积极推广标准化种植，努力减少农药残留与重金属含量；另一方面，大力加强中药材检测。基本方法是在市场出口端大幅度加强检测，淘汰劣质中药，倒逼中药材在种植、储藏、加工、炮制的所有环节实行高标准；否则，即不可能取得应有的经济效益。在加强科学检测的基础上，以品质定价格，优质优价，低质低价，劣质药材不得进入市场。中药的炮制与服用方式也需要改进。从目前的情况来看，中成药的疗效不及汤药，但汤药的煎煮十分费事，国人尚嫌麻烦，且其苦难咽，因此必须探索新的方法。中药颗粒的推行，似乎成为一个新趋势，但其疗效必须明显优于传统中成药方可站稳脚跟。

八、政府及卫生行政主管部门要认真落实国家的中医政策

加强调研工作，保证一定的时间研究全省的中医中药工作，每年都有中医中药的发展工作计划，根据国家政策，制定有利于地方发展的具体措施以便事业的发展。同时建设卫生部门所设立的中医科，要认真研习政策，加强调查研究，给政府和卫生厅领导决策当好参谋。加强对基层各中医药工作部门及民营诊所的指导，让中医药工作人员有所依靠，工作有章可循。

九、要加强对中医药作用的宣传

充分利用报纸、电视台等新闻媒体加大对中医药的宣传力度，开辟中医药知识讲座、中医药病症诊断等专栏，提高社会认知度。要大力宣传中医辨证施治、个体化治疗在防病治病中的作用，尤其是在治疗疑难症、各种综合征、亚健康中中医所具有的而西医无法取代的独特作用。如中医药防治乙脑、流脑、甲肝以及 SARS、手足口等传染病仍具有无可替代的地位和作用。

十、要大力开展中医药进社区工作

要发挥中医药在社区医疗中的优势和作用，采取短期培训，重点强化，使用培训等方法，加强社区医生对中医药理论。针灸推拿知识和中医适宜技术的学习，开展中西医结合工作。要建立中医药专家技术指导组，定期到社区指导，发挥中医药防病治病的优势。

十一、要重视中医药在新型农村合作医疗中作用的发挥

关心、支持农村中医药事业，充分发挥民间中医的作用，通过举办培训班、考核等办法让一些有能力的中医人才拥有行医资格。加强乡镇医生中医药知识培训，推广简单实用的中医技术，使之能对诊治常见病、多发病中熟练应用中医药知识，减轻老百姓的医疗负担。

十二、全面推行中西医结合

医疗界应切实贯彻毛主席和习总书记关于坚持中西医结合、中西医并重的指示精神。那种反对中西医结合的观点，是片面的，错误的。由于中西医各有所长，各有所短，故存在结合的必要和可能，以便扬长避短，取长补短。美国的一项调查研究表明，有 49% 的疾病西医无法治疗，有 20% 的疾病由于化学药带来的毒副作用而不得不停药。在这些领域，中医药可以发挥巨大作用。

十三、善待民间中医，挖掘民间中医药潜力

积极抢救民间中医药秘方和绝技。清肺排毒汤的拟方人葛又文先生，在为国家治疗新冠肺炎拟方之时还是一名尚未获取执业医师资格证的民间中医。自从以《执业医师法》在 1999 年颁布实施以来，有 20 余万的民间中医失去了继续执业的资格，他们当中不乏像葛又文这样的中医人才。对于民间中医，不应打压，而应疏导；不应苛求其身份、学历、学位，而只应考核其实际治病能力，只要会治病就给以出路，调动其积极性，并组织挖掘整理其使用的祖传秘方和拿手绝活，在此基础上总结提升。

十四、推进中医现代化

中医药的现代化，是一个方向，但这绝不意味着要套用西医的理论、技术、规范来要求、评价并改造中医药。西医药及其技术规范本身是实践检验的对象，而不能成为检

验真理的标准。应在尊重中医药自身发展规律的基础上，把现代科学技术用于解释、论证和辅助中医药的发展，而不是用来改造中医药。要像钱学森先生指出的那样，把中医药的理论和实践与现代科学技术联系起来，用系统论方法和现代科学技术打开中医药的宝库，"即通过运用中医思维学来以现代语言构筑人体这个开放的复杂巨系统的模型，由此进而讲清人体功能状态的变化运动规律，最后建立用现代科学语言表达的唯象中医学"。

总之，任何国家都有自己的文化及传统，只要它是合理的、具有特点的，就不应该轻易否定它。何况中华文明是博大精深、光辉灿烂的先进文明，更是不容否定，而只能发扬光大。中国近代以来的学习西方进程，虽然对中国的发展不无益处，但其中不分青红皂白地否定、贬低、排斥中华文明的所作所为已被实践证明是一个重大错误，是中国历史的一段弯路。我们应努力让祖先留下的包括中医药在内的历史悠久而极其宝贵的中华文明生存发展、弘扬光大，走向世界、造福人类，这不仅是当代中国人义不容辞的光荣使命，也是以中华文明引领全人类进而建立更加公平和谐的国际新秩序的题中应有之义。

(李超)

第五节　中药饮片的管理

中药饮片生产源远流长。早在东汉时期，葛玄就对药物药性、疗效、识别、鉴定、加工炮制等积累了很多经验，被称为中药材加工炮制的创始人。随着成药被广泛应用，药物生产也逐步向手工业发展，而生产力的发展，又促进了行、号、庄、店等独特的中药饮片加工的经营实体的出现，因此"前店后厂"的作坊式饮片工业也随之产生。中华人民共和国成立后，随着国民经济的发展，新的饮片加工厂也发展起来了，并且走向机械化、规范化，提高了生产效益，饮片的质量也大为改观。目前，饮片生产的机械化程度更高了，正逐步走向自动化，如中药微机程控炒药机、多功能切药机等，都是利用电脑控制生产。

一、中药饮片的质量控制

中药饮片的生产涉及中药材的采购、净制，饮片的切制、干燥、炮炙、包装等。控制和提高中药饮片的质量，要严格监控中药饮片生产的每一个步骤，加强中药饮片质量的检验，实施全过程的质量管理。

（一）药材净度

净度系指饮片的纯净度，亦即炮制品中所含杂质及非药用部位的限度。

饮片应有一定的净度标准，以保证调配剂量的准确。饮片的"质"与"量"是影响临床疗效的主要因素。饮片中不应夹带泥沙、灰屑、杂质、霉烂品、虫蛀品。应该剔除非药用部位如壳、核、芦头、栓皮、头足、翅等。饮片中所含的杂质，必须符合有关规定。国家中医药管理局关于《中药饮片质量标准通则（试行）》的通知规定药屑、杂质含量如下：

根、根茎、藤木类：含药屑、杂质不得超过2%。

果实、种子类：含药屑、杂质不得超过3%。

全草类：含药屑、杂质不得超过3%。

叶类：含药屑、杂质不得超过2%。

花类：含药屑、杂质不得超过2%。

皮类：含药屑、杂质不得超过2%。

树脂类：含杂质不得超过3%。

动物类：含杂质不得超过2%。

矿物类：含杂质，不得超过2%。

菌藻类：含药屑、杂质不得超过2%。

炒制品其中炒黄品、米炒品：含药屑、杂质不得超过1%。

炒焦品、麸炒品：含药屑、杂质不得超过2%。

炒炭品、土炒品：含药屑、杂质不得超过3%。

炙制品（包括酒炙品、醋炙品、盐炙品、姜汁炙品、米泔水炙品）：含药屑、杂质不得超过1%。

药汁煮品、豆腐煮品：含药屑、杂质不得超过2%。

煨制品：含药屑、杂质不得超过3%。

煅制品：含药屑、杂质不得超过2%。

发芽制品、发酵制品：含药屑、杂质不得超过1%。

检查方法：取定量样品，拣出杂质，草类、细小种子类过三号筛，其他类过二号筛。药屑、杂质合并并称量计算。

（二）片型及粉碎粒度

1. 片型

药物经切制后，其片型应符合国家药品标准。国家药品标准没有收载的，应符合各自的地方药品标准。《中药饮片质量标准通则（试行）》规定：切制后的饮片应厚薄均匀、整齐，表面光洁、片面无污染、无整体，无连刀片和斧头片。其质量标准的具体规定，在"饮片切制"一章中介绍。

2. 粉碎粒度

一些不宜切制的药物或医疗上有特殊需要的药物，应经挑选整理或水处理后，用手工或机器粉碎成颗粒或粉末，以便于调剂和制剂。粉碎后的药物应有一定的粉碎粒度，且应粉粒均匀，无杂质。颗粒或粉末的分等应符合现行版《中华人民共和国药典》和《中药饮片质量标准通则（试行）》的规定。

（三）色泽

中药饮片都有其固有的色泽，饮片的色泽是反映其内在质量的一项指标。若加工、储存不当，饮片的色泽会发生不正常变化，说明其内在成分已发生变化。故色泽的变异，不仅影响饮片的外观质量，而且是饮片内在质量变化的标志之一。中药饮片的色泽应符合现行版《中华人民共和国药典》《全国中药炮制规范》的规定。《中药饮片质量标准通则（试行)》也对各种炮制品中色泽不符合规定的饮片制定了限量指标。具体在各章节的"成品质量"一项中介绍。

（四）气味

中药及其炮制品均有其固有的气味，是体现中药饮片质量的重要因素。一些芳香类中药都有浓烈的香气。如含挥发油类中药，藿香、佩兰、薄荷、独活等。所以含挥发油类的芳香中药多数是生用。即使在干燥或储存过程中也要密切观察挥发油的存逸。

但有些有异味的中药则须用炮制的方法除去异味。动物类药材多数有腥臭味，需炮制后加以矫正，如僵蚕、蕲蛇、九香虫等。有些药物需加辅料炙，炙后除了具有原来药物的气味外，还具有辅料的气味。如酒炙、醋炙、盐炙、蜜炙、姜炙等。

（五）水分

水分是控制中药饮片质量的一个基本指标。中药饮片中的含水量控制在适宜的范围内，不仅可以防止霉败变质、虫蛀、有效成分分解或酶解，而且可保证配方剂量的准确。一般中药饮片的含水量宜控制在7%～13%，但蜜炙品不得超过15%，烫制后醋淬制品不得超过10%。

（六）灰分

灰分是指药物在高温下灼烧、灰化，所剩残留物的重量，也称为"总灰分"。将干净而无任何杂质的饮片高温灼烧所得之灰分，称为"生理灰分"。在生理灰分中加入稀盐酸滤过，将残渣再灼烧，所得之灰分称为"酸不溶性灰分"。

总灰分和酸不溶性灰分是控制中药饮片质量的基本指标。同一饮片质量稳定时，其灰分应在一定范围内。灰分超过正常值，说明无机盐杂质含量多，原因可能是掺杂或有外源性杂质，饮片净度不符合要求；灰分低于正常值，应考虑饮片的质量问题，可能有伪品或劣质品之嫌。

值得注意的是，加辅料炒法如土炒、沙烫、蛤粉烫、滑石粉烫等，难免成品中附有少量的无机辅料，会造成灰分含量高于生品的结果，因此可以通过反复测试和比较，客观地制定各类饮片的灰分限量，这对规范炮制工艺和控制饮片质量都有一定意义。

（七）浸出物

浸出物是指用水或其他适宜的溶媒对中药材或饮片中可溶性物质进行浸提，所得的干膏重量。根据药材或饮片中主要成分的性质和特点，可选用不同性质的浸出溶媒。《中华人民共和国药典》规定的浸提溶媒为水、乙醇和乙醚，因此浸出物的测定，主要分为水溶性浸出物、醇溶性浸出物和挥发性醚浸出物。

药材或饮片中加入溶媒，经过浸润、渗透—解吸、溶解—扩散、置换等作用，其中的大部分成分包括有效成分会被提取出来，因此测定浸出物的含量是检测中药饮片质量的一项重要指标。尤其对有效成分尚不完全清楚或尚无精确定量方法的饮片具有重要的意义。

（八）卫生学检查

中药材、中药饮片及其制剂均会受到杂菌的污染，为了保证炮制品尤其是直接口服的中药饮片质量必须检查细菌、霉菌及活螨等。主要检查项目有细菌总数、霉菌总数及活螨等，还应该按相关规定检查大肠杆菌、沙门菌等。

（九）包装检查

包装的目的是为了保护药物，便于储存、运输和装卸。包装不仅可以保护药物的完整性和清洁，有些包装容器，尤其是目前迅速发展起来的无菌包装，尚能防止微生物、害虫等的侵蚀以及避免外界温度、湿度和有害气体、阳光的影响。因此，检查饮片的包装是否完好无损，对饮片在储存、保管及运输过程中起着保质、保量的重要作用。

目前大部分中药饮片厂限于经济实力对饮片质量监控多处于常规检测阶段，进一步的检测，如饮片的显微及理化鉴别及饮片有效成分含量测定则一般均送交当地药检部门进行测定。中药指纹图谱技术的应用由于指纹图谱的建立具有一定的阶段性，目前的研究尚处于起步及积累的阶段。目前已积累了大量的数据，尚需进一步深入研究。

二、中药饮片的储藏与养护

中药饮片主要来源于中药材加工品，由于中药材成分十分复杂，其炮制品多是未经提取的成品，质量稳定性较差，保管养护的难度较中成药、化学药制剂要大，因此，为了对中药饮片安全储存、科学养护、降低损耗、保证质量，应根据中药饮片的质量特性实施保管养护措施。

（一）中药饮片的储藏保管

中药饮片的储存保管是中药采集、加工、炮制后的一个重要环节。储存保管的核心是保持饮片的固有品质，减少贮品的损耗。良好的储存条件、合理的保管方法是保证中药饮片质量的重要手段。

1. 储藏保管方法

1）传统储藏保管方法

（1）清洁养护法：其主要内容包括对中药材及其饮片、仓库及其周围环境保持清洁以及库房的消毒工作。

（2）防湿养护法：是利用通风、吸湿、暴晒或烘烤等方法来改变库房的小气候，起到抑制霉菌和害虫活动的作用。

（3）密封储存法（包括密闭储存法）：密封或密闭储存是指将中药材及其饮片与外界（空气；温度、湿气、光线、微生物、害虫等）隔离，尽量减少外界因素对药物影响的储存方法。传统采用缸、坛、罐、瓶、箱、柜、铁桶等容器。密封或密闭现常利用密封性能更高的新材料，如聚乙烯塑料薄膜袋真空密封，或用密封库、密封小室等密封储存。

（4）对抗同贮法：是采用两种以上的药物同贮，或采用一些有特殊气味的物品与药物同贮，通过相互克制而抑制虫蛀、霉变、泛油等变异现象的储存方法。如花椒分别与蕲蛇、白花蛇、蛤蚧、全蝎、海马等同贮；丹皮分别与泽泻、山药、白术、天花粉、冬虫夏草等同贮；细辛分别与人参、全蝎、海马等同贮；大蒜分别与土鳖虫、蕲蛇、白花蛇等同贮；三七与樟脑同贮；柏子仁与滑石、明矾同贮；冰片与灯心草同贮；硼砂与绿豆同贮；胶类药物与滑石粉或米糠同贮；荜澄茄、丁香与人参、党参、三七等同贮，均能达到防止虫蛀、霉变或泛油的目的。

2）现代储藏保管新技术

（1）干燥技术：有远红外辐射干燥技术、微波干燥技术等。

（2）气幕防潮技术：气幕又称气帘或气闸，是安装在库房门上，配合自动门以防止库内冷空气排出库外，库外热空气侵入库内的装置，从而达到防潮的目的。

（3）气调养护技术：是采用降氧、充氮气，或降氧、充二氧化碳的方法，人为地造成低氧或高浓度二氧化碳状态，达到杀虫防虫，防霉抑霉，防止泛油、变色、气味散失等目的。

（4）气体灭菌技术：气体灭菌主要是指环氧乙烷防霉技术和混合气体防霉技术。

（5）低温冷藏技术：低温冷藏是利用机械制冷设备产生冷气，使药物在低温状态下储藏，以抑制害虫、真菌的生长繁殖，达到安全养护的目的。该法能防蛀、防霉，同时又不影响药物的质量，特别适用于一些贵重中药及受热易变质的饮片，是一种理想的养护技术。但在低温冷藏前，须保证中药饮片包装严密，以防吸潮或失水干枯。

（6）蒸汽加热技术：是利用蒸汽杀灭中药材及饮片中所含的真菌、杂菌及害虫的方法。是一种简单、价廉和可靠的灭菌方法。蒸汽灭菌按灭菌温度分低高温长时灭菌、亚高温短时灭菌和超高温瞬间灭菌三种。

（7）中药挥发油熏蒸防霉技术：是使某些中药挥发油挥发以熏蒸中药材或饮片，以达到抑菌和灭菌作用的方法。其特点是能迅速破坏真菌的结构，使真菌孢子脱落、分解，从而达到抑制或杀灭霉菌繁殖的目的，且对中药表面色泽、气味均无明显改变。

（8）无菌包装技术：先将中药材或饮片灭菌，然后把无菌的中药材或饮片放进一个真菌无法生长的环境中，可避免其再次受到污染。

（9）^{60}Co - γ射线辐射：放射性核素^{60}Co产生的γ射线有很强的穿透力和杀菌能力，可杀灭微生物和芽孢，灭菌效率高，是较理想的灭菌方法。

2. 储藏中的变异现象

（1）虫蛀：虫蛀是指中药及其饮片被仓虫蛀蚀的现象。是中药饮片储藏过程中最严重的变异现象之一。

（2）发霉：发霉是指药物受潮后，在适宜的温度条件下造成霉菌的滋生和繁殖，其表面或内部布满菌丝的现象。中药储存的最大问题，一是霉变，二是虫蛀，其中以霉变危害更大。

（3）变色：颜色的变化既可造成外观的混乱，也可造成饮片内在质量的下降。

（4）气味散失：饮片受外界因素的影响，或储存日久导致其固有气味变淡薄或散失的现象。也是饮片质量受到严重影响的标志。

（5）泛油：泛油又称"走油"。是指饮片中所含挥发油、油脂、糖类等成分，因受热或受潮而在其表面出现油状物质或返软、发黏、颜色变浑，发出油败气味的现象。泛油是一种酸败变质现象，影响疗效，甚至可产生不良反应。

（6）风化：指某些含结晶水的矿物类药物与干燥空气接触日久，导致逐渐脱水而成为粉末状态的现象。易风化的药物有芒硝、硼砂等。

（7）潮解溶化：指固体药物吸收潮湿空气中的水分，并在湿热气候影响下，其外部慢慢溶化成液体状态的现象。如咸秋石、硇砂、青盐、芒硝等。

（8）黏结：黏结是指某些熔点比较低的固体树脂类药物及胶类药物，受热或受潮后黏结成块的现象。如乳香、没药、阿魏、芦荟、儿茶、阿胶、鹿角胶、黄明胶等。

（9）挥发：挥发是指某些含挥发油的药物，因受空气和温度的影响及储存日久，使挥发油散失，失去油润，产生干枯或破裂的现象。如肉桂、沉香、厚朴等。

（10）腐烂：腐烂是指某些鲜活药物因受温度和空气中微生物的影响，引起发热，使微生物繁殖和活动加快，导致腐烂的现象。如鲜生地黄、鲜生姜、鲜芦根、鲜石斛、鲜白茅根、鲜菖蒲等。

（11）自燃：指质地轻薄松散的植物类药材，如红花、艾叶、甘松等，由于本身干燥不适度，或在包装码垛前吸潮，在紧实状态中细胞代谢产生的热量不能散发，当温度积聚到67℃以上时，热量便能从中心一下冲出垛外，轻者起烟，重者起火。另外，柏子仁也容易产生自燃现象。

3. 储藏保管应注意的问题

（1）饮片储存方法要适宜：饮片的储存方法，对保证饮片质量关系重大。因此，应根据不同饮片的特性，选用合适的方法储存，并尽量应用现代储存保管新技术。

（2）饮片储存要勤检查：饮片储存前，除验准品名、规格、数量外，还要对饮片的性状、片型、杂质及水分含量等进行检查，若不符合规定，必须进行处理，以确保饮片的质量。饮片储存期间，要随时注意季节的变化，做到三勤：即勤检查、勤通风、勤倒垛。特别是在炎热、多雨季节更应注意。一旦发现有变异现象发生，应及时处理。

（3）严格控制饮片的保存期限：任何药物都不能长期储存，否则会造成有效成分损失，从而降低疗效。

（二）中药饮片的养护

现在，中药饮片的储藏与养护已形成一门专门的技术学科——现代中药养护学。它是在继承祖国医学遗产和劳动人民长期积累储藏中药经验的基础上，运用当代自然科学的知识和方法，深入研究探讨中药材、中药炮制品、中成药储藏理论和实践的重大问题，即研究中药饮片保管技术和影响中药饮片储藏质量及其养护防患的一门新兴的综合性技术学科。它对中药饮片储藏保管，防止饮片变质，保证中药饮片质量有较强的科学理论性和实践性。

现代中药饮片的养护包括预防中药饮片变化和已发生变化的救治两个方面，同时还须防护中药饮片在储养过程中的毒物污染，以符合当今无残毒、无公害绿色中药的趋向要求。其目的在于保护中药饮片在使用中的疗效价值和其固有的品质功能。各种中药饮片的功能是由饮片本身的性质决定的，每种中药饮片的内在成分与其他物质一样，都时刻在不断地变化着，这就是它在储藏期间引起变化的内在因素，加上自然条件的影响，必然会使中药饮片发生物理学、化学以及生物学等方面的变化。这些相互影响而又互为关联的变化，要求人们不仅要了解并掌握中药饮片内在质变的形式，同时还需了解自然条件（如温度、湿度、空气等）变化的规律，这样才能创造相应的条件去克服不利因素，防患于未然，从而确保中药饮片的安全有效，减少和杜绝中药饮片在贮存、流通、保管过程中的虫蚀霉变所造成的严重浪费及巨大经济损失。

中药材性质复杂，品种繁多，保管养护技术要求较高，我国药学工作者在长期的生产实践中积累了丰富的经验，随着科学和技术的发展，也出现了一些新的养护方法，现介绍如下：

1. 干燥

干燥是用各种不同的方法和措施，除去中药内过多水分的养护方法。干燥的方法主要有以下几种：

（1）晒干：是利用太阳光的热能，使中药散发水分而干燥，同时还可以利用其紫外线杀死霉菌、害虫。

（2）阴干：是中药在室内或阴凉处，借空气的流动，吹去水分而干燥。

（3）烘干：是用蒸汽、电、远红外、微波等加热的方法，将中药在烘房、烘箱、干燥机中干燥。

（4）吸潮：利用能吸收水分的物质或设备，吸取空气和中药内的水分，使仓库和中药干燥。

2. 通风

首先要保证仓库周围的空气清洁，无污染源的情况下通风。

3. 密封

密封养护是利用密封的库房及缸、坛、罐、瓶、箱、柜、铁桶、塑料袋等器材，将中药密封，使之与外界隔离，以减少湿气、害虫、霉菌的侵入及日光照射，起到防霉、防虫、避光的作用。

随着现代技术的发展，密封已出现了真空密封养护、密封除氧养护的技术。

4. 对抗同贮

对抗同贮养护是将两种或两种以上中药存放在一起，以防止虫蛀或霉变的一种养护方法。对抗同贮养护是利用一些中药的特殊气味来抑制另一种中药的虫蛀、霉变。

5. 气调养护

气调养护是将库房密封，少量药材可用复合塑料薄膜对其密封，在库房或塑料罩的两头保留空气交换口，以便抽气和充气。先打开两头空气交换口，将氮气或二氧化碳等气体充入库房后关闭空气交换口，待库房内空气充分交换后，再打开空气交换口，充入氮气或二氧化碳；用塑料薄膜密封出气口，抽出空气，重新充入氮气或二氧化碳。反复几次，把库房内的氧气降至足以使害虫、霉菌无法生存的程度。

气调养护不仅能有效地杀灭害虫，防止害虫及霉菌的生长，降低费用，便于管理，而且有保持中药色泽、品质，不污染环境和中药的作用，是一种较理想的储存方法。

6. 低温养护

低温养护是利用机械制冷设备产生冷气，使药物储存在低温状态下，以抑制害虫、霉菌的发生，达到安全养护的目的。

7. 蒸汽灭菌

是利用蒸汽杀灭中药中所含的霉菌、杂菌及害虫的方法。是一种简单、价廉和可靠的杀虫、灭菌方法。

8. 药剂熏蒸

（1）硫黄熏蒸：硫黄为自然元素的自然硫，或用含硫矿物经加工制得，主含硫（S），黄色或略呈绿黄色，呈脂肪光泽。硫黄熏蒸后，可以杀死害虫，防止霉变，但同时也可使中药的颜色变白，味道变酸。因此，硫黄熏蒸法不宜使用。

（2）氯化苦熏蒸：氯化苦（CCl_3NO_2）为无色油状液体，有特殊的臭气，对眼睛黏膜有强烈的刺激作用。氯化苦蒸汽比空气重 4.68 倍，因此在使用时要放在高处。在熏蒸时，1 m^2 堆垛药材用氯化苦 30 g。氯化苦的优点是不燃烧、不爆炸。缺点是中药对其有较强的吸附力，特别是潮湿的物体，渗透速度慢，需时长。因此，温度在 25℃ 以上，相对湿度在 50% 以上时，应停止使用。氯化苦熏蒸因对眼睛有强烈的刺激及熏蒸时对温湿度要求高，目前已很少使用。

（3）磷化铝熏蒸：磷化铝（AlP）是一种较常用的仓库杀虫剂，是用磷化铝、氨基甲酸铵及其他赋型剂压成重 3 g 左右的片剂，含磷化铝 33%。磷化铝片剂在空气中吸湿分解，释放出磷化铝气体而杀虫。添加氨基甲酸铵，吸湿后可产生 CO_2 和氨，可防止磷化铝自燃。磷化铝是无色剧毒气体，有大蒜样臭气，沸点 −87.5℃，比重 1.14，燃点 150℃，常温下稳定，当空气中的浓度达到 26 g/m^3 时，会自燃或爆鸣，在熏杀时应注意。磷化铝熏蒸因其熏杀后易挥发，在中药上的残留少，对人体产生的毒害相对较小，现在还较多地被使用。

9. 辐射灭菌

辐射灭菌是采用 ^{60}Co 放射出具有很强的穿透力和杀菌能力的 γ 射线，把霉菌等微生物杀死。辐射灭菌是一种目前比较理想的灭菌方法，但因辐射场所投资大、防护措施严、设备复杂、费用高、维护难等，此法不能在一般的仓库中进行。

10. 环氧乙烷防霉

环氧乙烷是一种气体灭菌杀虫剂。其特点是：有较强的扩散性和穿透力。对各种细菌、真菌及昆虫、虫卵均有十分理想的杀灭作用。缺点是残留量大，需较长时间的通风，且易燃。为了克服上述缺点，可以在环氧乙烷中加入一定比例的氟利昂，提高安全性。环氧乙烷作为气体灭菌剂已广泛用于医疗材料及某些药物的消毒灭菌，但在中药饮片生产中很少使用。

11. 无菌包装

无菌包装是先将中药饮片灭菌，然后把无菌的中药饮片放进一个微生物无法生长的环境，避免再次污染的机会。

无菌包装是中药饮片比较适宜的养护方法，能有效地防霉、防虫，是中药饮片养护和包装的发展趋势。但无菌包装费用较高，目前仅在直接口服的中药饮片中使用。

（李超）

第十章　医院预防保健与卫生服务管理

第一节 医学模式的转变和三级预防

一、医学模式的转变

研究认为，医学心理学科的发展促进了传统的生物医学模式向生物—心理—社会医学模式的转变，同时这种新的医学模式也对医学心理学的发展具有重要指导意义。

（一）医学模式

所谓医学模式是指医学的主导思想，包括疾病观、健康观等，并影响医学工作的思维及行为方式，使之带有一定倾向性，也影响医学工作的结果。最开始是西方医学与生物医学模式，这种医学模式是人们对疾病病因的认识是随历史和科学研究的发展而变化的。这一时期，医学界主要采用自然科学的"实证加推理"的认识论和方法论来认识疾病和健康。现代西方医学是自然科学冲破中世纪宗教黑暗统治以后发展起来的，随着西方近代自然科学的飞速发展，医学家们不断采用物理和化学的研究手段，探索人体的奥秘，从整体到系统、器官，直至现今的分子水平，并将研究院成果应用于医学临床和疾病的预防。由于文化体系和医学目的不同，在医学理论教学与临床实践中所形成的各自不同的风格、理念与规范。医学模式的讨论是出现于西医引入国内以后，无论从不同角度观察，中、西医的医学模式均有区别。例如传统医学属于生命医学、人类医学、生态医学、健康医学的范畴；而生物医学则属于循证医学、疾病医学、理化医学、对抗医学的范畴。

20世纪70年代，医学界曾掀起有关生物医学模式必须转变的大讨论，提出必须建立一种新的生物—心理—社会医学模式。其中讨论主要涉及疾病感染与控制、吸烟、滥用药物等。

（二）医学模式的转变

随着科学技术的进步，医学的研究逐渐从宏观步入微观，并已进入分子水平，这样使人们逐渐产生了一种观念，即认为人体只不过是一部精密的机器，疾病则是某一部件出现故障和失灵，医生的工作就是修补和完善。19世纪以来，随着哈维的实验生理学和魏尔啸的细胞病理学的出现，以及解剖学、生理学、微生物学和免疫学等生物科学体系的形成，加上外科方面消毒和麻醉技术的出现，将人作为"人体机器"的观点注入了新的研究成果，于是生物医学模式诞生了。医学模式的演变：①神灵主义医学模式；②自然哲学的医学模式；③机械论的医学模式；④生物医学模式；⑤生物—心理—社会医学模式。

为了促进我国医学模式的转变，从20世纪80年代初开始，国内医学院校已陆续设置医学心理学课程。医学生和医学工作者通过各种途径系统地学习医学心理学有关知识，持续推动我国医学模式的转变。同时，各种心理行为技术将会在临床上得到广泛应用；综合医院中长期缺乏心理行为科技人才的局面改变；临床医学的研究范围大大拓宽，我国的医学管理模式也将随新的医学模式的确立而发生转变。

综上所述，作为一门新兴的交叉学科，医学心理学始终坚持用生物—心理—社会医学模式来看待健康和疾病关系，坚持整体观和系统论的观点，把人看成是一个与社会环境、自然环境相互作用整体。随着工业、农业的发展，科学技术水平的提高，人类对健康和疾病的思考也发生了相应的改变。表现在医学模式方面，历史上历经了几次重要的演变。学术界对医学模式的转变总结为以下几个阶段：

1. 神灵主义医学模式

古代生产力发展水平低，科学知识贫乏，主要是神灵主义的医学模式。那时候，无从谈及对疾病病因的自然主义认识。

2. 自然哲学的医学模式

东方以我国的《黄帝内经》为代表，用整体论的观点阐明有关病理、诊断、预防、治疗等医学上的一切问题。西方以古希腊希波克拉底为代表，提出"体液学说"，将气质性格与疾病联系起来，治病先治人。随着社会生产的发展，人类逐渐认识自然现象，并努力用自然主义的观点解释疾病的病因病机，且在使用中积累了大量有药理作用的动植物、矿物治疗疾病的经验，这是经验主义的医学模式——自然哲学的医学模式。这就有了对疾病病因病机的自然哲学的认识。这些认识虽在总体上有其合理之处，但在细节上却失之粗疏，且缺乏实证科学的"判决性实验"证据的支持，故只能是值得重视的众多假说。

3. 机械论的医学模式

16—17 世纪，欧洲文艺复兴运动带来了工业革命，推动了科学进步，也影响了医学观。当时，把人比作机器，认为疾病仅是这架"机器"某部分机械失灵。并用机械观来解释一切人体现象，忽视了人的生物性、社会性以及复杂的内部矛盾。医生的任务就是修补机器，头痛医头，脚痛医脚，这是以"修理机器"（治疗）为主的机械医学模式。这种医学模式主导下的疾病病因病机认识，囿于部分部件的失灵，从总体上说甚至远不及自然哲学医学模式主导下的，例如中医学的有关认识来得正确和合理。

4. 生物医学模式

生物医学模式是指建立在经典的西方医学基础之上尤其是细菌论基础之上的医学模式。由于其重视疾病的生物学因素，并用该理论来解释、诊断、治疗和预防疾病以及制定健康保健制度，故被称为生物医学模式。其基本特征是把人看作单纯的生物或是一种生物机器。即只注重人的生物学指标的测量，忽视患者的心理、行为和社会性，它认为任何疾病（包括精神病）都能用生物机制的紊乱来解释，都可以在器官、组织和生物大分子上找到形态、结构和生物指标的特定变化。

无疑，生物医学模式对现代西方医学的发展和人类健康事业产生过巨大的推动作用，特别是在针对急、慢性传染病和寄生虫病的防治方面，使其发病率、病死率大幅度下降；在临床医学方面，借助细胞病理学手段对一些器质性疾病做出定性诊断，无菌操作、麻醉剂和抗菌药物的联合应用，减轻了手术痛苦，有效地防止了伤口感染，提高了治愈率。

然而，必须同时看到这种模式受"还原论"和"心身二元论"的影响，有很大的片面性和局限性：①仅仅从生物学的角度去研究人的健康和疾病，只注重人的生物属性，忽视了人的社会属性；②在临床上只注重人的生物机能，而忽视了人的心理机能及心理社会因素的致病作用；③在科学研究中较多地着眼于躯体的生物活动过程，很少注意行为和心理过程；④思维的形式化往往是"不是，就是"（不是病，就是健康）。因而对某些功能性或心因性疾病，无法得出正确的解释，更无法得到满意的治疗效果，这样就必然不能阐明人类健康和疾病的全部本质。

5. 生态医学模式

进入20世纪初，人们认识到疾病的发生除病原体这一外因外，还与人体内、外环境之间的生态平衡受到破坏有关，进一步提出了生态医学模式。生态医学初级阶段侧重外环境，即自然环境和社会环境对人体的作用，而后期阶段则注意到了人体内环境（微环境微生态）的作用，即人要健康长寿，必须内外环境统一，并且要保持体内正常微生物间的微生态平衡，从未病防病进而为无病保健。在这一理论基础上，国内外发展了多种多样的微生态制剂，以恢复和保持体内微生态平衡，达到保健的目的。从整体来看，这种医学模式，可视为对传统中医的医学模式精神在更高层次的上一种"回归"。因为它强调人与自然的和谐，人体内在的协调，而这些则正是传统中医医学模式的主旨。对肿瘤的认识，这一模式也有其进步之处，因为在它的影响下，与疾病发病有关的内外生态环境因素得到了高度重视，并取得了许多研究进展。

6. 生物—心理—社会医学模式

1977年由美国罗彻斯特大学精神病和内科学教授恩格尔（Engel）首先提出，应该用生物—心理—社会医学模式取代生物医学模式。他指出："为了理解疾病的决定因素，以及达到合理的治疗和卫生保健模式，医学模式必须考虑到患者、患者生活在其中的环境以及有社会设计来对付疾病的破坏作用的补充系统，即医生的作用和卫生保健制度。"

这就是说，人们对健康和疾病的了解不仅仅包括对疾病的生理（生物医学）解释，还包括了解患者（心理因素）、患者所处的环境（自然和社会因素）和帮助治疗疾病的医疗保健体系（社会体系）。

时代在不断发展，认识在不断提高，人们认识到健康与否或疾病是否发生还包括与社会、行为和心理等因素有关。因此，20世纪70年代末以来倡导了生物—心理—社会医学模式。现代人们几乎已不再恐惧传染病，但心血管病、脑血管病和恶性肿瘤等依旧威胁着人类的健康，而这些疾病与心理紧张、环境污染、社会文化、个人行为等密切相关。人不仅是一类高级生物，而且还具有社会属性，文化、伦理等因素都影响着他们。这些因素不仅诱使着许多疾病的发生与发展，并能决定他们的健康长寿与否，或许多疾病的发展和转归。因此，生物—心理—社会医学模式能指导人们更全面客观地观察和解决现代的健康和疾病问题。21世纪已经来临，人们对生物—心理—社会医学模式在疾病防治方面的积极作用，将有更高的期盼。

二、三级预防体系

在疾病的病前（易感期）、病中（发病前期）和病后（发病期和转归期）各个阶段采取相应预防措施称为三级预防。三级预防是预防医学工作的基本原则与核心策略。

（一）第一级预防

第一级预防又称病因预防，即在发病前期，针对致病因素（生物因素、心理因素、社会因素等）所采取的根本性预防措施，是预防医学的最终奋斗目标。

首先是宏观的根本性措施，称为根本性预防。这是为了避免疾病危险性的增加，而从全球性预防战略和各国政府策略角度考虑，建立和健全社会、经济、文化等方面的措施。

其次是针对环境的措施，即根据保护环境方针，采取具体的保护大气、土壤、作物、水源、食品等的措施，以减少因环境污染而造成的危害。

再次是针对机体的措施。机体的状态对疾病的发生、发展有很大影响，必须做到：

（1）开展健康教育，提高公众的健康意识和自我保健能力，自觉采取有益于健康的行为和生活方式。

（2）有系统、有组织地进行预防接种，提高人群免疫水平。

（3）做好婚前卫生工作，禁止近亲结婚，以预防遗传性疾病。

（4）做好妊娠期和儿童的卫生保健工作，特别重视致癌因素在预防肿瘤发病上的重要意义，例如妇女在妊娠早期接受 X 射线照射易产生畸胎和生下的子女可能易患白血病等。

（5）慎重使用任何医疗措施和药品，预防医源性致病因素的危害。

第一级预防是投入少、效率高、最积极的社会预防措施。

（二）第二级预防

第二级预防又称临床前期预防或"三早预防"，即在疾病的临床前期做好早期发现、早期诊断、早期治疗的"三早"预防措施。对传染病的第二级预防还应有早隔离、早报告措施。第二级预防的目标是控制或延缓疾病发展，促使病变逆转，缩短病程或防止转为慢性及病原携带状态，降低现患率。第二级预防的措施包括普查、定期检查、高危人群的重点监护及专科门诊等。

（三）第三级预防

第三级预防又称临床预防，是针对已明确诊断的患者，采取的适时、有效的处置，以防止病情恶化、促使功能恢复、预防并发症和伤残；对已丧失劳动能力者则通过康复医疗措施，尽量恢复或保留功能，使之能参加社会活动并延长寿命。措施有专科治疗、由社区建立家庭病床、开展社区康复、加强心理咨询和指导等。

对不同类型的疾病，有着不同的三级预防策略。对大多数疾病而言，都应强调第一级预防；对于恶性肿瘤则更应强调第一级预防和第二级预防；有些疾病的病因是多因素的，则要按其特点通过筛检、早期诊断和治疗改善预后等措施，进行综合预防，如对心脑血管疾病、糖尿病等除针对其危险因素开展第一级预防外，同时还要兼顾第二级和第三级预防。

（李洁）

第二节 医院社区卫生服务管理

一、社区

社区是以家庭为基础的历史共同体，是血缘共同体和地缘共同体的结合。我国社会学家费孝通给社区下的定义为：社区是若干社会群体聚集在某一地域里所形成的一个生活上相互关联的大集体。社区是一个"微观社会"，但它又具有自己的目的和规律。具体工作中，可按实际需要来确定社区的定义。

在社区卫生服务和全科医学中，社区的概念应包括以下的几个方面：①一个特定的人群和背景；②服务的范围；③一组可利用的有效资源；④解决问题的理想场所；⑤一系列与人群健康有关的影响因素。

二、社区医学服务

社区医学是一门研究如何维护和促进人群健康的医学学科。社区医学通常借助社会医学、预防医学的观念和理论，利用流行病学与卫生统计学的基本方法，通过开展社会调查、社区调查和人群筛查等活动收集信息和资料。并对此进行统计、分析和评价，然后做出社区诊断，找出影响社区人群健康的主要问题和影响因素，分析问题产生与发展的来龙去脉，辨明社区居民对卫生服务的需求和需要，列出可用于解决问题的资源和解决问题的优先顺序。最后，制订和实施一系列的社区卫生服务计划，动用社区内外的医疗和非医疗资源，维护和促进社区人群的健康，并对社区卫生项目的过程、效果、效率、效益和效用进行评估，以便使有限的资源产生出最佳效益，以上这一系列服务称为社区医学服务。

（一）社区医学的发展

20 世纪 20—30 年代，在英国等西方国家，公共卫生服务逐渐走向以社区为实施单位，开始强调不同社区的自主性与需求，并认识到社区资源在公共卫生服务中的重要作用，有人曾将这部分工作称为社区卫生。

40—50 年代，流行病学、社会医学和预防医学逐渐兴起，社区卫生又与这些学科相结合，形成了一门以社区人群的健康为研究和服务对象的医学学科，英国于 20 世纪 60 年代率先将其称为社区医学。

60—70 年代，社区医学已成为西方国家大部分医学院校正式设立的一门课程，并建立了专门的研究和教学机构，社区医学教育一度成为医学教育改革的一个热点，与此同时，又有人将社区医学与基层医疗相结合，建立了一种以社区为定向的基层医疗（COPC）服务模式，在北美引起人们的极大关注。

另外，家庭医疗（全科医疗）同时将基层医疗与家庭、社区等要素相结合，形成了一门整合生物医学、行为科学和社会科学等领域的最新研究成果和通科医疗成功经验的综合性医学学科——家庭医学（全科医学）。

可见，社区医学、COPC与家庭医学几乎在同一时代交叉重叠着产生，而最终，家庭医学以其理论的系统性、实用性、综合性和先进性得到了人们更广泛的推崇。

（二）社区医学的服务类型

有二种类型：一种是从个人及其家庭的服务中延伸出来的，也即全科医生在为个人及其家庭提供医疗保健服务时，感觉到个人及其家庭明显受社区中某些因素的影响，或个人和家庭的某种问题在社区中有"流行"的倾向，因而，从为个人及其家庭提供的服务扩大到社区服务，这种服务被称为顺延性的社区医学服务。

另一种服务是出于维护社区人群健康的需要，首先通过调查、分析，确定影响人群健康的主要问题及其相关因素，然后，有计划地开展社区卫生项目，以便达到维护和促进社区人群健康的目的。这种服务被称为规划性的社区医学服务。最初，社区医学服务主要由公共卫生人员来提供，医生仅在社区中为个别来就诊的患者提供基层医疗服务（或一级医疗服务）。如果将医疗服务与社区医学服务结合在一起，便成为以社区为定向的基层医疗。

（三）社区医学服务的特征

（1）以人群为对象。

（2）以维护和促进人群的健康为目的。

（3）运用流行病学、卫生统计学、公共卫生学和预防医学的理论和方法。

（4）以预防为主。

（5）以公共卫生人员为核心。

社区医学服务类似于国外的社区卫生服务，但不同于中国的社区卫生服务。国外的社区卫生服务是由以公共卫生人员为核心的卫生服务团队提供的基本卫生服务，而中国的社区卫生服务是由以全科医生为核心的卫生服务团队提供的服务，相当于全科医疗服务，包括以个人的健康为中心的服务、以家庭为单位的服务、以社区为范围的服务和社会服务等内容。

（四）社区卫生服务的意义

1. 维护个人及其家庭的健康

只有通过提供以社区为范围的服务，才能全面了解人类健康问题的性质、形态和公众的就医行为。医生在诊所或医院中所接触到的疾患或患者仅仅是社区中所有健康问题或患者中的一小部分。

一项调查表明，1年中100个人所得的疾患平均为250种次，其中只有不到100种次（40%）能在诊所或医院中见到，60%的疾患没有进入医疗保健系统，这些疾患只有在进行社区调查或社区筛检时才能接触到。

另一项调查表明，1个月中1 000名成人有750人有健康问题，但只有250人主动就医，另外2/3患者没有主动就医。因此，如果仅从在诊所或医院中所接触到的患者去研究人类健康问题的性质、形态和公众的就医行为，那是无法获得关于人类健康问题的完整印象的。

实际上，医生所接触到的患者仅仅是社区中所有患者的一小部分（约30%），大部分患者通过各种形式的自我保健获得痊愈。因此，在维护个人及其家庭的健康方面，个人及其家庭的主观能动性起决定性的作用，医生所起的作用是非常有限的，现代医学已明显忽视了这一点。

2. 观察健康问题

社区是个人及其家庭健康和疾患的重要背景，只有在社区的背景上观察健康问题，才能完整、系统地理解个人及其家庭的健康和疾患，忽视社区这一背景因素的作用，难免会使医生在诊疗方面走进死胡同。例如，在某一社区中，全科医生在几天内连续接待了10多个四肢关节红肿热痛、畸形的患者，最初均按"类风湿性关节炎"进行治疗，但疗效不佳。

类似的患者还在不断增多，并发现这些患者均来自同一个村庄。当全科医生来到这个村庄调查时发现，全村40%以上的劳动力人口均有轻重不等的类似症状，而且已明显影响农业生产。流行病学调查发现，有关节症状的人均接触过同一座山上的柴火，而这座山上的松树因松毛虫的大量繁殖已全部枯死。

老百姓认为这座山是"神山"，上山砍柴的人冒犯了神灵，因而得了"怪病"。全科医生经查阅有关的文献资料后，确认这些患者得了"松毛虫病"，同时组织有关力量在当地开展了松毛虫病的社区防治工作。

3. 预防比个人疾病的诊疗更有价值

以社区为服务范围要求全科医生同时关心求医者、未求医者和健康的人，只有这样，才能更有效地维护社区全体居民的健康。求医者不一定有十分严重的健康问题，而未求医者的问题不一定就不严重，在未求医者之中常常隐藏着更多的危险性或难以解决的问题（如贫困、愚昧无知、迷信、不良的健康信念和疾病因果观、对医务人员的不信任等），因此，未求医者的问题往往更严重地影响着社区居民的健康状况。

另一方面，只治病而不防病就像只救火而不防火一样，不仅不符合卫生经济学的观念，而且医疗保健服务也难以取得理想的成效。对于维护社区健康来说，社区预防比个人疾病的诊疗更有价值。

4. 合理利用有限的卫生资源

只有通过提供以社区为范围的服务，才能合理利用有限的卫生资源，并在动员社区内外医疗和非医疗资源的基础上，最大限度地满足社区居民追求健康生活的要求。

社区是解决人群健康问题的理想场所和有效资源，维护社区居民的健康不仅仅是医务人员的责任，也不仅仅是个人及其家庭的责任，而是整个社区乃至整个社会的责任。

社区的积极参与可以弥补卫生资源的不足，可以使维护社区健康的活动在有关政策、制度或其他行政干预的推动下成为全社区参与的群众性运动，最终产生单纯依靠医疗保健机构的努力而无法取得的效果。对社区资源的利用程度是社区保健成败的关键。

5. 有效地控制各种疾病在社区中的流行

只有提供以社区为范围的服务，才能有效地控制各种疾病在社区中的流行。全科医生通过接触个别病例，及时地预测或掌握有关疾病在社区中的流行趋势和规律，同时可迅速采取有效的预防和控制措施，以便及时阻止有关疾病在社区中的流行。

从个人及其家庭预测社区，又从社区预防的角度去维护个人及其家庭的健康，这是以社区为范围的服务的重要特征。

6. 提高基层医生的服务能力和服务效益

提供社区规划性的医疗保健服务是提高基层医生的服务能力和服务效益的理想途径，也是实施全民健康保险的基础。

社区卫生服务站是按照国家医改规划而设立的非营利性基层医疗卫生服务机构，实行以健康为中心、家庭为单位、社区为半径、需求为导向的服务宗旨。

建立集预防保健、全科医疗、妇幼保健、康复治疗、健康教育、计划免疫、计划生育指导为主的"六位一体"的连续性、综合性、低成本、高效率、方便群众的卫生服务体系。

（五）社区卫生服务的特点

社区卫生服务（CHS）是社区建设的重要组成部分，是在政府领导、社区参与、上级卫生机构指导下，以基层卫生机构为主体，全科医生为骨干，合理使用社区资源和适宜技术，以人的健康为中心、家庭为单位、社区为范围、需求为导向，以妇女、儿童、老年人、慢性患者、残疾人、贫困居民等为服务重点，以解决社区主要卫生问题、满足基本卫生服务需求为目的，融预防、医疗、保健、康复、健康教育、计划生育技术服务功能等为一体的，有效、经济、方便、综合、连续的基层卫生服务。

1. 以生物—心理—社会医学模式为指导

随着疾病谱和医学模式的转变，卫生服务发生了六个转移，社区卫生服务是落实卫生服务六个转移的基础。

（1）从以疾病为主导转移到以健康为主导。

（2）从以单个患者为中心转移到以人群为中心。

（3）从以医疗为重点转移到以预防保健为重点。

（4）从以医院为基础转移到以社区为基础。

（5）从以疾病防治为目标转移到以身心健康及与环境和谐为目标。

（6）从主要依靠医学和卫生部门转移到依靠众多学科和全社会参与。

2. 是基层医疗、预防、保健服务

社区卫生服务是一种以社区卫生服务机构为主体的基层医疗、预防、保健服务，即社区人群为其健康问题寻求卫生服务时最先接触、最经常利用的医疗、预防、保健服务。

3. 以预防为导向的服务

社区卫生服务技术人员对个人、家庭和社区健康的整体负责与全程控制，根据服务对象生命周期和疾病发生、发展的不同阶段可能存在的危险因素和出现的健康问题，提供一、二、三级预防。

4. 综合性服务

社区卫生服务向社区全体人群提供"全方位"综合性服务。体现在：① 服务对象不分年龄、性别和疾患类型；② 服务内容包括医疗、预防、保健、康复和健康促进；③ 服务层面涉及生理、心理和社会文化各个方面；④ 服务范围涵盖个人、家庭与社区；⑤ 服务项目包括医疗、预防保健、咨询等许多方面；⑥ 综合利用各类适宜的技术和手段。

5. 持续性服务

社区卫生服务是从生前到死后的全过程服务，体现在：① 人生的各个阶段；② 健康—疾病—康复的各个阶段；③ 任何时间任何地点。

6. 协调性服务

社区卫生技术人员的职责是向患者提供广泛而综合的基层卫生保健服务，需要与其他医疗和非医疗部门共同配合方可完成。因此，社区卫生技术人员必须成为社区内外、各个部门、专科和全科的协调人。

7. 可及性服务

社区卫生服务的可及性体现在技术适宜、地理接近、服务方便、关系亲密、结果有效、价格便宜（合理）等特点，是绝大部分社区居民能充分得到利用的服务。

8. 以家庭为单位的服务

家庭是社区卫生服务的服务对象，又是开展卫生服务工作的重要场所和可利用的有效资源医学教育网整理。社区卫生服务工作者对不良行为的干预以及对患者的治疗，均需要家庭的参与。

9. 以社区为基础的服务

社区卫生服务必须立足于社区、以社区为基础。社区卫生技术人员在服务中，既要利用社区背景了解个体的相关问题，又要从个体反映出来的群体问题有足够的敏感性，并设法提出合理的社区干预计划。

10. 团队合作的工作方式

社区卫生服务将社区预防、医疗、保健、康复、健康教育和健康促进、计划生育技术服务等融为一体，因此必须由多学科、多专业卫生技术人员合理配置，组成团队，协调合作，共同完成任务。

（六）社区卫生服务的发展目标

（1）发展社区卫生服务，要以邓小平理论为指导，坚持党的基本路线和基本方针，坚持新时期卫生工作方针，深化卫生改革，满足人民卫生服务需求，与经济社会发展相同步，构筑面向 21 世纪的、适应社会主义初级阶段国情和社会主义市场经济体制的现代化城市卫生服务体系。

（2）到 2000 年，基本完成社区卫生服务的试点和扩大试点工作，部分城市应基本建成社区卫生服务体系的框架；到 2005 年，各地基本建成社区卫生服务体系的框架，部分城市建成较为完善的社区卫生服务体系；到 2010 年，在全国范围内，建成较为完善的社区卫生服务体系，成为卫生服务体系的重要组成部分，使城市居民能够享受到与经济社会发展水平相适应的卫生服务，提高人民健康水平。

（七）社区卫生服务的发展原则

（1）坚持为人民服务的宗旨。依据社区人群的需求，正确处理社会效益和经济效益的关系，把社会效益放在首位。

（2）坚持政府领导，部门协同，社会参与，多方筹资，公有制为主导。

（3）坚持预防为主，综合服务，健康促进。

（4）坚持以区域卫生规划为指导。引进竞争机制，合理配置和充分利用现有卫生资源；努力提高卫生服务的可及性，做到低成本、广覆盖、高效益，方便群众。

（5）坚持社区卫生服务与社区发展相结合。保证社区卫生服务可持续发展。

（6）坚持实事求是。积极稳妥，循序渐进，因地制宜，分类指导，以点带面，逐步完善。

（八）社区卫生服务设置原则

（1）大力推进城市社区建设，改善社区居民的卫生条件，提高人民群众的生活水平和生活质量，促进城市经济和社会协调发展，构筑以社区卫生服务为基础的城市卫生服务体系新格局，必须把城市卫生工作的重点放到社区，积极发展社区卫生服务，不断丰富城市社区建设内涵。

（2）社区卫生服务是社区建设的重要组成部分。社区卫生服务机构的建设须纳入社区发展规划和区域卫生规划，要与城镇医药卫生体制改革、城镇职工基本医疗保险制度改革紧密结合，并充分利用中医和西医卫生资源。

（3）社区卫生服务机构属非营利性医疗机构，是为社区居民提供预防、保健、健康教育、计划生育和医疗、康复等服务的综合性基层卫生服务机构。

（4）设置社区卫生服务机构由地市级政府卫生行政部门审批。

（5）社区卫生服务机构以社区卫生服务中心为主体。社区卫生服务中心一般以街道办事处所辖范围设置，服务人口3万~5万人。对社区卫生服务中心难以方便覆盖的区域，以社区卫生服务站作为补充。社区卫生服务机构设置应充分利用社区资源，避免重复建设，择优鼓励现有基层医疗机构经过结构和功能双重改造成为社区卫生服务机构。

（6）社区卫生服务机构业务用房、床位、基本设备、常用药品和急救药品应根据社区卫生服务的功能、居民需求配置；卫生人力应按适宜比例配置。

（7）社区卫生服务机构的建设要坚持社区参与的原则。

（8）社区卫生服务机构的设立、运行应引入竞争机制。

（9）社区卫生服务中心的命名原则是：区名 + 所在街道名 + 识别名（可选）+ 社区卫生服务中心；社区卫生服务站的命名原则是：所在街道名 + 所在居民小区名 + 社区卫生服务站。

（九）社区卫生服务中心设置指导标准

1. 基本功能

（1）开展社区卫生状况调查，进行社区诊断，向社区管理部门提出改进社区公共卫生的建议及规划，对社区爱国卫生工作予以技术指导。

（2）有针对性地开展慢性非传染性疾病、地方病与寄生虫病的健康指导、行为干预和筛查，以及高危人群监测和规范管理工作。

（3）负责辖区内免疫接种和传染病预防与控制工作。

（4）运用适宜的中西医药及技术，开展一般常见病、多发病的诊疗。

（5）提供急救服务。

（6）提供家庭出诊、家庭护理、家庭病床等家庭卫生保健服务。

（7）提供会诊、转诊服务。

（8）提供临终关怀服务。

（9）提供精神卫生服务和心理卫生咨询服务。

（10）提供妇女、儿童、老年人、慢性患者、残疾人等重点人群的保健服务。

（11）提供康复服务。

（12）开展健康教育与健康促进工作。

（13）开展计划生育咨询、宣传并提供适宜技术服务。

（14）提供个人与家庭连续性的健康管理服务。

（15）负责辖区内社区卫生服务信息资料的收集、整理、统计、分析与上报。

（16）在社区建设中，协助社区管理部门不断拓展社区服务，繁荣社区文化，美化社区环境，共同营造健康向上、文明和谐的社区氛围。

（17）根据社区卫生服务功能和社区居民需求，提供其他适宜的基层卫生服务。

2. 基本设施

（1）业务用房使用面积不应少于 400 m^2，布局合理，符合国家卫生学标准及体现无障碍设计要求。

（2）根据社区卫生服务功能、居民需求、社区资源等可设置适宜种类与数量的床位。

（3）具备开展社区预防、保健、健康教育、计划生育和医疗、康复等工作的基本设备以及必要的通信、信息、交通设备，具体内容由省级卫生行政部门规定。

（4）常用药品和急救药品的配备按省级卫生行政部门及药品监督管理部门的有关规定执行。

3. 科室设置

设有开展全科诊疗、护理、康复、健康教育、免疫接种、妇幼保健和信息资料管理等工作的专门场所。

4. 人员配备

（1）从事社区卫生服务的专业技术人员须具备法定执业资格。

（2）根据功能、任务及服务人口需求，配备适宜类别、层次和数量的卫生技术人员。辖区人口每万人至少配备 2 名全科医生。在全科医生资格认可制度尚未普遍实施的情况下，暂由经过全科医生岗位培训合格、具有中级以上专业技术职称的临床执业医生承担。医护人员在上岗前须接受全科医学及社区护理等知识培训。

（3）待国家有关部门颁布社区卫生服务机构人员编制标准后，按有关规定执行。

5. 管理制度

建立健全各项规章制度，其中包括：

（1）各类人员职业道德规范与行为准则。

（2）各类人员岗位责任制。

（3）各类人员培训、管理、考核与奖惩制度。

（4）社区预防、保健、健康教育、计划生育和医疗、康复等各项技术服务工作规范。

（5）家庭卫生保健服务技术操作常规。

（6）服务差错及事故防范制度。

（7）会诊及双向转诊制度。

（8）医疗废弃物管理制度。

（9）财务、药品、设备管理制度。

（10）档案、信息资料管理制度。

（11）社区卫生服务质量管理与考核评价制度。

（12）社会民主监督制度。

（13）其他有关制度。

6. 服务站设置指导标准

1）基本功能

（1）开展社区卫生状况调查，协助社区管理部门实施健康促进。

（2）开展免疫接种、传染病的预防与控制工作。

（3）开展一般常见病、多发病的诊疗以及诊断明确的慢性病的规范化管理工作。

（4）提供院外急救服务。

（5）提供家庭出诊、家庭护理、家庭病床等家庭卫生保健服务。

（6）提供双向转诊服务。

（7）提供妇女、儿童、老年人、慢性患者、残疾人等重点人群的保健服务。

（8）提供康复服务。

（9）开展健康教育与心理卫生咨询工作。

（10）提供计划生育咨询、宣传服务。

（11）提供个人与家庭的连续性健康管理服务。

（12）在社区建设中，协助社区管理部门不断拓展社区服务，繁荣社区文化，美化社区环境，共同营造健康向上、文明和谐的社区氛围。

（13）根据社区卫生服务功能和社区居民需求，提供其他适宜的基层卫生服务。

2）基本设施：业务用房使用面积不应少于 $60 \ m^2$，至少设诊断室、治疗室与预防保健室，有健康教育宣传栏等设施，符合国家卫生学标准及体现无障碍设计要求。

7. 人员配备

（1）从事社区卫生服务的专业技术人员须具备法定执业资格。

（2）根据功能、任务及服务人口需求，配备适宜类别、层次和数量的卫生技术人员。辖区人口每万人至少配备 2 名全科医生。在全科医生资格认可制度尚未普遍实施的情况下，暂由经过全科医学培训、具有中级专业技术职称的临床执业医生承担。医护人员在上岗前须接受全科医学及社区护理等知识培训。

（3）待国家有关部门颁布社区卫生服务机构人员编制标准后，按有关规定执行。

（十）社区卫生服务站管理制度

1. 社区卫生服务站工作制度

（1）社区卫生服务站在站长领导下完成社区站日常工作。

（2）运用适宜的中西药及技术承担社区居民常见病、多发病、慢性病的防治工作。

（3）落实政府对社区居民的各项承诺，承担重症患者院外急诊急救与转诊任务，对疑难病症患者及时会诊、转诊，建立医疗差错、事故登记制度。

（4）对老年人、行动不便的慢性患者提供出诊及家庭病床等上门服务。针对老年人、家庭病床的患者开展社区护理工作。

（5）定期开展健康教育及健康促进活动，举办讲座，发放健康教育处方。

（6）开展计划生育技术指导及妇幼保健工作。

（7）为辖区内居民建立健康档案，并对健康档案实行规范化、标准化的计算机管理，对慢性非传染性疾病实行分类管理。

（8）开展残疾患者康复训练及指导。

（9）每年在辖区内进行社区普查，修订社区诊断，根据社区主要健康问题制定干预计划并组织实施。

2. 管理制度

（1）认真贯彻党和国家卫生工作方针政策，严格执行法律法规。

（2）定期召开办公会，研究布置工作，积极开展业务，完成上级交办任务，与社区卫生服务中心、村委会加强联系，定期汇报工作。

（3）组织职工参加政治、业务和社会活动，安排一定时间学习政治和业务，并有记录。

（4）建立岗位责任制，健全各项技术操作规程。

（5）严格执行财务制度，建立健全登记、统计制度，做到资料完整准确，上报及时，物资定期清点，账目要妥善保管。

（6）建立门诊、出诊、转诊及医疗差错报告制度。

（7）遇有严重中毒、法定传染病、收治涉及法律问题的患者，发生医疗纠纷、差错事故等按法律及有关规定处理，并及时向上级有关部门报告。

（8）自觉接受群众的监督，征求社区群众意见和建议，不断改进工作。

（9）自觉接受卫生行政部门的监督管理，按规定缴纳一定的管理费。

（10）及时参加社区卫生服务中心组织的会议。

3. 门诊工作制度

（1）坚持文明行医、礼貌待人，诊治认真，检查细心，实行 24 小时应诊制。

（2）掌握医疗原则，严格执行医疗常规，做到因病施治，科学、合理用药，不增加患者不合理的经济负担。

（3）急、重、危患者优先接诊，经初步抢救诊疗后及时护送转诊，各类急救药品、器材应准备完善，放置固定位置，保持应急状态。

（4）医疗文件规范，做到看病有登记，取药有处方，收费有凭据，转诊有记录，项目填写齐全，字迹清楚，收费合理，计价正确。

（5）严格查对制度和无菌操作规范，严防各类差错事故的发生。

4. 治疗室工作制度

（1）严格执行无菌技术操作原则，进入处置室、治疗室必须穿工作服、戴工作帽及口罩，器械要定期消毒和更换。保证消毒液的有效浓度。

（2）经常保持室内清洁，每做完一项处置，要随时清理，每天室内消毒一次，除工作人员及治疗患者外，不许在室内逗留。

（3）凡各种注射应按处方和医嘱执行，对过敏的药物，必须按规定做好注射前的过敏试验。注射时做到一人一针一管。

（4）认真做好三查七对一注意工作。三查：摆药后查，服药、注射、处置前查，服药、注射、处置后查；七对：对床号、姓名、药名、浓度、剂量、时间、用法；一注意：注意用药后反应。

（5）严格执行消毒隔离制度，无菌物品须注明灭菌日期，超过一周者重新灭菌。要相对划分无菌区、清洁区，器械和药品要分开放置。

（6）各种药品及消毒剂分类放置，标签明显，字迹清楚。

5. 出诊制度

（1）按群众需求，由站长安排出诊医生，做到随时上门出诊。

（2）出诊前查阅患者的健康档案，带上必要的药品、器械。

（3）出诊进行静脉输液或肌注时，必须向患者和家属宣传注射须知，对外院带入药品，须持有医院开出的医嘱、治疗单。青霉素等易过敏药物除外，以免发生意外。

（4）对病情严重的患者及时联系转诊和住院。

（5）出诊后随时与患者保持联系，了解病情变化，补充患者健康档案。

（6）出诊所使用的药品应在当日与药房结清，并将收入缴入社区卫生服务站财务。

6. 双向转诊制度

（1）对急、危、重、疑难患者或因诊疗条件有限无法诊治的患者应及时转诊。

（2）社区卫生服务站、社区卫生服务中心建立双向转诊关系，患者需要作辅助检查时可介绍到社区卫生服务中心检查。急危重症患者由社区卫生服务机构及时向上级医院转诊。社区卫生服务中心收治的康复期患者、术后患者、咨询保健患者应根据情况转入社区治疗。

（3）对急、危、重患者，应进行维持生命的抢救处理。

（4）转诊患者，应按要求书写病历摘要，记录处理情况，并填双向转诊卡（转出）。对危及生命的患者在转诊过程中应有医护人员陪护，监视生命体征，并及时下达病危通知书，告知患者家属。

（5）对其他医院转诊来的病情稳定患者，应填写双向转诊卡（转入），认真阅读病案，了解情况，遵照医嘱进行诊治。如遇患者病情反复，应及时请求会诊或再次转入上级医院治疗。

7. 药品管理制度

（1）社区卫生服务站使用的药品必须从其隶属的社区卫生服务中心调入，社区服务中心的药品必须从县药品采购中心购进，不得自行采购药品。

（2）药品应逐项验收外观质量、批准文号、商标、批号、效期和数量等项目、并登记在册。

（3）实行药品在库养护制度，定期检查药品的质量，并登记在册。

（4）注重药品效期管理，建立效期登记簿，标出近二年内到期药品的效期，对期限较近的药品要及时处理，药品使用遵循"先产先出、近期先用"的原则。

（5）药品必须分类定位放置，应按药理作用、剂型、类型和药品理化性质摆放。

（6）配方要"三查七对"，药袋上注明药名、患者姓名、用法用量，特殊用法或注意事项应清楚。处方配发实行双签名制度。

（7）建立药品日报制度（贵重药品及安全范围小的药品）及时做账、账物相符。

（8）建立药品清点制度，每月底必须对库存药品进行盘点，做到药品消耗与经费收入相符。

（9）社区卫生服务站药品建立账册，专（兼）职人员负责。

（10）建立差错事故登记制度和药物质量档案。

8. 财务工作制度

（1）认真贯彻执行各项财经政策，严格财经纪律。

（2）指定专人负责，建立健全包括固定资产在内的各项财务账册，原始凭证保存完好。

（3）严格执行国家价格政策，公开药品价格，诊疗标准及社区卫生服务其他收费标准，做到收费有票据。

（4）各项收入日清月结，现金按规定每天缴存，财务统一管理，服务站与责任医院之间必须账账相符，账据相符。开源节流，增收节支。

（5）严格控制支出，经费支出必须有站负责人签字，并经领导批准才能实施，不得坐支。

（6）爱护集体财产，损坏、遗失物品照价赔偿。

9. 防范制度

（1）牢固树立安全意识，严格遵守各项规章制度，履行职责，规范操作，严防服务差错及事故的发生。

（2）所有工作人员上班时应在班在岗，值班时应坚守岗位，不得串岗。

（3）服务站内所使用的药品及材料必须统一从社区服务中心统一调拨，不得从其他非法途径调进。

（4）严格执行《处方管理办法》的要求出具处方。

（5）严格执行首诊负责制，不得推诿或顶撞患者。抢救患者时医务人员应严肃认真，不说、不做与抢救治疗无关的话与事，更不允许谈笑风生。

（6）医务人员接待患者、解释病情要耐心、细致。与患者对话要讲究语言艺术，要将病情及预后交代清楚，不得大包大揽，对疑难、危重病例要及时转诊。

（7）认真实行医疗纠纷登记、报告、处理制度。要建立医疗差错事故登记本，差错事故发生后首先由站长进行调查分析，并耐心向患者做好解释工作，同时要及时上报社区卫生服务中心，发生重大差错事故的，要及时上报市（县）卫生局。对发生的差错、纠纷组织讨论，总结经验教训。

10. 消毒隔离制度

（1）认真贯彻执行《中华人民共和国传染病防治法》及《消毒管理办法》的有关

规定。

（2）治疗室、处置室、观察室、诊室等要按每立方米 1.5 W 配备紫外线灯管，每天进行 1~2 次空间消毒，每次不少于 30 分钟，并做好记录。

（3）各种穿刺做到"一人一针一管"，必须使用合格的一次性医疗用品，一次性医疗用品用后必须及时消毒销毁处理并做好记录。

（4）备齐消毒灭菌设备及器械。

（5）使用的消毒药剂、消毒器械和一次性使用的医疗卫生用品，必须是获得省级以上卫生行政部门"卫生许可证"的产品。

（6）皮肤消毒使用碘伏或采取 2% 碘酊 75% 酒精二步法，浸泡器械必须使用戊二醛等高效消毒剂，每一周更换一次，更换有记录。

（7）主动接受卫生主管部门的监督监测。

11. 预防保健制度

（1）严格执行《中华人民共和国传染病防治法》，发现疫情及时报告。对法定传染病，按病分别登记，定期上报，按要求及时准确地完成预防接种任务。

（2）加强对 0~7 岁儿童及孕产妇的系统管理，积极开展妇女病查治，妇幼卫生宣传教育和计划生育技术服务。

（3）开展老年保健、残疾人保健、伤残康复和八类疾病的监控工作。

（4）开展爱国卫生运动，做好社区居民、家庭的卫生指导，健康教育。

（5）按照上级要求做好相关资料的收集、整理和归档工作。

（梁岩）

第十一章　医院信息管理

第一节 医院信息管理概述

一、医院信息管理概念

医院信息管理就是把管理过程作为信息的收集、处理的过程，通过信息为管理服务。即按照医院信息的特点，科学的处理信息，建立管理信息系统和情报资料工作的管理，开发信息资源，使信息为医疗和管理服务。信息管理是医院现代化建设的客观要求，医院信息管理部门必须掌握信息的内容和分类，及时、完整、有效地收集医院的有关信息，并进行科学的分析和处理。

（一）信息

信息已是现代社会中普遍使用的词语。一般地，我们可以把信息广义地定义为"事物之间发生的且见诸人的普遍联系"。不难理解，事物之间发生的联系对于不同的个人或群体可能具有不同的意义，因此，在实际生活中，只有当这种联系对某个接受者的思维或行为发生影响时（或者说具有某种使用价值时），才称其为信息，这是狭义的理解。

（二）医院信息

医院信息是指在医院运行和管理过程中产生和收集到的各种医疗、教学、科研、后勤等信息的总和。其中，最主要是医疗业务信息。

医院是一个信息高度集中的单位，医院信息在医院管理中发挥着重要的作用，医院的一切活动都离不开信息的支持。医院信息既是医院管理的对象，也是医院日常管理的基础。医院信息涉及患者的生命安危，其定量和定性的判断都要求十分准确，不允许有误差、遗漏和失真。

（三）医院信息管理

医院信息管理是指通过科学地处理信息，建立管理信息系统和情报资料管理系统，以开发信息资源，使信息为医疗及管理服务。医院信息管理是医院现代化管理的客观要求，其过程就是利用现代信息和通信技术改造医院业务流程中的主要环节，提高管理效率，达到医患之间、医护之间、科科之间、院科之间等的信息分享、协调和合作的过程。

二、医院信息的特点

由于医院工作的特殊性，使得医院信息表现出与其他管理信息不同的特点。

（一）复杂性

医院信息包括患者的生理、心理、社会、家庭等各方面的信息，而且信息量较大，分类项目也较多，各类信息交织在一起，因此表现出复杂多样的特点。

（二）困难性

由于医院面临的是患者这个复杂的群体，各种疾病常常又涉及患者隐私，再加上患者的态度与认知的影响，使得医院信息大多数难于获取，这就是医疗信息的困难性所在。

（三）不精确性

医疗信息往往不太精确，在判断和处理上也比较困难，需要医务人员有高超的技术和丰富的经验。另外，对患者的一些症状也难以客观地做出定量的评价。例如人体"不舒适"亦是一个模糊的概念，到什么程度才可定义为"不舒适"呢？疼痛是较常见的症状，究竟痛到什么程度可称之为轻度、中度或重度疼痛呢，亦没有客观的判断标准。

（四）分散性

医院信息的产生部门分散。例如，住院处、病房、辅诊检查科室、辅助治疗科室等均有大量的信息产生。分散性要求医院在信息管理过程中要注意各个部门信息的共享，保持信息的连续性和一致性。

三、医院信息管理的内容

（一）研究医院所需信息的基本特点

医院信息管理应研究其信息的内容、数量、质量、形式和时限，以便充分有效地利用这些信息，提高医院服务质量和效率，促进医院发展。

（二）制订医院信息管理计划

根据人民群众对医疗服务的需求和医院现代化建设的要求，建立医院信息管理的发展规划，以确定有计划地开发和利用信息资源的目标和步骤。

（三）建立健全信息工作制度

为保证医院信息处理过程的效率和效果，应在信息的及时、有效和准确利用等方面提供制度上的保证。

（四）进行信息管理的人员培训

在医院普及信息和信息管理的有关知识，提高业务人员和管理工作者的信息收集和处理水平。

（马清翠）

第二节　医院信息系统

医院信息系统是指利用计算机软硬件技术和网络通信技术等现代化手段，对医院及其所属各部门的人流、物流、财流进行综合管理，对在医疗活动各阶段产生的数据进行采集、存储、处理、提取、传输、汇总，加工形成各种信息，从而为医院的整体运行提供全面的自动化管理及各种服务的信息系统。

一、组成

医院信息系统的组成主要由硬件系统和软件系统两大部分组成。在硬件方面，要有高性能的中心电子计算机或服务器、大容量的存储装置、遍布医院各部门的用户终端设备以及数据通信线路等，组成信息资源共享的计算机网络；在软件方面，需要具有面向多用户和多种功能的计算机软件系统，包括系统软件、应用软件和软件开发工具等，要有各种医院信息数据库及数据库管理系统。

从功能及系统的细分讲，医院信息系统一般可分成三部分：一是满足管理要求的管理信息系统；二是满足医疗要求的医疗信息系统；三是满足以上两种要求的信息服务系统，各分系统又可划分为若干子系统。此外，许多医院还承担临床教学、科研、社会保健、医疗保险等任务，因此在医院信息系统中也应设置相应的信息系统。

二、功能

医院信息系统应具备以下基本功能：

（1）收集并永久存储医院所需全部数据。

（2）由于医院信息尤其是患者信息具有动态数据结构和数据快速增加的特性，医院信息系统应具有大容量的存储功能。

（3）数据共享。

（4）要能快速、准确地随时提供医院工作所需要的各种数据，支持医院运行中的各项基本活动。

（5）具有单项事务处理、综合事务处理和辅助决策功能。

（6）具备数据管理和数据通信的有效功能，确保数据的准确、可靠、保密、安全。

（7）为了保证医疗活动和医院动作不间断地运转，系统应具备持续运行的功能。

（8）具有切实有效的安全、维护措施，确保系统的安全性。

（9）具备支持系统开发和研究工作的必要软件和数据库。

（10）具有良好的用户环境，终端用户的应用和操作应简单、方便、易学、易懂。

（11）系统具有可扩展性。

三、特点

现代医院规模庞大、关系复杂、对临床信息和管理信息的高度共享和响应时间要求高，因此，以计算机网络为基础的医院信息系统具有以下特点：

（一）技术支持

计算机、计算机网络（与通信）技术是医院信息系统的硬件支撑；网络管理系统、数据库技术与数据库系统是医院信息系统的软件环境。

（二）支持联机事务处理

医院中的信息流是伴随着各式各样窗口业务处理过程发生的，这些窗口业务处理可能是医院人、财、物的行政管理业务，也可能是有关门、急诊患者、住院患者的医疗事务；而 HIS 的分系统、子系统的划分和设计要支持这些日常的、大量的前台事务处理。

（三）支持管理部门的信息汇总与分析

医院的科室担负着繁重的管理任务，随着科室管理工作的日趋科学化，会越来越多地依赖于它们从基层收集来的基本数据进行汇总、统计与分析，用来评价他们所管理的基层部门与个人的工作情况，据此做出计划，督促执行，产生报告和做出决定。计算机化的信息系统要支持中层科室的数据收集、综合、汇总、分析报告与存储的工作。

（四）医疗信息的复杂性与标准化

患者的信息是以多种数据类型表达的，不仅有文字与数据，还需要图形、图表、影像等；它处理的数据对象既有结构化数据，也有半结构化或非结构化数据；甚至有些数据及结构会较多地受到人工干预和社会因素的影响。解决医疗信息复杂问题的关键是实现医疗信息标准化。

（五）信息的安全性与保密性

患者医疗记录是一种拥有法律效力的文件，它不仅在医疗纠纷案件中，而且在许多其他的法律程序中均会发挥重要作用，同时还经常涉及患者的隐私。有关人事的、财务的，乃至患者的医疗信息均有严格的保密性要求。

（六）医院信息系统的生命性

医院信息系统是医院现实的业务经营和管理以及改革方案在信息系统中的映射，当医院的医院信息系统建成后，它对医院的经营、管理及其改革就起着促进的作用；但与此同时，信息系统的不足和缺陷就会在新的实际环境及各部门新的协同需求中突现出来；信息系统又面临新的矛盾，需要作新的改进。医院信息系统对医院实际系统的这种依存关系，正是医院信息系统生命性的具体体现。只有当医院业务发展到了相对饱和和稳定的阶段，医院信息系统的稳定期才会出现。

四、意义

医院信息系统是计算机技术、通信技术和管理科学在医院信息管理中的应用，是计算机技术对医院管理、临床医学、医院信息管理长期影响、渗透以及相互结合的产物。医院信息系统在医院信息化管理中的应用意义如下：

（一）就医流程最优化

把优化患者就医流程作为以患者为中心的切入点，充分应用各种成熟技术，如磁卡、条形码，因特网和手机短信等，着力解决诸如门诊"三长一短"等现象。

（二）医疗质量最佳化

充分利用系统信息及集成，让医生及时全面了解患者的各种诊疗信息，为快速准确诊断奠定良好基础；并通过各种辅助诊疗系统的开发，来提高检查检验结果的准确及时性。同时，也能把医务人员各种可能的差错降到最低，达到医疗质量最佳化。

（三）工作效率最高化

充分利用已有的信息平台，将各种现代通信技术（如 PDA）、自动化设备（如自动摆药机）和实验室自动化系统引入医院数字化建设中，减轻工作强度，提高工作效率。

（四）病历实现电子化

深刻理解电子病历的内涵，丰富原有病历的内容，把包括 CT、MRI、X 线、超声、心电图和手术麻醉等影像图片、声像动态以及神经电生理信号等全新的信息记录在案，使病历更加直观和全面，确保医疗信息的完整性。

（五）决策实现科学化

通过建立强大的管理和诊疗数据仓库等系统，使得医院管理和诊疗决策完全建立在科学的基础上，不断提高管理和诊疗决策水平。

（六）办公实现自动化

把办公自动化作为医院数字化建设的重要组成部分。突出抓好公文流转办公的自动化和日常工作管理的自动化，基本实现院内公文无纸化和快速传递邮件化。

（七）网络实现区域化

针对患者的合理需求，充分利用网络资源来提高医疗质量、降低医疗费用和合理利用医疗资源。把区域医疗信息网络作为医院数字化建设发展的高级阶段进行研究和建设。

（八）软件实现标准化

信息标准化是信息集成化的基础和前提，把软件的标准化建设作为医院与国内外接轨的重要保证贯穿始终。包括采用国际或国家统一的信息交换和接口标准和接口代码，如采用 HL7、DICOM3.0 等医疗信息交换和接口标准，各种代码如疾病、药品和诊疗等代码，采用国际或国家统一的标准代码，医院内部的患者 ID 号也应尽量采用统一的代码，如身份证号码等。

五、建设流程

建设医院信息系统一般都必须经过几个基本的阶段：准备项目计划书；选择软件及软件供应商、硬件及网络集成商和合作伙伴；需求分析；系统设计与软件客户化；数据准备与装入；系统测试；用户培训、系统上线与维护。

（一）准备项目计划书

项目计划书是医院信息系统实施过程中第一个最重要的文件。它勾画了医院要建设的医院信息系统总轮廓。通常是委托一家咨询公司完成一份项目计划书的标书，该标书的内容为医院准备建设医院信息系统的动机和全面、具体、细致的需求。然后将标书发给参加竞标的厂商，在收到各厂商的计划书后，进行认真的评价，决定最终执行方案。

（二）选择软硬件的集成商、供应商和合作伙伴

选择软硬件的集成商、供应商和合作伙伴，通常委托有资质的咨询公司或特别的专家小组进行方案评估。

（三）需求分析

首先通过对目标医院使用者的访问、调查，详细了解用户的流程与需求，最后形成文档：《项目结构》文档、《目标范围说明书》文档、《用户需求说明书》文档、初步的《用户界面说明书》文档、《测试战略》文档、《测试规范与通过标准》文档。

（四）系统设计与软件客户化

设计阶段要做的工作：①把用户的需求变成技术上可实现的步骤；②完善用户界面演示程序，让用户完全接受系统的界面形式；③制订《客户沟通计划》，收集和控制用户需求；④完成《功能规格说明书》的签署并冻结；⑤初步完成《测试规格》文档；⑥风险评估。要完成的文档：《用户界面说明书》《概念设计》《逻辑设计》《物理设计》《功能规格说明书》《测试计划和时间表》《测试规格》文档和大部分的《测试用例》文档、《项目时间表》。

（五）数据准备与装入

数据准备是指将医院的基础数据按照系统的要求统一、规范、格式化地表达出来，并录入系统基础数据库。这些是系统赖以正常运作的基础。

（六）系统测试

在系统测试阶段要做的工作：①代码错误修改；②进行 ALPHA 测试、BETA 测试和 RELEASE 测试；③继续保持与客户/用户的紧密联系，控制用户的期望值；④编写联机帮助和用户使用手册；⑤进行用户培训和项目验收；⑥风险评估。要完成的文档：《用户操作手册》《实施维护手册》《测试报告》《验收报告》《联机帮助》。阶段到达标准后进行审核。

（七）用户培训

供应商应该有事先安排好的计划，专门的教师与教材，要准备设备完善的培训教室和环境。对用户的培训可以为对医院计算机技术人员的培训和对最终用户的培训。

六、分类

医院信息系统是对医院的各科室的各项业务及各种医疗活动进行数字化及网络管理和数据处理，它涉及全部信息管理，主要包括以下四类子系统。

（一）行政管理系统

在医院信息系统中，医院行政管理子系统涉及医院的各科室的行政管理，主要包括人事管理系统、财务管理系统、后勤管理系统、药库管理系统、医疗设备管理系统、门诊和手术及住院预约系统、患者住院管理系统等。

（二）医疗管理系统

医疗管理系统主要是医院涉及的医疗业务方面的信息处理，主要包括门诊、急诊管理系统，病案管理系统，医疗统计查询系统，血库管理系统等。

（三）决策支持系统

决策支持系统主要是有关医疗业务质量等方面的处理，包括医疗质量评价系统、医疗质量控制系统等。

（四）其他各种辅助系统

除了以上的行政管理系统、医疗相关业务处理系统，还有其他的辅助系统，如医疗情报检索系统、医疗数据库系统等。

七、维护与安全

有效提高医院信息系统安全管理效果的针对性措施包括：
（1）加强医院安全管理体系建设，不断完善相关的规章制度。
（2）加强对医院信息系统使用人员的业务培训和保密安全培训工。
（3）建立系统安全监控体系以及应急预案。
（4）加大医院信息系统设备以及软件更新的投入，加快更新频率。

八、发展趋势

我国政府历来很重视医疗改革，随着国家层面的医疗保障制度的建立和改革，对各级各类医院提出了更高的要求，医院的管理更要上层次、上规模；社会信息化的发展，结合信息技术的发展和运用，医院信息系统迎来发展的好契机，总的趋势有以下几方面。

（一）标准化

标准化是指信息系统采用标准相同的技术基础，如采用统一标准的计算机网络技术，采用统一规格的数据库等。由于采用标准化设计，不同医院信息系统之间能够进行数据交换。

（二）规范化

规范化是指信息系统中规范医院业务处理、数据处理的流程。医院信息系统进行规范化可以优化信息通路，加速信息流通和交换，提高信息处理的能力。

（三）集成程度更高

随着医院业务的增加和专业的分类，信息系统也要相应作出调整和改变，系统细分程度也会越来越高，系统要集成更多处理业务和流程。

一体化的医院管理信息系统建设正在从大城市大医院向地、县级医院和西部地区医院扩展，发达地区的大医院正努力实现计算机辅助管理、辅助决策的目标。成本分析、流程再造、联机分析、数据仓库等技术引进到实际应用之中。

（四）智能化程度高

医院信息系统其实就是利用计算机技术、网络技术及其他科学技术，将医院的传统信息管理集成为数字化的管理方式，为医院的管理提供一个决策和处理的数字平台。利用信息系统，可以更方便地进行数据检索、数据挖掘等处理，能够更好地对医院各类信息进行分类并进行综合处理。

门诊和住院医生工作站、护理工作站已经在不少医院成功实现，大部分医院正在努力实现电子病历和医学影像的数字化，数字化医院的雏形已经显现。

（马清翠）

第三节　医院病案信息管理

　　病案管理的含义有广义和狭义之分。狭义的概念指对病案的物理性质的管理，即对病案资料的回收、整理、装订、编号、归档和提供等工作程序。广义病案是指卫生信息管理，即不仅对病案物理性质的机械性管理，而且还对病案记录的内容进行深加工，提炼出消息，如建立较为完整的索引系统，对病案中的有关资料分类加工、分类统计，对收集的资料的质量进行监控，向医务人员、医院管理人员及其他信息的使用人员提供高质量的为什么信息服务。所以在广义上也称为卫生信息管理。

一、病案

　　病案指按规范记录患者疾病表现和诊疗情况的档案，包括患者本人或他人对病情的主观描述，医务人员对患者的客观检查结果，以及医务人员对病情的分析、诊疗过程和转归情况的记录，还有与之相关的具有法律意义的文书、单据。不仅有纸质的，还有电子文档、医学影像检查胶片、病理切片等保存形式，也称为病历。是医疗、教学、科研的基础资料，也是医学科学的原始档案材料。目前，临床对医疗记录常用病案和病历这两个术语。案有案卷之意，历有过程之意。当医疗记录未完成、未出临床科室到病案科，一般称为病历。当病历已回到病案科，经过整理加工，装订成册时，遂可称为病案。

　　（一）病案的起源于发展

　　"病案"名称源于中国传统医学的病案史学，古称诊籍、医案、脉案，现代统称病案；国外称医学记录、健康记录。1953 年卫生部正式定名为病案。

　　早在公元前 6 世纪，自古希腊阿戈利斯湾的东海岸伯罗奔尼撒半岛的一个村子里，矗立着一尊医神阿克勒庇俄斯神像，这里几乎每天都有不少患者前来顶礼膜拜，祈祷自己的病早日得到根治。为此，庙内的祭司们便专门腾出一间房子来，为这些虔诚的患者治病，并将每个患者的病情、症状、治疗结果一一记录在案，作为个人病历妥善保管起来。这就是世界上最早的病历。

　　汉文帝时期有个人名叫淳于意，因年轻时做过管理粮仓的小官，人们便称他为"仓公"。小时候，他家里很穷，他的许多亲属都因有病而无钱医治，过早地离开了人间。这悲惨的现实启发了淳于意，他决定自己学医，来挽救患者的生命。于是，他在管理粮仓之余便四处搜寻药方，拜求良医。不久他便成了一名学识渊博，能预知患者生死，拥有许多奇方、古方的医学家。中国医学上最早的"病历"就是淳于意首创的。

　　淳于意是个细心人，在长期的行医的过程中，他深深感到患者的主诉，如果没有记录而光靠医生记忆是不行的（由于医生记忆不准，常常会给治疗带来困难）。淳于意想到了一个好办法——在就医中，把患者的姓名、地址、病症、药方、诊疗日期等一一详细记录下来；同时，把治愈的和死亡的病例也详细记录下来。经过一段时间的实践，淳于意感到这样做对于诊断和治疗都有益处。而这种记录被淳于意称为"诊籍"。后来，不少医生争相仿效，由于是专门记录患者病史的，所以医生称之为"病历"。

汉代历史学家司马迁在《史记》中为淳于意作传时，曾摘要记录了他的 25 份病历，这是我们现在所能见到的古人最早的"病历"。

近现代，病历是指医务人员在医疗活动过程中形成的文字、符号、图表、影像、切片等资料的总和。其主要由临床医生以及护理、医技等医务人员实现。他们根据问诊、体格检查、辅助检查、诊断、治疗、护理等医疗活动所获得的资料，经过归纳、分析、整理而完成病历。病历不仅记录病情，而且也记录医生对病情的分析、诊断、治疗、护理的过程，对预后的估计，以及各级医生查房和会诊的意见。病历作为患者整个诊疗过程的原始记录，记载了患者住入医院后由患者或陪同人陈述发病经过，医护人员对患者进行诊断、治疗、理化检查，直至患者出院或死亡全过程的真实情况。

（二）病案的分类

按大类可分为：

1. 门（急）诊病历

（1）病历首页（手册封面）。

（2）病历记录。

（3）化验单（检验报告）。

（4）医学影像检查资料。

2. 住院病历

（1）住院病案首页。

（2）入院记录。

（3）病程记录。

（4）知情同意书。

（5）医嘱单。

（6）处方。

（7）护理文书。

（8）检验报告单。

二、病案信息管理

（一）病案管理

是指对病案物理性质的管理，即对病案资料的回收、整理、装订、编号、归档和提供等工作程序。病案管理工作的基本范畴包括：

1. 收集

病案资料的收集是病案信息管理工作的第一步，也是基础工作。

2. 整理

是指病案管理人员将收回的纷乱的病历资料进行审核、整理，按一定的顺序排列，装订，形成卷宗。

3. 加工

目前我国病案信息管理的加工主要是对病案首页内容的加工，将病案首页信息全部录入计算机，病案首页中疾病诊断是采用 ICD - 10 编码，手术操作是采用 ICD - 9 - CM - 3 编码。

4. 保管

指病案入库的管理。一定要有科学的管理方法，如科学的病案排列系统、病案编号系统、病案示踪系统等。还要有好的管理制度，如病案借阅制度、防火、防虫、防盗制度。

5. 质量监控

质量控制是病案室的一项重要工作，是通过查找质量缺陷，分析造成缺陷原因，最终达到弥补缺陷（提高服务效果、降低成本、增加效益等），避免缺陷的再发生等目的。

6. 服务

病案只有使用，才能体现价值。使用病案的人员除医生外，其他医务人员、医院管理人员、律师、患者及家属、医疗保险部门等都需要使用。

（二）病案信息管理

是指除对病案的物理性质管理外，还包括对病案记录内容的深加工，从病案资料中提炼出有价值的信息，进行科学的管理，并提供高质量的卫生信息服务（病案信息管理是病案管理的更高阶段，是病案管理本质上的飞跃，它需要更高的技能、更好的工具和更复杂的加工方法）。

随着病案管理工作内涵的发展变化，病案信息管理的称呼更为严谨、科学、贴切，更符合专灶的特征。目前，我国已从病案管理阶段过渡到病案信息管理阶段。

病案信息学是病案信息管理的基础理论，是研究病案资料发生、发展、信息转化、信息传递和信息系统运行规律的学问。

三、病案信息管理的作用

一份病案是集医疗信息之大成，一些病案资料本身就具有信息的特征，还有一些病案资料需要通过加工才能具有信息的作用。病案具有备忘、备考、守信、凭证四大功能。这些功能在医院中发挥着不同的作用。

（一）医疗作用

病案的医疗作用主要利用的是病案的备忘功能。没有一个医生可以永久记住一个患者的健康历史，特别是一些细节。而病案记录是医务人员对疾病进行诊断和治疗的依据。病案的备忘功能使医务人员在短时间内便可复习和掌握患者的健康史，它对于患者的病情判断、诊疗计划至关重要。

（二）临床研究作用

病案用于临床研究与临床流行病学研究是利用了病案的备考功能。临床对个案或多个案例的研究以及临床流行病学研究都是通过统计分析，比较观察病例之间的特殊性、关联性以获得对疾病发生、发展规律的解释，找出最佳的预防方案和治疗方案。

（三）教学作用

病案用于临床教学利用的是病案的备考功能。没有一种疾病的临床表现是完全相同的，不同体质、不同年龄对疾病会有不同的反应。教科书使用的是临床的典型病例，在实际的临床工作中，不典型病例是很常见的。病案作为教材的优点在于它的实践性，它记录人们对疾病的认识、辨析、治疗的成功与失败的过程。病案的多样性使病案被誉为活的教材。

（四）管理作用

病案用于医院管理是利用病案的备考功能。病案中包含了大量人、财、病症、手术操作信息，通过对病案资料的统计加工，便可以了解医疗和管理水平。分析数据变化的原因，对医院制定管理目标、评价管理质量有极其重要的意义。病案在管理中的作用是近年来才被逐渐认识到的新作用，其作用日益凸显，尤其是病案首页已经被广泛应用于管理中。

（五）医疗付款作用

医疗付款作用是应用病案的凭证功能。随着我国医疗改革的深入，病案在医疗付款中的凭证作用日益显现。没有病案资料的支撑，医疗费用将会遭到拒付。

以疾病诊断相关分组（DRGs）为标准的预付费制（PPS），近年来在国际上相当流行，欧美国家、亚洲国家、我国的香港和台湾地区，都采用了类似的付费体制。它是按病案中记录的疾病进行国际疾病分类编码，按一定规则纳入 DRGs 的相关组别，并以它计算出收费的指数。在我国，北京地区已经有部分医院在试点使用 DRGs 收费。病案在医疗付款中的凭证作用日益显现。

（六）医疗纠纷和医疗法律依据作用

守信是医患之间建立的法律关系。医院极容易产生医疗纠纷和法律事件。在病案中，有一系列的患者或家属签字文件，这些具有患者或家属签字的知情同意书等文件赋予医院某种权力，它具有法律作用。除了患者及家属签字的文件外，病案记录的本身也是具有法律意义的文件，它记录了医务人员的诊治过程，一旦患者向法庭起诉医院并涉及病案时，医院必须向法院提供病案记录，提供医院"无过错"的证据，提供不出病案其后果则更为严重。

除守信功能外，医疗纠纷和法律依据的作用还涉及病案的备考功能，它可以证实医疗活动的真实性。

（七）历史作用

病案的历史作用是利用病案的备忘和备考作用。病案记录了人的健康史，也记录了人类对疾病的抗争史，同时病案记录也可以反映某一历史时期的特殊历史事件。

四、病案信息学

病案信息学的研究对象包括：病案管理、病案部门组织、信息加工技术、方法和标准。病案信息学是一个应用性的边缘学科，病案专业人员除病案管理、疾病分类、手术分类、统计学等自身专业外，还涉及基础医学、临床医学、流行病学、心理学、医学生物工程学、社会伦理学、医院管理学、组织管理学、计算机技术以及国家政策与法律、法规等相关专业内容。

五、病案的组织管理

（一）病案管理委员会

（1）病案委员会由医院院长或业务副院长、临床科室、护理、医技、职能科室的专家及病案科（室）主任组成。

（2）病案委员会负责监督病历书写和病案管理规范的执行情况，指导各级医生写好、用好病历。

（3）病案委员会应定期召开会议，每年至少1次，讨论有关病历书写和病案管理中存在的问题，形成的决议报院领导批准后成为医院工作的决定，会议要有记录。

（4）病案科（室）主任为执行委员兼秘书，负责委员会的日常工。作，病案科（室）为委员会的办事机构。

（5）有关病案及管理的重大问题，病案科（室）主任可随时提请委员会主任召开委员会议。

（6）病案科（室）主任定期向委员会做工做报告。

（二）病案管理委员会的设置

（1）二级及以上医院、妇幼保健院及专科疾病防治机构应当设立病案管理委员会。其他医疗机构应当设立病案管理工作小组并指定专（兼）职人员，负责病案管理的日常工作。

（2）病案管理委员会主任由医疗机构主管业务的副院长担任，委员由医疗管理质量控制、护理、门诊、医保、信息、财务等职能部门负责人以及相关临床、医技等科室负责人组成，由病案科（室）具体负责日常管理工作。

（三）病案管理委员会主要职责

（1）依据病案管理相关法律法规、规章规范、标准等，研究、制订本机构病案管理制度、工作流程、质量评价标准并组织实施。

（2）依据本机构总体质量与安全管理目标，制订病案质量持续改进计划、方案并组织实施，督导、推动本机构病案管理工作持续改进。

（3）定期检查本机构病案管理制度执行情况，组织开展病案质量监管、分析、考核、评估及反馈工作，定期发布病案管理信息。

（4）负责本机构病历相关表格、医疗文书格式模板的制订与更新。

（5）建立本机构医务人员病案管理相关法律法规、规章制度、技术规范的培训制度，制订培训计划并监督实施。

（6）定期向医院质量与安全管理委员会做工作汇报，为医院制订年度质量与安全管理目标及计划，提供决策支持。

（7）推动、建设符合国家病历书写规范、电子病历管理规范等要求的电子病历系统和基于电子病历的医院信息平台，满足本机构病案基本信息采集、病案全程质量控制、质量指标数据统计分析等，为医教研及医院管理服务。

（8）完成上级部门交办的相关工作。人员病案管理相关法律法规、规章制度、技术规范的培训制度，制订培训计划并监督实施。

（四）病案科的人员配备

病案管理人员的编制应根据医院的任务、病床数、病案储存数量等来确定，另外，负有教学、科研任务的医院人员编制要多于一般单纯的医疗单位。发达国家医院病床与病案管理人员的配备一般为（10～15）：1。2010年卫生部医管司重新修订的《全国医院工作条例、医院工作制度与医院工作人员职责》中规定：二级甲等及以上医院专门从事住院病历管理的人员与医院病床比不得少于1：50。

各管理人员工作分配

（1）接收病历，负责登记，整理，装订。

（2）医疗质控（2人）。

（3）护理质控（护士长兼）。

（4）录入编码，登记大本（设年轻医生或护士1人，见病历即时录入）。

（5）复印2人。

（6）上架，维护架上病历，负责借阅，调阅，夹票设1人。

（7）病案库2人。

（五）病案管理科工作职责

（1）制订、修订和完善各项病案管理制度并监督执行。

（2）负责病历的签收、整理、质控、编码、装订、归档、检查、保管、复印以及电子化工作。

（3）病案按照相关部门审定标准进行质控，全面负责病案首页填写质量监控。

（4）负责对全院医务人员进行疾病编码、手术与操作编码、首页填写、病历书写及病案管理相关知识的培训与考核工作。

（5）依法合规的向国家相关执法部门、社会保险机构、个人提供病案查询、复制工作。

（6）依法合规的为医院各相关科室提供有关病案信息的检索、统计、借阅。

（7）加强与临床科室的沟通、交流，指导科室病历管控工作。

（8）负责组织各种形式的病案书写质量检查，评选优秀病案，对优秀病案进行奖励、展览，举办病案交流书写和管理的经验。

（9）负责终末病历评审、反馈。

（10）病案管理相关制度及《科室人员保密制度》的培训。

（11）完成医院交办的各项数据统计、分析及上报工作。

（12）定期在医疗质量月分析会上汇报病案监控情况，并在院周会上予以通报。

（13）负责全院肿瘤登记上报工作。

（14）负责病历返修、病历缺项、遗失病历证明和出院病历邮寄等的管理工作。

（15）负责疾病、手术与操作编码字典库的维护更新。

（16）完成医院领导及医务处领导交办的其他工作。

六、病案管理规章制度

（一）住院病历安全管理规定

1. 病历归档制度

1）患者出院后，经管医生应及时整理完病历，交科室质控后，7 日内送交病案室归档保管。

2）病案室管理人员回收归档病历时，应与各临床科室认真核对后，双方签字确认。

3）病历一经归档，不得进行任何形式修改，同时要做好疾病编码与手术名称的分类录入，依序整理装订病历，并按病历号排列后上架存档。

4）各病区在收到住院患者的各种检验和检查报告单后，应在 24 小时内归入病历中。

5）住院病历按照以下顺序排序：

（1）体温单（按日期倒排）。

（2）长、短期医嘱单（按日期倒排）。

（3）硬卡。

（4）入院评估表。

（5）入院记录。

（6）病程记录：日常病程记录（术前记录、术后记录、抢救记录、死亡记录等，按日期正排）、首程。

（7）产前记录（产程观察待产记录、产程进展图、缩宫素点滴记录）。

（8）手术安全三方核查记录。

（9）手术风险评估表。

（10）手术记录（各种手术）。

（11）麻醉术前访视记录。

（12）麻醉记录。

（13）麻醉术后访视记录。

（14）手术清点记录。

（15）治疗记录（阴道检查记录、阴道助产记录、分娩记录、新生儿出生时记录、新生儿出生后记录、新生儿复苏记录）。

（16）产后记录。

（17）会诊记录。

（18）各种讨论记录（疑难病例讨论记录、术前讨论记录、死亡病例讨论记录）。

（19）特殊治疗记录单（如血液病治疗记录、糖尿病治疗记录等，按日期倒排）。

（20）护理记录［一般护理记录、病重（病危）护理记录、特殊护理记录］。

（21）特殊检查报告单（X 线报告、超声报告、病理报告等，依次分类，按日期倒排）。

（22）专科检查单（视野、听力检查等，按日期倒排）。

（23）特殊化验报告单。

（24）常规化验报告单（住院检查、门诊检查、外院检查，按日期倒排）。

（25）病危（重）通知书。

（26）各种特殊检查治疗知情同意书（输血治疗知情同意书、手术同意书、医患协议等，按日期倒排）。

（27）住院病案首页及入院通知单。

（28）实习生病历。

（29）门诊病历。

6）病案装订顺序

（1）住院病案首页及入院通知单。

（2）出院小结、死亡记录、死亡病例讨论记录。

（3）硬卡。

（4）入院评估表。

（5）入院记录。

（6）病程记录：日常病程记录（术前记录、术后记录、抢救记录、死亡记录等，按日期正排）、首程。

（7）产前记录（产程观察待产记录、产程进展图、缩宫素点滴记录）。

（8）手术安全三方核查记录。

（9）手术风险评估表。

（10）手术记录（各种手术）。

（11）麻醉术前访视记录。

（12）麻醉记录。

（13）麻醉术后访视记录。

（14）手术清点记录。

（15）治疗记录（阴道检查记录、阴道助产记录、分娩记录、新生儿出生时记录、新生儿出生后记录、新生儿复苏记录）。

（16）产后记录。

（17）会诊记录。

（18）各种讨论记录（疑难病例讨论记录、术前讨论记录、死亡病例讨论记录）。

（19）特殊治疗记录单（如血液病治疗记录、糖尿病治疗记录等，按日期正排）。

（20）护理记录［一般护理记录、病重（病危）护理记录、特殊护理记录］。

（21）特殊检查报告单（X线报告、超声报告、病理报告等，依次分类，按日期倒排）。

（22）专科检查单（视野、听力检查等，按日期正排）。

（23）特殊化验报告单。

（24）常规化验报告单（住院检查、门诊检查、外院检查，按日期正排）。

（25）长、短期医嘱单（按日期正排）。

（26）体温单（按日期正排）。

（27）病危（重）通知书。

（28）各种特殊检查治疗知情同意书（输血治疗知情同意书、手术同意书、医患协议等，按日期正排）。

（29）尸体解剖报告单。

（30）死亡患者的门诊病历。

2. 病历保存制度

（1）患者住院期间，运行病历由科室（病区）负责妥善保管。

（2）患者离院，病历由经治医生完成后，较上级医生审签，经科主任或质控医生审签后交病案室录入归档保存，保存期限不少于30年。

（3）病案室按档案管理规定妥善保管病历，并做好防盗、防火、防虫蛀及防潮工作，确保病历安全无恙。

（4）病案室对归档病案进行相关信息录入，按病历号顺序上架保存。

（5）门诊病历由患者自己保管，留观观察病历、急诊手术病历按住院病历保管。

（6）严禁任何人涂改、伪造、隐匿及销毁病历。

3. 病历查阅与复制

根据《侵权责任法》《医疗纠纷预防与处理条例》等法律法规的有关规定执行。

4. 病历封存与启封

（1）发生医疗纠纷后患方要求封存病历时，应当在医务科、当事科室医务人员与患者或者其代理人在场的情况下，对病历进行复制确认后签封复印件。如属运行病历的，封存已完成部分的复印件，原件继续运行。由病案室负责封存病历的保管。

（2）医院申请封存病历时，应当告知患者或者其代理人共同实施病历封存。但患者或者其代理人拒绝或者放弃实施病历封存的，医院应告知患者或其代理人，并嘱其签字，患者拒绝签字的，由相关科室和医务科代表双签字确认，有重大医疗纠纷苗头或涉及特殊患者的病历，可请本院律师到场签封后，对病历进行复制后封存。

（3）纠纷处理结束或封存期届满的，由医务科电话通知患方开启封存病历，在签封各方在场的情况下实施，患方拒绝到场的，由医方做销毁处理。

（二）病历质量评价与管理制度

（1）病历质量管理与持续改进是医疗质量与安全管理的重要内容，医疗质量管理委员会定期予以检查并反馈。

（2）病历质量管理按三级审查制执行，即：①上级医生（治疗组长）负责审查一线临床医生书写的出院病历；②科室主任或其指定的科内高年资医生负责逐份审查出科病历并定级；③质控科负责抽审归档病历，写出分析评价报告，每月全院书面通报一次。

（3）督查与处理：质控科每日监测各临床科室病案首页完整率、准确率。

重点监测病案首页三级医院绩效考核相关项目：手术级别是否填写错误；手术并发症是否填写错误；主诊断与主操作是否相符；主操作顺序是否写错；手术切口类别是否填写错误等。

（4）医疗质量管理委员会将定期或不定期监督本制度执行情况，并将督查结果与科室及个人的绩效考核、评先评优、职称评聘等相挂钩。

（三）病案（病历）质量控制

病案（病历）质量控制包括病案管理质量控制和病案（病历）书写内容质量控制两部分。病案管理质控是指对病案管理工作各个流程进行质量检查、评估，如病案回收率、疾病分类编码正确率等。病案（病历）内容质量控制主要通过对病案（病历）书写质量进行监控，从格式到内容（如诊疗措施的合理性、及时性等）进行全面监控。监控包括环节质量监控和终末质量监控，尤其应以环节质量监控为重点。

（马清翠）

第十二章　突发公共卫生事件管理

第一节　突发公共卫生事件管理概述

一个成熟的社会必须有完善的应对各类突发事件的机制。从历史上看我国是一个灾害频繁的地区，水灾、火灾、地震等自然灾害接连不断，传染病疫情、中毒事件等疾病也时常发生。在这些灾难中，都会出现对人健康影响以至于威胁公众生命的事件，所以建立起反应迅速、强有力的卫生应急体系对保障国家安全和人民生命健康都有十分重要的意义。党和国家历来高度重视各类灾难事故情况下的人民群众健康，保障公众健康权益在所有重大事件中都是第一位的任务。卫生管理、疾病控制、医疗救治、卫生监督等单位的突发事件卫生应急工作部门和其工作人员都要严格按照相关规定去完成好自己的工作，以保障人民群众的身体健康。

一、突发公共卫生事件的概念

突发事件范围比较广泛，从公共卫生角度考虑，突发公共卫生事件是指突然发生，造成或可能造成社会公众健康严重损害的重大传染病疫情、群体性不明原因疾病，重大食物和职业中毒以及其他严重影响公众健康的事件，包括生物、化学、核和辐射恐怖袭击事件、重大传染病疫情、群体不明原因疾病、严重的中毒事件、影响公共安全的毒物泄露事件、放射性危害事件、影响公众健康的自然灾害，以及其他影响公众健康的事件等。根据突发公共事件的发生过程、性质和机制，突发公共事件主要分为：自然灾害、事故灾难、公共卫生事件和社会安全事件等四类，而且，随着形势的发展变化，今后还会出现一些新情况，突发事件的类别可能还会适当调整。上述各类突发公共事件往往是相互交织和关联的，某类突发公共事件可能和其他类别的事件同时发生，或引发次生、衍生事件，面对特定事件应当具体分析，统筹应对。

突发公共事件对公众健康的影响表现为直接危害和间接危害两类。直接危害一般为事件直接导致的即时性损伤，如重大传染病流行、重大食物中毒、核辐射等突发公共卫生事件都在发生之初，其对公众健康产生的直接损害易为公众发现，而职业中毒虽然也是直接危害，但由于事件发生初期不易察觉而易受到忽视。间接危害一般为事件的继发性损伤或危害，如传染性非典型肺炎所引发公众恐惧、焦虑情绪，以及社会、经济安全问题等。

突发公共事件对社会的影响具有多面性，不仅是一个卫生领域的问题，而且更是一个社会问题，影响经济发展和国家安全等，如美国"9·11"恐怖事件造成 3 000 余人死亡，并使航空业雪上加霜，2003 年发生的传染性非典型肺炎不仅使数千人的健康受到影响，还使旅游业遭受重创并继而影响社会稳定等。突发公共卫生事件不仅直接关系到公众的身体健康和生命安全，也在一定程度上影响到经济发展、社会稳定和国家安全。

二、突发公共卫生事件的分类

（一）根据事件的表现形式可将突发公共卫生事件分为以下两类

（1）在一定时间、一定范围、一定人群中，当病例数累计达到规定预警值时所形成的事件。例如：传染病、不明原因疾病、中毒（食物中毒、职业中毒）、预防接种反应、菌种、毒株丢失等，以及县以上卫生行政部门认定的其他突发公共卫生事件。

（2）在一定时间、一定范围，当环境危害因素达到规定预警值时形成的事件，病例为事后发生，也可能无病例。例如：生物、化学、核和辐射事件（发生事件时尚未出现病例），包括：传染病菌种、毒株丢失；病媒、生物、宿主相关事件；化学物泄漏事件、放射源丢失、受照、核污染辐射及其他严重影响公众健康事件（尚未出现病例或病例事后发生）。

（二）根据事件的成因和性质，突发公共卫生事件可分为

重大传染病疫情、群体性不明原因疾病、重大食物中毒和职业中毒、新发传染性疾病、群体性预防接种反应和群体性药物反应，和重大环境污染事故、核事故和放射事故、生物、化学、核辐射恐怖事件、自然灾害导致的人员伤亡和疾病流行，以及其他影响公众健康的事件。

（1）重大传染病疫情是指某种传染病在短时间内发生、波及范围广泛，出现大量的患者或死亡病例，其发病率远远超过常年的发病率水平。比如，1988年，在上海发生的甲型肝炎暴发；2004年，青海鼠疫疫情等。

（2）群体性不明原因疾病是指在短时间内，某个相对集中的区域内，同时或者相继出现具有共同临床表现患者，且病例不断增加，范围不断扩大，又暂时不能明确诊断的疾病。如传染性非典型肺炎疫情发生之初，由于对病原认识不清，虽然知道这是一组同一症状的疾病，但对其发病机制、诊断标准、流行途径等认识不清，这便是群体性不明原因疾病的典型案例。随着科学研究的深入，才逐步认识到其病原体是由冠状病毒的一种变种所引起。

（3）重大食物中毒和职业中毒事件是指由于食品污染和职业危害的原因，而造成的人数众多或者伤亡较重的中毒事件。如2002年9月14日，南京市汤山镇发生一起特大投毒案，造成395人因食用有毒食品而中毒，死亡42人。2002年初，保定市白沟镇苯中毒事件，箱包生产企业数名外地务工人员中，陆续出现中毒症状，并有6名工人死亡。

（4）新发传染性疾病狭义是指全球首次发现的传染病，广义是指一个国家或地区新发生的、新变异的或新传入的传染病。世界上新发现的32种新传染病中，有半数左右已经在我国出现，新出现的肠道传染病和不明原因疾病对人类健康构成的潜在危险十分严重，处理的难度及复杂程度进一步加大。

群体性预防接种反应和群体性药物反应是指在实施疾病预防措施时，出现免疫接种人群或预防性服药人群的异常反应。这类反应原因较为复杂，可以是心因性的，也可以是其他异常反应。

（5）重大环境污染事故是指在化学品的生产、运输、储存、使用和废弃处置过程

中，由于各种原因引起化学品从其包装容器、运送管道、生产和使用环节中泄漏，造成空气、水源和土壤等周围环境的污染，严重危害或影响公众健康的事件。如 2004 年 4 月，发生在重庆江北区某企业的氯气储气罐泄漏事件，造成 7 人死亡，15 万人疏散的严重后果。

（6）核事故和放射事故是指由于放射性物质或其他放射源造成或可能造成公众健康严重影响或严重损害的突发事件。如 1992 年，山西忻州^{60}Co 放射源丢失，不仅造成 3 人死亡，数人住院治疗，还造成了百余人受到过量辐射的惨痛结局。

（7）生物、化学、核辐射恐怖事件是指恐怖组织或恐怖分子为了达到其政治、经济、宗教、民族等目的，通过实际使用或威胁使用放射性物质、化学毒剂或生物战剂，或通过袭击或威胁袭击化工（核）设施（包括化工厂、核设施、化学品仓库、实验室、运输车等）引起有毒有害物质或致病性微生物释放，导致人员伤亡，或造成公众心理恐慌，从而破坏国家和谐安定，妨碍经济发展的事件。如 1995 年，发生在日本东京地铁的沙林毒气事件，造成 5 510 人中毒，12 人死亡。

（8）自然灾害是指自然力引起的设施破坏、经济严重损失、人员伤亡、人的健康状况及社会卫生服务条件恶化超过了所发生地区的所能承受能力的状况。主要有水灾、旱灾、地震、火灾等。如 1976 年，唐山地震造成 24.2 万人死亡。

三、突发公共卫生事件的分级

（一）根据突发公共卫生事件的性质、危害程度、涉及范围

分级划分为一般（Ⅳ级）、较大（Ⅲ级）、重大（Ⅱ级）和特别重大（Ⅰ级）四级。

1. 有下列情形之一的为特别重大突发公共卫生事件（Ⅰ级）

（1）肺鼠疫、肺炭疽在大、中城市发生并有扩散趋势，或肺鼠疫、肺炭疽疫情波及 2 个以上的省份，并有进一步扩散趋势。

（2）发生传染性非典型肺炎、人感染高致病性禽流感病例，并有扩散趋势。

（3）涉及多个省份的群体性不明原因疾病，并有扩散趋势。

（4）发生新传染病或我国尚未发现的传染病发生或传入，并有扩散趋势，或发现我国已消灭的传染病重新流行。

（5）发生烈性病菌株、毒株、致病因子等丢失事件。

（6）周边以及与我国通航的国家和地区发生特大传染病疫情，并出现输入性病例，严重危及我国公共卫生安全的事件。

（7）国务院卫生行政部门认定的其他特别重大突发公共卫生事件。

2. 有下列情形之一的为重大突发公共卫生事件（Ⅱ级）

（1）在一个县（市）行政区域内，一个平均潜伏期内（6 天）发生 5 例以上肺鼠疫、肺炭疽病例，或者相关联的疫情波及 2 个以上的县（市）。

（2）发生传染性非典型肺炎、人感染高致病性禽流感疑似病例。

（3）腺鼠疫发生流行，在一个市（地）行政区域内，一个平均潜伏期内多点连续发病 20 例以上，或流行范围波及 2 个以上市（地）。

（4）霍乱在一个市（地）行政区域内流行，1 周内发病 30 例以上，或波及 2 个以上市（地），有扩散趋势。

（5）乙类、丙类传染病波及 2 个以上县（市），1 周内发病水平超过前 5 年同期平均发病水平 2 倍以上。

（6）我国尚未发现的传染病发生或传入，尚未造成扩散。

（7）发生群体性不明原因疾病，扩散到县（市）以外的地区。

（8）发生重大医源性感染事件。

（9）预防接种或群体预防性服药出现人员死亡。

（10）一次食物中毒人数超过 100 人并出现死亡病例，或出现 10 例以上死亡病例。

（11）一次发生急性职业中毒 50 人以上，或死亡 5 人以上。

（12）境内外隐匿运输、邮寄烈性生物病原体、生物毒素造成我境内人员感染或死亡的。

（13）省级以上人民政府卫生行政部门认定的其他重大突发公共卫生事件。

3. 有下列情形之一的为较大突发公共卫生事件（Ⅲ级）

（1）发生肺鼠疫、肺炭疽病例，一个平均潜伏期内病例数未超过 5 例，流行范围在一个县（市）行政区域以内。

（2）腺鼠疫发生流行，在一个县（市）行政区域内，一个平均潜伏期内连续发病 10 例以上，或波及 2 个以上县（市）。

（3）霍乱在一个县（市）行政区域内发生，1 周内发病 10 ~ 29 例，或波及 2 个以上县（市），或市（地）级以上城市的市区首次发生。

（4）一周内在一个县（市）行政区域内，乙、丙类传染病发病水平超过前 5 年同期平均发病水平 1 倍以上。

（5）在一个县（市）行政区域内发现群体性不明原因疾病。

（6）一次食物中毒人数超过 100 人，或出现死亡病例。

（7）预防接种或群体预防性服药出现群体心因性反应或不良反应。

（8）一次发生急性职业中毒 10 ~ 49 人，或死亡 4 人以下。

（9）市（地）级以上人民政府卫生行政部门认定的其他较大突发公共卫生事件。

4. 有下列情形之一的为一般突发公共卫生事件（Ⅳ级）

（1）腺鼠疫在一个县（市）行政区域内发生，一个平均潜伏期内病例数未超过 10 例。

（2）霍乱在一个县（市）行政区域内发生，1 周内发病 9 例以下。

（3）一次食物中毒人数 30 ~ 99 人，未出现死亡病例。

（4）一次发生急性职业中毒 9 人以下，未出现死亡病例。

（5）县级以上人民政府卫生行政部门认定的其他一般突发公共卫生事件。

（二）突发公共事件医疗卫生紧急救援分级

根据突发公共事件导致人员伤亡和健康危害情况将医疗卫生救援事件分为特别重大（Ⅰ级）、重大（Ⅱ级）、较大（Ⅲ级）和一般（Ⅳ级）四级。

1. 特别重大事件（Ⅰ级）

（1）一次事件伤亡100人以上，且危重人员多，或者核事故和突发放射事件、化学品泄漏事故导致大量人员伤亡，事件发生地省级人民政府或有关部门请求国家在医疗卫生救援工作上给予支持的突发公共事件。

（2）跨省（区、市）的有特别严重人员伤亡的突发公共事件。

（3）国务院及其有关部门确定的其他需要开展医疗卫生救援工作的特别重大突发公共事件。

2. 重大事件（Ⅱ级）

（1）一次事件伤亡50人以上、99人以下，其中，死亡和危重病例超过5例的突发公共事件。

（2）跨市（地）的有严重人员伤亡的突发公共事件。

（3）省级人民政府及其有关部门确定的其他需要开展医疗卫生救援工作的重大突发公共事件。

3. 较大事件（Ⅲ级）

（1）一次事件伤亡30人以上、49人以下，其中，死亡和危重病例超过3例的突发公共事件。

（2）市（地）级人民政府及其有关部门确定的其他需要开展医疗卫生救援工作的较大突发公共事件。

4. 一般事件（Ⅳ级）

（1）一次事件伤亡10人以上、29人以下，其中，死亡和危重病例超过1例的突发公共事件。

（2）县级人民政府及其有关部门确定的其他需要开展医疗卫生救援工作的一般突发公共事件。

四、突发公共卫生事件的特征

（一）成因的多样性

比如各种烈性传染病。许多公共卫生事件与自然灾害也有关，比如说地震、水灾、火灾等，像地震后最重要的就是地震以后会不会引起新的、大的疫情，要做到大灾之后无大疫是很艰难的，所以我们党中央也高度重视地震有没有引起新的疫情，各级政府部门非常关注，从而避免了大灾之后必然有大疫的情况。公共卫生事件与事故灾害也密切相关，比如环境的污染、生态的破坏、交通的事故等。社会安全事件也是形成公共卫生事件的一个重要原因，如生物恐怖等。另外，还有动物疫情，致病微生物、药品危险、食物中毒、职业危害等。

（二）分布的差异性

在时间分布差异上，不同的季节，传染病的发病率也会不同，比如重症急性呼吸综合征（SARS）往往发生在冬、春季节，肠道传染病则多发生在夏季。分布差异性还表现在空间分布差异上，传染病的区域分布不一样，像我们国家南方和北方的传染病就不一样，此外还有人群的分布差异等。

（三）传播的广泛性

尤其是当前我们正处在全球化的时代，某一种疾病可以通过现代交通工具跨国的流动，而一旦造成传播，就会成为全球性的传播。另外，传染病一旦具备了三个基本流通环节，即传染源、传播途径以及易感人群，它就可能在毫无国界情况下广泛传播，这是第三个特点，也就是传播的广泛性。

（四）危害的复杂性

也就是说，重大的卫生事件不但是对人的健康有影响，而且对环境、经济乃至政治都有很大的影响。比如 SARS 尽管患病的人数不是最多，但对我们国家造成的经济的损失确实很大。公共卫生事件不但影响我们的健康，还影响社会的稳定，影响经济的发展。

（五）治理的综合性

治理需要四个方面的结合，第一是技术层面和价值层面的结合，我们不但要有一定的先进技术还要有一定的投入；第二是直接的任务和间接的任务相结合，它既是直接的任务也是间接的社会任务，所以要结合起来；第三是责任部门和其他的部门结合起来；第四是国际和国内结合起来。只有通过综合的治理，才能使公共事件得到很好的治理。另外，在解决治理公共卫生事件时，还要注意解决一些深层次的问题，比如工作效能问题以及人群素质的问题，所以要通过综合性的治理来解决公共卫生事件。

（六）新发的经常性

比如 1985 年以来，艾滋病的发病率不断增加，严重危害着人们的健康；2003 年，非典疫情引起人们的恐慌；近年来，人禽流感疫情使人们谈禽色变；以及前段时间的人感染猪链球菌病、手足口病等都威胁着人们的健康。这与公共卫生的建设及公共卫生的投入都有关系，公共卫生事业经费投入不足；忽视生态的保护以及有毒有害物质滥用和管理不善，都会使公共卫生事件频繁发生。

（七）种类的多样性

引起公共卫生事件的因素多种多样，比如生物因素、自然灾害、食品药品安全事件、各种事故灾难等。比如 1988 年上海甲肝暴发；1999 年宁夏沙门菌污染食物中毒；2001 年苏皖地区肠出血性大肠杆菌食物中毒；2002 年南京毒鼠强中毒；2004 年劣质奶粉事件等。这些事件都属于食源性疾病和食物中毒引起的卫生事件。

（八）事件的国际性

伴随着全球化进程的加快，突发公共卫生事件的发生具备了一定的国际互动性，首先，一些重大传染病可以通过交通、旅游、运输等各种渠道向国外进行远距离传播，如2003 年的 SARS 疫情暴发后，不仅在国内发生传播，而且影响到周围的国家和地区；其次，由于突发公共卫生事件影响主要是社会公众，一个政府应对突发公共卫生的事件的能力、时效和策略反映了政府对公众的关心程度，因此，事件处理是否得当势必影响到政府的国际信誉，也影响到事件在一定范围内的控制。

五、突发事件卫生应急工作的特点

（1）卫生应急工作同样需要贯彻预防为主的原则，落实三级预防，防范对健康危害的发生，减少危害涉及的范围，降低伤残。尽可能地将突发公共卫生事件控制在萌芽状态或事件发生的初期。当突发公共卫生事件出现后，卫生应急机制应能及时动员相关资源和技术力量，将突发公共卫生事件迅速控制在有限的范围内。所以要做好卫生应急工作，首先要充分做好日常的卫生应急准备工作，如训练有素的公共卫生技术队伍、灵敏的公共卫生信息网络、强大的现场流行病调查和实验室检测能力等，加强日常卫生应急准备，提高预测预警能力。

（2）卫生应急工作必须符合我国的基本卫生国情，使在突发事件发生时能及时有效地调动相关卫生资源、整合各种社会资源、动员全社会参与，及时有效地做好卫生应急工作。同时，卫生应急工作也必须符合经济全球化的特点，使我国的卫生应急工作成为国际卫生应急工作的重要一部分。在 2004 年底，东南亚发生印度洋海啸后，我国能在较短的时间内派遣卫生应急队伍到受灾国家帮助开展救灾防病工作，并协调相关的药品等应急物资援助灾区，这充分显示了我国卫生应急机制建设所取得的成绩。

（3）卫生应急体系的建设和完善是一个长期的过程，不可能一蹴而就。一方面要加强监测信息网络、实验室检测、基础建设等硬件建设，更要依靠科学，强化队伍建设，重视人员培训和能力建设，发挥专业技术人员在卫生应工作中的关键作用。

（4）依法建设卫生应急体系和开展卫生应急工作。《中华人民共和国传染病防治法》和《中华人民共和国急性传染病管理条例》等法律法规的出台，为卫生应急机制工作提供了强有力的保障，还要有计划完善卫生应急工作的法律体系，在法律、规章、行政规定和标准规范多个层次上开展工作，逐步使卫生应急工作走上规范化的轨道。

（王丽莉）

第二节　突发公共卫生事件的监测与报告

"9·11"事件之后，各国都注意到加强对包括传染病在内的突发公共卫生事件的监测的重要性。完整的突发公共卫生事件监测预警体系，对发现已知的疾病流行状况，发现新的疾病，明确未知疾病的病因都有重要意义。同时通过监测的预警分析，向社会和公众提供相关信息咨询、健康教育等服务，不断扩大信息资源利用程度，充分发挥公共卫生信息资源的价值，从而保证突发性公共卫生事件都能做到一级预防，快速反应。

一、突发公共卫生事件的监测

（一）监测工作方法

突发公共卫生事件发生后，无论病因是否明确，应迅速成立针对高危人群或者全人群（如 SARS）的疾病监测系统，以有效控制其暴发流行。建立健全疫情监测系统能及时掌握疾病的三间分布和疫情动态变化趋势，评价预防措施效果，及时调整预防控制策略和措施，并为不明原因疾病流行特征和自然规律提供研究线索。

（二）监测体系建设原则

鉴于原常规疫情监测报告环节复杂、报告迟缓、信息量少及统计功能薄弱，难以对突发公共卫生事件及时进行分析和预警，国家卫生部门已意识到建立完善的突发公共卫生事件信息报告系统的重要性，于2002年底在全国建成了救灾防病和突发公共卫生事件信息报告系统，2003年底正式在全国运行，该网络包括国家、省、地、县4级卫生部门，并且实行计算机网络直报。该系统实现了初次报告快、进程报告新、总结报告全的建设目标，突发公共卫生事件报告内容要求尽量采用数字化，以利于统计分析，以提高突发公共卫生事件报告的时效性和敏感性。

（三）监测范围

应根据突发公共卫生事件的种类、性质、波及范围和危害程度确定监测系统覆盖范围。2003年国内发生了SARS，为及时有效控制疫情的传播和蔓延，在卫生部的领导和中国疾病预防控制中心指导下，迅速建立了SARS疫情监测系统，覆盖全国行政区域的所有人口（包括常住人口和流动人口），各地按属地管理原则实施疫情监测和报告。

（四）监测对象

首先应确定监测病例定义，这是保证监测系统正常运转的基础。根据监测系统不同目的而确定不同的病例定义。监测病例定义应简单、实用、目的明确，一般应包括病例的临床症状、体征、发病时间、流行病学史以及实验室检测方法和结果。监测病例定义是为监测目标服务，临床医生应根据监测病例定义进行临床诊断。

对于SARS这类新发传染病，在实验室检测质量控制体系建立之前，主要根据患者临床表现、流行病学史结合实验室检验结果建立病例定义，其目的主要考虑的是监测系统的敏感性，以尽可能发现所有病例。监测对象包括：①SARS疑似病例、临床诊断病例：按照卫生部颁布的《传染性非典型肺炎临床诊断标准》确定SARS疑似病例和临床诊断病例。②疑似病例和临床病例的密切接触者：根据《传染性非典型肺炎密切接触者判定标准和处理原则》确定疑似病例和临床诊断病例的密切接触者。

（五）监测方法

一般采取主动监测与被动监测相结合的方法。

1. 被动监测

疫情监测报告单位和法定责任报告人，按职责和监测系统规定的要求报告疫情，并逐级上报。

2. 主动监测

医疗单位设立发热门诊，对密切接触者进行跟踪观察，开展交通检疫和体温筛查，对外地返乡人员和流动人员进行医学观察。

（六）监测内容和方法

1. 法定传染病监测

主要包括病毒、细菌、寄生虫等病原体导致的传染病区域性暴发流行，主要由各级疾病预防控制机构和各级医疗机构组成疫情监测报告网络。执行职务的疾病预防控制机构工作人员、医疗机构工作人员和有关单位（铁路、交通、民航、厂矿等的卫生防疫机构）的工作人员为疫情责任报告人。应按照国家规定时限和程序向疾病预防控制机构报告疫情，做好疫情登记。各级疾病预防控制机构收到传染病报告卡后，应对卡片进行初步审核，发现有缺项和明显错误的地方，应立即予以改正，同时定期核对传染病报告卡资料数据库，剔除重复的卡片，所有卡片资料要输入数据库，每天逐级上传。

2. 卫生监测

包括职业卫生、放射卫生、食品卫生、环境卫生，以及社会因素和行为因素等卫生监测。国务院卫生部门根据专业监测需要，在全国建立监测哨点，各地监测单位按照全国制订的监测方案和监测计划开展监测工作。

3. 疾病与症状监测

主要开展一些重大传染病，不明原因疾病和可能引起暴发流行的疾病及其相关症状监测。在卫生行政部门指定的大中城市综合医院建立监测哨点。

4. 实验室监测

包括传染病病原体、生物传播媒介、菌株型别与耐药性、环境中有毒有害物质等。一般在地市级以上疾病预防控制机构和指定的医疗机构建立实验室监测网络，开展相关内容监测，并及时将监测结果上报上一级疾病预防控制机构。

5. 国境卫生检疫监测

主要包括境外传染病、传播疾病的媒介生物、染疫动物和污染食品等。由国家质量监督检验检疫总局指定的技术机构在国境口岸建立监测点，将监测信息连接到国家疾病监测信息网。

6. 突发公共卫生事件的信息发布

卫健委是公共卫生的行政主管部门，全面掌握准确突发公共卫生事件信息，负责向社会发布突发公共卫生事件的动态情况，为信息发布责任人。有些突发公共卫生事件是地域性的，事件没有造成重大影响，卫健委也可授权省级卫生行政部门向社会通报本地突发公共卫生事件的相关信息。

（七）监测系统的评价

为提高和改善突发事件监测系统的工作效率，确保疫情监测质量，定期对监测系统进行检查和评估具有重大意义。评价包括工作过程评估和工作效果评估，主要围绕监测资料的收集、分析、反馈情况和监测系统实施方案及监测点工作状况和监测方案执行情况等方面进行。

监测系统的评价可采用回顾性现况调查、访谈和现场观察等方法，对监测系统的目标结构、运转状况、经费以及监测系统的相关属性，如灵活性、及时性、敏感性、代表性、可接受性、数据资料质量等内容进行评价。

二、突发公共卫生事件的报告与通报

（一）突发公共卫生事件的报告

1. 责任报告单位

（1）县以上各级人民政府卫生行政部门指定的突发公共卫生事件监测机构。

（2）各级、各类医疗卫生机构。

（3）卫生行政部门。

（4）县级以上地方人民政府。

（5）其他有关单位，主要包括发生突发公共卫生事件的单位、与群众健康和卫生保健工作密切相关的机构，如检验、检疫机构、食品、药品监督管理机构、环境保护、监测机构、教育机构等。

2. 责任报告人

执行职务的各级、各类医疗卫生机构的工作人员、个体开业医生。

3. 报告时限和程序

突发公共卫生事件监测机构、医疗卫生机构及有关单位发现突发公共卫生事件，应在2小时内向所在地区县（区）级人民政府的卫生行政部门报告。

卫生行政部门在接到突发公共卫生事件报告后，应在2小时内向同级人民政府报告；同时，向上级人民政府卫生行政部门报告，并应立即组织进行现场调查，确认事件的性质，及时采取措施，随时报告事件的进展态势。

各级人民政府应在接到事件报告后的2小时内向上一级人民政府报告。

对可能造成重大社会影响的突发公共卫生事件，省级以下地方人民政府卫生行政部门可直接上报国务院卫生行政部门。省级人民政府在接到报告的1小时内，应向国务院卫生行政部门报告。国务院卫生行政部门接到报告后应当立即向国务院报告。

发生突发公共卫生事件的省、地、市、县级卫生行政部门，应视事件性质、波及范围等情况，及时与邻近省、地、市、县之间互通信息。

4. 报告内容

突发公共卫生事件报告分为首次报告、进程报告和结案报告。应根据事件的严重程度、事态发展、控制情况，及时报告事件的进程，内容包括事件基本信息和事件分类信息两部分。不同类别的突发公共卫生事件应分别填写基本信息报表和相应类别的事件分类信息报表。

首次报告尚未调查确认的突发公共卫生事件或可能存在隐患的事件相关信息，应说明信息来源、波及范围、事件性质的初步判定及拟采取的措施。

经调查确认的突发公共卫生事件报告应包括事件性质、波及范围（分布）、危害程度、势态评估、控制措施等内容。

（二）突发公共卫生事件的通报

（1）国务院卫生行政部门及时向国务院有关部门和各省、自治区、直辖市人民政府卫生行政部门以及军队有关部门通报发生公共卫生事件的情况。

（2）突发公共卫生事件发生地的省、自治区、直辖市人民政府卫生行政部门，应当及时向毗邻省、自治区、直辖市人民政府卫生行政部门通报。

（3）接到通报的省、自治区、直辖市人民政府卫生行政部门，必要时应当及时通知本行政区域内的医疗卫生机构。

（4）县级以上地方人民政府有关部门，已经发生或者可能发生突发公共卫生事件的情形时，应当及时向同级人民政府卫生行政部门通报。

（三）突发公共卫生事件的信息发布

1. 发布部门

国务院卫生行政部门或者授权的省、自治区、直辖市人民政府卫生行政部门及时向社会发布突发公共卫生事件的信息与公告。

2. 发布内容

（1）突发公共卫生事件的性质与原因。

（2）突发公共卫生事件的发生地与范围。

（3）突发公共卫生事件人员的发病、伤亡及涉及的人员范围。

（4）突发公共卫生事件处理与控制情况。

（5）突发公共卫生事件发生地的解除。

（张传排）

第三节　突发公共卫生事件的预警

预警工作在自然灾害、事故灾难和社会安全事件等突发事件预防和减轻危害工作中的应用已有较长历史，但突发公共卫生事件的预警在 SARS 流行之后才得到高度重视。2003 年颁布实施的《突发公共卫生事件应急条例》中对突发公共卫生事件应急预案内容提出了"监测与预警"的工作要求，2004 年修订的《中华人民共和国传染病防治法》第 19 条规定"国家建立传染病预警制度"，并对预警发出后政府与卫生部门的职责提出了要求。

预防和控制突发公共卫生事件最重要的一步是及时、迅速地发现突发事件发生的先兆。建立预警机制就是以信息为先导，以监测为基础，以数据库为条件，以综合评估为手段，以发布制度为机制，以快速反应为目的。各级人民政府卫生行政部门根据医疗机构、疾病预防控制机构、卫生监督机构提供的监测信息，按照公共卫生事件的发生、发展规律和特点，及时分析其对公众身心健康的危害程度、可能的发展趋势，及时做出响应级别的预警，依次用红色、橙色、黄色和蓝色表示特别严重、严重、较重和一般四个预警级别。

一、突发公共卫生事件预警的意义

（一）部门层面

通过了解、掌握突发公共卫生事件的特征及其影响因素，建立及完善预测、预警技术与方法，及时侦测突发公共卫生事件发生、发展的异常动态，有助于卫生部门及时采取科学应对措施，预防和减少危害，提高卫生部门处置突发公共卫生事件的综合能力。

（二）公众层面

公众的配合是突发公共卫生事件处理工作取得成功的重要因素。科学、全面的预警信息，将有助于公众正确对待突发公共卫生事件，恰当地采取自我防护措施，自觉配合专业机构实施预防控制工作。

（三）社会层面

突发公共卫生事件预警系统是社会危机管理体系的重要组成部分。该系统的建立与有效运转有助于在危机时期稳定社会心理，维持正常的社会秩序，提高政府危机管理水平和在国际社会中的威信。

二、突发公共卫生事件预警的分类

突发公共卫生事件是指突然发生、造成或者可能造成社会公众健康严重损害的重大传染病疫情、群体性不明原因疾病、重大食物和职业中毒以及其他严重影响公众健康的事件。

突发公共卫生事件预警是指收集、整理、分析突发公共卫生事件相关信息资料，评估事件发展趋势与危害程度，在事件发生之前或早期发出警报，以便相关责任部门及事件影响目标人群及时做出反应，预防或减少事件的危害。部分突发公共卫生事件在发生之前即可出现征兆；而有些突发公共卫生事件则很难发现征兆，控制工作只能在事件发生初期启动。因此，突发公共卫生事件预警可分为突发公共卫生事件征兆预警和早期预警。

（一）突发公共卫生事件征兆预警

1. 公共卫生状况预警

公共卫生状况的恶化，可引起急性和慢性人群健康损害。水质恶化、食品安全与卫生指标不合格、大气污染及有害作业环境等为常见的影响健康的因素。

（1）水环境污染预警：水环境污染已引起社会各方面的高度关注。目前，我国不少水系长期、潜在的严重污染没有得到根治，突发性水环境污染事件时有发生。水体污染不仅引起急性中毒，还可导致长期的遗传毒性。加强对水环境污染的监测和通报，是突发公共卫生事件征兆预警的重要内容。

（2）食品污染预警：食品受到病原微生物、有毒有害化学品的意外污染而造成的急性群体性食物中毒事件经常发生，食物中残留农药、抗生素造成的慢性健康危害也十分严重。当发现食品中某种有毒有害物质超过国家卫生标准限量时，应采取相应的控制措施，甚至发出相关的突发公共卫生事件征兆预警。例如，2005年有关部门在对调味品、腌制品等食品监测时发现有毒化学品"苏丹红一号"，及时对社会发出了预警，要求相关部门加强监测并提醒民众注意。

（3）大气污染预警：1952年发生的"伦敦烟雾事件"，导致短短4天内大伦敦地区死亡4 000多人。究其原因，冬季取暖燃煤和工业排放的烟雾为事件根源，逆温层现象则是促进因素。2001年，美国"9·11"恐怖袭击事件发生后，因空气污染及精神紧张等因素，纽约市民哮喘发病率明显增高。目前，为了应对空气污染对公众健康的影响，美国及欧洲等国建立了相似的大气污染预警系统。

2. 传染病流行因素预警

（1）病媒生物及宿主动物预警：传播疾病的生物媒介与病原宿主的变化可直接影

响特定传染病的发生与流行。宿主动物与病媒密度明显增加、宿主动物病原携带率增高、宿主动物大量异常死亡及宿主动物检出罕见病原微生物等情况，都可以作为相关传染病可能流行的征兆而发出预警。

（2）病原体演变预警：病原体发生演变，出现毒力增强、对人类适应力提高或因抗原性变异而致人群原有免疫屏障无效等情况时，极可能引起传染病的暴发与流行。当前在备受全球关注的流感大流行准备工作中，毒株变异监测为其重点内容。优势菌群监测、菌群耐药性监测等也可为传染病流行提供预警信息。多年来我国流行性脑脊髓膜炎（流脑）流行的优势菌群主要是 A 群，如监测到某地 C 群流脑球菌成为流行优势菌群，则应及时发出流脑可能发生流行的预警，并考虑组织目标人群接种"A＋C"流脑疫苗。

（3）人群易感性预警：人群易感性水平是直接影响传染病流行的重要因素。例如，监测发现某区域儿童麻疹抗体水平普遍较低，则需发出麻疹暴发疫情的预警，以便及时补种麻疹疫苗。

3. 次生突发公共卫生事件预警

突发公共卫生事件与自然灾害、事故灾难、社会安全事件等突发事件相互交织、相互演化；自然灾害、事故灾难、社会安全事件等经常次生出突发公共卫生事件。

（1）气候异常与自然灾害次生突发公共卫生事件预警：常见而影响巨大的气候异常有"厄尔尼诺"及"拉尼娜"现象等。气候异常对虫媒及自然疫源性传染病、水源性传染病的暴发与流行均有重要影响。国内外学者利用气象、水文等资料开展传染病流行的预测预报并积累了丰富的经验，证明气候异常预警是突发公共卫生事件预警的重要内容与手段。目前，许多国家设立了异常气候监测与预告中心，其预警信息的发布对于传染病预防控制意义重大。

自然灾害的发生常与气候异常有关。人类汲取历史教训，在类似灾害之后发出疫情警报，采取措施预防传染病暴发流行和中毒事件的发生。1998 年我国长江、嫩江、松花江流域同时发生了特大洪涝灾害，有关部门及时发出防病警报，采取了保障生活饮用水与食品卫生安全、控制病媒和动物宿主、妥善处理垃圾粪便、保持环境卫生等公共卫生措施，成功地预防了大灾之后的大疫。2004 年底印度洋海啸发生之后，WHO 和有关国家相继发出传染病可能暴发流行的预警，并与泰国、印度、斯里兰卡、印度尼西亚、马尔代夫等国合作，建立了疟疾、腹泻病、麻疹及登革热等传染病的早期监测预警系统，对尽可能发现传染病病例，及时检测暴发疫情，控制传染病在灾区的发生、流行起到了重要作用。

（2）事故灾难次生突发公共卫生事件预警：事故灾难次生突发公共卫生事件的性质由事故本身特点决定，其危害大小与事故严重程度及当时的自然条件（如风力、水流等）等因素关系密切。近年来，国内报道了重庆特大天然气井喷事故及多起毒气泄漏事故。在处理此类灾难事件时，及时发出次生突发公共卫生事件的预警，快速疏散人员，组织抢救，可有效减少群体性人员伤亡。目前，我国正逐步完善事故灾难等事件次生突发公共卫生事件的预警、应急机制的建设。

（3）社会安全事件次生突发公共卫生事件预警：社会安全事件对公众健康的损害可以是即时的，也可能是滞后的。因此，当发生社会安全事件时，必须对可能引起的公共卫生问题有充分的心理准备和认识，根据该事件本身的特点，提前预警，科学应对。

1995 年 3 月，日本东京地铁系统遭受沙林毒气恐怖袭击，短时间有 500 余人受伤入院，但 1 周内至医院求助的身体或心理受影响者超过 1 400 人，并导致 12 人死亡。由于应对此类突发事件的经验不足，造成了较大的社会恐慌。针对此类严重社会安全事件，有学者提出建立有效的突发事件应对反应体系，完善社会心理预警机制等建议。美国应对"9·11"恐怖袭击事件的经验给国际社会提供了非常有益的启示，即"预警"与"救治"为社会危机管理最重要的两个元素。考虑到"9·11"事件对常规卫生工作的影响及随后可能出现的生物恐怖袭击等，纽约市及时在医院急诊部门建立了针对生物恐怖袭击及"9·11"相关健康影响的综合征监测系统，为社会安全事件的预警积累了丰富的经验。

（二）突发公共卫生事件的早期预警

1. 综合征预警

综合征监测（又称症状监测）是指系统、持续地收集临床明确诊断前能够指示可能的疾病暴发的相关资料（实验室送检、急诊科主诉及症状、救护车反应记录、处方药物销售量、学校缺课或工厂缺勤及紧急救护过程中的其他症状与体征等），科学分析，合理解释，以便开展公共卫生调查或落实干预措施。在全球范围内合作开展的流感监测为比较典型的综合征监测系统，该监测系统以常见、非特异性的流感样病例作为症状病例，通过症状病例发病率超过基线水平来指示流感流行季节的开始，其着眼点在于疾病流行模式的改变而非单个确诊流感病例。

综合征预警即通过综合征监测，发现某一类症候群信号在时间、空间上的异常变化而发出的预警。症候群预警以疾病流行早期发出预警信号为主要目标；根据其工作机制，有时也涵盖了征兆预警的工作内容。美国症候群监测系统在"9·11"恐怖事件后得到强化，并在监测与预警"白色粉末"生物恐怖和 SARS 病例过程中发挥了重要作用。

2. 传染病早期预警

某些传染病易引起大范围或长时间的流行，例如流行性感冒和麻疹等。对于此类传染病的预警，除对流行因素进行监测外，及时发现病例数在空间、时间上的异常变化也非常重要，可以早期启动控制措施。国内一项研究将近 5 年传染病同期发病水平的第80 百分位数定为预警界值，当传染病发病水平超过预警界值时即认为传染病异常增加，需要发出调查核实的预警。

某些特殊的传染病，如已宣布消灭的疾病（如天花、脊髓灰质炎）、本土未发现过的烈性传染病（如埃博拉出血热等）、依照《中华人民共和国传染病防治法》按甲类管理的传染病（如鼠疫、传染性非典型肺炎、人感染高致病性禽流感）等，只要发现 1例，就应发出预警。

3. 类似事件预警

指在某一单位、社区或区域发生中毒、疾病暴发等突发公共卫生事件时，向有可能发生类似事件的其他单位或区域发出预警信息。如水源污染导致中毒事件发生时，及时向下游用户及地区发出预警；出现流感、流脑等传播迅速的传染病暴发时，及时向邻近区域发出预警；发现食物中毒时，及时向有毒食品流向区域发出预警等。该类预警以突发公共卫生事件本身为指示器，根据事件及其影响因素的特点推测潜在的影响范围。

三、突发公共卫生事件预警的实现

便利的信息收集与交流平台、科学实用的预警技术和指标、高效的预警决策系统，是实现突发公共卫生事件预警的三要素。

（一）信息收集与交流

突发公共卫生事件预警信息来源广泛，包括主动监测、被动接受报告、社会媒体报道等。来源于疾病控制、卫生监督、医疗服务等卫生系统内部的信息，包括我国现行传染病报告系统、突发公共卫生事件报告系统、医院信息管理系统、重点传染病专项监测和公共卫生监督监测等来源的资料，是突发公共卫生事件预警的主要信息来源。卫生部门和气象、水利、农业、林业、检疫等相关部门要建立信息交流机制，确保相关信息及时、有效沟通，尽早为突发公共卫生事件预警提供线索。大众媒体分布广泛、嗅觉灵敏、反应迅速，对其报道的信息要注意及时捕捉、甄别和核实，很多时候能弥补信息来源主渠道的不足。

（二）预警技术和指标

理想的突发公共卫生事件预警技术应当是敏感而特异、科学而简便的，但在实际工作中，往往难以达到平衡。如果所预警的事件发展快、后果严重，那就应选择更灵敏的预警方法或更低的预警界值；反之，可以选择兼顾灵敏度与特异度的预警方法或预警界值。如果是针对人们长期暴露的危险因素，如饮用水及主要食品中的有毒有害物质含量，则所选预警界值偏低一点为好。

科学严谨的预警方法是我们追求的目标，但是同时也应考虑到，突发公共卫生事件预警工作是基层疾病预防与控制机构的日常工作，如果方法过于复杂，所需的参数太多，或需要高精尖的仪器设备，则基层单位将无法实施预警工作。另外，实际工作中还应充分考虑应急工作能力，如果没有足够的人力和物质资源来应对频繁的预警，则可在不严重影响灵敏度的基础上，适当提高预警的特异性。

（三）预警决策系统

预警信息必须通过一定形式在一定范围内发布。过去，在处理很多突发事件时习惯于"内紧外松"，担心公布突发事件后会引起社会不安，或者影响投资环境。SARS事件的教训告诉我们，不及时公布事实真相，群众不能理性地对待突发公共卫生事件，不知如何采取自我防护措施及配合专业机构落实预防控制措施，这实际上是社会不安定的原因之一。因此，应该建立常规的预警决策工作机制，确保在专业机构做出需要预警的技术建议后，行政管理部门能立即就预警信息发布的方式、范围和时机做出决定，将预警信息尽快对社会公布。

随着社会对卫生与健康的重视，"预防为主"的概念已深入人心。突发公共卫生事件预警以发现重大健康影响事件为目的，是真正实现"预防为主"的有效手段。我国现有的预警监测系统，如流感监测、不明原因肺炎监测、突发公共卫生事件报告系统等，使我国的突发公共卫生事件预警系统初具雏形。但是，要最大限度地发挥预警系统的作用，尚有待于在提高人员素质、整合系统资源、规范预警决策等方面做出更多努力。

（宋振鹏）

第四节　突发公共卫生事件的信息处理原则

突发公共事件处置中对公众进行及时、有效、正确的引导，最大限度地满足他们的需求，可以防范甚至消除公众的恐慌心理，有利于社会稳定，有利于调动公众主动积极配合事件的处理工作，同时也是公众应对类似事件积累经验的过程。因此，县及以上人民政府和卫生部门要高度重视在突发公共事件处置中积极、正确地对公众进行引导，使他们在适当的范围，合理积极参与和配合事件的处理工作。

一、公众在突发公共事件发生过程中信息的需求分析

（一）确定目标人群

在突发公共事件处置中，为了迅速、有效地、有针对性地正确引导公众和让公众合理、适当地参与，一般将公众分为一级目标人群、二级目标人群、三级目标人群和四级目标人群。一级目标人群是指处于突发公共事件范围内受直接影响的人群，如事件的受害者、现场的目击者等。他们是需要直接改变行为的人群；二级目标人群是指与一级目标人群有着密切联系的、能够影响一级目标人群的人，如亲属、朋友、同事、同学、领导、上司等；三级目标人群是指参与事件的处置人员；四级目标人群是指关心事件的一般社会公众。

（二）公众在突发公共事件发生过程中可能的表现形式

突发公共事件时，由于公众的社会经历、受教育程度、工作性质、经济水平、年龄、语言、生活方式、所处的地理位置等的不同，他们分析问题的角度、思考问题的方式和解决问题的能力不尽相同。因此，关注的重点和表现形式也不同。一级目标人群关注的重点是自身安全、家庭安全、财产安全、处置措施。他们往往由于对事件缺乏及时、准确地了解，加之亲身经历和受直接影响，出现一定程度的恐慌和不安，迫切得到解决问题的对策和具体措施。恐慌是一种企图摆脱已经明确的、有特定危险的、会受到伤害或生命受到威胁时的一种情绪状态。二级目标人群关注的是自身安全、灾民的安全、处置突发事件人员的安全及突发事件的进展情况、处置措施和结局，他们往往表现为焦虑。焦虑是人们预期到将要发生危险或不良后果的事件时，所表现出的一种紧张、担心等情绪状态，在心理应激状态下，适度的应激可提高人的警觉水平和对环境的适应和应对能力。三级目标人群关注重点是突发事件的进展、政府和社会各方面的努力情况，应对措施，工作和学习是否受影响，以及处置的结局等，他们往往采取观望的态度，静观事件的进展，据其发展情况决定是否参与，采取何种措施。

（三）公众在突发公共事件中常见的过激反应

1. 简单从事

公众在突发公共事件发生时，如果公众不能及时得到权威、准确、科学的信息，产生信息不对称，甚至出现信息真空，公众难以做出正确的决策来应对，无所适从，听天由命，只能靠自己长久形成的习惯简单从事。

2. 固执己见

公众往往没有亲身经历过或缺乏应对的相关知识，在某些方面会出现自己的直觉或看法与政府或专业机构采取的措施或应对方案相违背，认为政府或专业机构的对策和措施是错误或不正确，自己的观点和措施是千真万确，结果会延误处理，扩大事件的影响。

3. 盲信盲从

由于事件的突发性，特别是新的突发事件，大家都未经历过，尤其是在专家观点不一致时，公众会出现盲信盲从的现象。

二、突发公共事件中公众的引导与参与的原则

县级以上人民政府组织有关部门利用广播、影视、报刊、互联网、手册等多种形式对社会公众广泛开展突发公共卫生事件应急知识的普及教育，宣传卫生科普知识，指导群众以科学的行为和方式对待突发公共卫生事件。要充分发挥有关社会团体在普及卫生应急知识和卫生科普知识方面的作用。

（一）制订核心信息

在面临突发公共事件时，社会公众普遍有求新、求真的心理，急切希望了解当前突发公共事件的新闻事实真相，希望了解到这一事件产生了什么样的影响，以及对自己或家人的威胁程度，如何采取应对措施。因此，宣传教育工作者要与其他现场处置人员一样，第一时间到现场，对事件进行分析、收集信息、整合加工信息，并与相关人员一起制订传播的核心信息。

核心信息的主要内容应包括：

（1）事件本身的信息，如事件的种类、性质、分级、风险、处理和预防措施等。

（2）处理事件所需法律、法规或条例的相关信息，例如在处理突发公共卫生事件时，核心信息应根据事件的种类，列入相关法律、法规或条例的处理依据，如《中华人民共和国传染病防治法》《中华人民共和国食品卫生法》《突发公共卫生事件应急条例》等。

（3）政策相关的信息：包括已有的政策和政府临时出台的政策信息。

制订核心信息的原则：

（1）及时：突发事件发生时，要及时向公众提供事件的真相和应对方案的信息。

（2）针对性：根据事件的种类、性质、程度、目标人群制订核心信息。

（3）科学性：科学性是制订核心信息的关键和生命，不科学、不正确的核心信息不仅达不到正确引导公众的目的，反而会误导公众，甚至草菅人命。

（4）适用性：保证核心信息适合当时、当地的政治、社会背景和经济、文化水平，

以使其有效的传播。

（5）指导性：好的核心信息应具有较强的实际指导意义，告诉公众应对事件的知识和技能。

（6）通俗性：力求用目标人群容易接受的通用符号制订核心信息，少用专业术语。

（7）准确性。

（8）持续性。核心信息要根据事件的进展和处理情况以及反馈的信息组织相关人员进行修改。

（二）传播策略、方法和技巧的制订

根据不同目标人群和突发公共事件的种类和性质研究制订传播的策略、方法和技巧，一般的原则是：

（1）明确要解决的问题：根据突发公共事件的不同阶段（时期）分析、确定需要解决的重要问题。

（2）明确传播要达到的目标：预期要公众获得的知识、技能水平和与应对事件的态度、信念。

（3）受众特征分析：如性别、年龄、职业、民族、宗教、文化程度、婚姻状况、地理位置的分布情况及接受信息的通常渠道、接受信息的习惯和公众当时的心理状态等。

（4）政府负责：尽快由政府主管部门的权威专家或新闻发言人出面公布事件的真相、政府应对事件的决策措施、行政措施和法律法规要求和核心信息。

（5）动员全社会积极参与：中央和地方广播、电视、报刊、互联网等媒体要扩大对社会公众的宣传教育；各部门、企事业单位、社会团体要加强对所属人员的宣传教育，尽快公布政府应对突发公共事件的主要处理机构和电话，发挥其传播核心信息的作用。

（6）精选传播方式：传播方式一般包括人际传播、群体传播、组织传播、大众传播和社区传播。要根据政府的目的、突发公共事件的性质、种类和程度以及受众的特征选择好传播的方式或几种传播方式的最佳组合，组合中包括的方式越多，传播的效果越好。

（7）积极发挥主流媒体的作用：如电视采访有关权威机构和专家，并进行热线直播，采用电视信息条，随时公布核心信息。

（8）把握尺度。

（9）收集与处理反馈信息，及时修改核心信息、传播策略及方法。

（10）做好传播效果的评估工作。

三、群体心理干预

（一）突发公共事件群体心理危机的反应和影响因素

不同目标人群对不同种类、不同性质的突发公共事件的心理影响反应和程度不同，群体心理反应常表现为：

（1）认知改变：他们会根据自己的知识、经验及当时的综合信息对事件做出评价，包括正面的和负面的影响。

（2）情绪变化：突发事件时公众常会出现紧张、恐惧和担心等情绪。

（3）行为改变：对公众正确的引导可使公众采取正确的行为应对事件，否则会出现消极行为倾向或采取不正确的行为。影响上述心理危机的因素主要有事件的本身、政府的行动、媒体的引导、专业技术人员导向、社会舆论、流言等。

（二）突发公共事件群体心理危机干预策略和实施

突发公共事件群体心理危机干预要做好心理危机的监测、评估与预警工作，按照目标人群分类最大限度地与群体进行沟通和建立良好的关系，并针对事件的种类、性质做好相应的技术支持工作。包括：

（1）做好心理危机的监测、评估与预警工作，对群体心理反应进行监测、分析和评估，为制订针对性的干预策略提供依据。

（2）及时向干预目标群体提供准确、科学的事件相关信息及政府的处置方案，满足目标人群渴望得到事件真实信息的心理需求。

（3）与群体进行沟通和建立良好的关系，主动倾听目标人群的需求，给他们提供主动表达内心情感的机会，并给予心理上的支持。

（4）充分利用社会支持系统进行心理疏导；⑤注意事件后的心理影响的干预。

心理危机干预的实施包括：

（1）通过大众媒体进行心理干预，如电视专题节目、平面媒体的专刊等。

（2）集体晤谈，可按照不同目标人群，适时地、针对性地进行集体晤谈。

（3）治疗性心理干预，可根据实际情况和需要（如支持性心理治疗、认知治疗、认知行为治疗等）进行针对个体的心理治疗或群体心理治疗。

（三）心理干预的注意事项

（1）心理干预工作人员要重视和帮助被干预者认识、面对和接受事件的事实。

（2）从不同角度（如社会、文化、种族、宗教等）启发和帮助被干预者倾诉所有的内心情感和过程，并认真倾听。

（3）注意方式方法，不要过度劝慰。

（4）尽可能地与被干预者为伴。

（5）注意语言技巧。

（宋振鹏）

第五节 突发公共卫生事件的应急处置

有效预防、及时控制和消除突发公共卫生事件及其危害，指导和规范各类突发公共卫生事件的应急预案处理工作，最大限度地减少突发公共卫生事件对公众健康造成的危害，保障公众身心健康与生命安全。

一、依据与原则

（一）法律依据

依据《中华人民共和国传染病防治法》《中华人民共和国食品卫生法》《中华人民共和国职业病防治法》《中华人民共和国国境卫生检疫法》《突发公共卫生事件应急条例》《国内交通卫生检疫条例》和《国家突发公共事件总体应急预案》。

（二）工作原则

1. 预防为主，常备不懈

提高全社会对突发公共卫生事件的防范意识，落实各项防范措施，做好人员、技术、物资和设备的应急储备工作。对各类可能引发突发公共卫生事件的情况要及时进行分析、预警，做到早发现、早报告、早处理。

2. 统一领导，分级负责

根据突发公共卫生事件的性质、范围和危害程度，对突发公共卫生事件实行分级管理。各级人民政府负责突发公共卫生事件应急处理的统一领导和指挥，各有关部门按照预案规定，在各自的职责范围内做好突发公共卫生事件应急处理的有关工作。

3. 依法规范，措施果断

地方各级人民政府和卫生行政部门要按照相关法律、法规和规章的规定，完善突发公共卫生事件应急体系，建立健全系统、规范的突发公共卫生事件应急处理工作制度，对突发公共卫生事件和可能发生的公共卫生事件做出快速反应，及时、有效开展监测、报告和处理工作。

4. 依靠科学，加强合作

突发公共卫生事件应急工作要充分尊重和依靠科学，要重视开展防范和处理突发公共卫生事件的科研和培训，为突发公共卫生事件应急处理提供科技保障。各有关部门和单位要通力合作、资源共享，有效应对突发公共卫生事件。要广泛组织、动员公众参与突发公共卫生事件的应急处理。

二、职责与管理

（一）职责

国务院卫生行政部门设立卫生应急办公室（突发公共卫生事件应急指挥中心），负责全国突发公共卫生事件应急处理的日常管理工作。各省、自治区、直辖市人民政府卫生行政部门及军队、武警系统要参照国务院卫生行政部门突发公共卫生事件日常管理机构的设置及职责，结合各自实际情况，指定突发公共卫生事件的日常管理机构，负责本行政区域或本系统内突发公共卫生事件应急的协调、管理工作。各市（地）级、县级卫生行政部门要指定机构负责本行政区域内突发公共卫生事件应急的日常管理工作。

（二）管理

医疗机构、疾病预防控制机构、卫生监督机构、出入境检验检疫机构是突发公共卫生事件应急处理的专业技术机构。应急处理专业技术机构要结合本单位职责开展专业技术人员处理突发公共卫生事件能力培训，提高快速应对能力和技术水平，在发生突发公共卫生事件时，要服从卫生行政部门的统一指挥和安排，开展应急处理工作。市（地）级和县级卫生行政部门可根据本行政区域内突发公共卫生事件应急工作需要，组建突发公共卫生事件应急处理专家咨询委员会。

三、监测、预警与报告

（一）监测

国家建立统一的突发公共卫生事件监测、预警与报告网络体系。各级医疗、疾病预防控制、卫生监督和出入境检疫机构负责开展突发公共卫生事件的日常监测工作。省级人民政府卫生行政部门要按照国家统一规定和要求，结合实际，组织开展重点传染病和突发公共卫生事件的主动监测。国务院卫生行政部门和地方各级人民政府卫生行政部门要加强对监测工作的管理和监督，保证监测质量。

（二）预警

各级人民政府卫生行政部门根据医疗机构、疾病预防控制机构、卫生监督机构提供的监测信息，按照公共卫生事件的发生、发展规律和特点，及时分析其对公众身心健康的危害程度、可能的发展趋势，及时做出预警。

（三）报告

任何单位和个人都有权向国务院卫生行政部门和地方各级人民政府及其有关部门报告突发公共卫生事件及其隐患，也有权向上级政府部门举报不履行或者不按照规定履行突发公共卫生事件应急处理职责的部门、单位及个人。县级以上各级人民政府卫生行政部门指定的突发公共卫生事件监测机构、各级各类医疗卫生机构、卫生行政部门、县级以上地方人民政府和检验检疫机构、食品药品监督管理机构、环境保护监测机构、教育机构等有关单位为突发公共卫生事件的责任报告单位。执行职务的各级各类医疗卫生机构的医疗卫生人员、个体开业医生为突发公共卫生事件的责任报告人。突发公共卫生事件责任报告单位要按照有关规定及时、准确地报告突发公共卫生事件及其处置情况。

四、应急反应原则与措施

（一）应急反应原则

（1）发生突发公共卫生事件时，事发地的县级、市（地）级、省级人民政府及其有关部门按照分级响应的原则，做出相应级别应急反应。同时，要遵循突发公共卫生事件发生发展的客观规律，结合实际情况和预防控制工作的需要，及时调整预警和反应级别，以有效控制事件，减少危害和影响。要根据不同类别突发公共卫生事件的性质和特点，注重分析事件的发展趋势，对事态和影响不断扩大的事件，应及时升级预警和反应级别；对范围局限、不会进一步扩散的事件，应相应降低反应级别，及时撤销预警。

（2）国务院有关部门和地方各级人民政府及有关部门对在学校、区域性或全国性重要活动期间等发生的突发公共卫生事件，要高度重视，可相应提高报告和反应级别，确保迅速、有效控制突发公共卫生事件，维护社会稳定。

（3）突发公共卫生事件应急处理要采取边调查、边处理、边抢救、边核实的方式，以有效措施控制事态发展。

（4）事发地之外的地方各级人民政府卫生行政部门接到突发公共卫生事件情况通报后，要及时通知相应的医疗卫生机构，组织做好应急处理所需的人员与物资准备，采取必要的预防控制措施，防止突发公共卫生事件在本行政区域内发生，并服从上一级人民政府卫生行政部门的统一指挥和调度，支援突发公共卫生事件发生地区的应急处理工作。

（二）应急反应措施

1. 各级人民政府

（1）组织协调有关部门参与突发公共卫生事件的处理。

（2）根据突发公共卫生事件处理需要，调集本行政区域内各类人员、物资、交通工具和相关设施、设备参加应急处理工作。涉及危险化学品管理和运输安全的，有关部门要严格执行相关规定，防止事故发生。

（3）划定控制区域：甲类、乙类传染病暴发、流行时，县级以上地方人民政府报经上一级地方人民政府决定，可以宣布疫区范围；经省、自治区、直辖市人民政府决定，可以对本行政区域内甲类传染病疫区实施封锁；封锁大、中城市的疫区或者封锁跨省（区、市）的疫区，以及封锁疫区导致中断干线交通或者封锁国境的，由国务院决定。对重大食物中毒和职业中毒事故，根据污染食品扩散和职业危害因素波及的范围，划定控制区域。

（4）疫情控制措施：当地人民政府可以在本行政区域内采取限制或者停止集市、集会、影剧院演出，以及其他人群聚集的活动；停工、停业、停课；封闭或者封存被传染病病原体污染的公共饮用水源、食品以及相关物品等紧急措施；临时征用房屋、交通工具以及相关设施和设备。

（5）流动人口管理：对流动人口采取预防工作，落实控制措施，对传染病患者、疑似患者采取就地隔离、就地观察、就地治疗的措施，对密切接触者根据情况采取集中或居家医学观察。

（6）实施交通卫生检疫：组织铁路、交通、民航、质检等部门在交通站点和出入境口岸设置临时交通卫生检疫站，对出入境、进出疫区和运行中的交通工具及其乘运人员和物资、宿主动物进行检疫查验，对患者、疑似患者及其密切接触者实施临时隔离、留验和向地方卫生行政部门指定的机构移交。

（7）信息发布：突发公共卫生事件发生后，有关部门要按照有关规定做好信息发布工作，信息发布要及时主动、准确把握，实事求是，正确引导舆论，注重社会效果。

（8）开展群防群治：街道、乡（镇）以及居委会、村委会协助卫生行政部门和其他部门、医疗机构，做好疫情信息的收集、报告、人员分散隔离及公共卫生措施的实施工作。

（9）维护社会稳定：组织有关部门保障商品供应，平抑物价，防止哄抢；严厉打击造谣传谣、哄抬物价、囤积居奇、制假售假等违法犯罪和扰乱社会治安的行为。

2. 卫生行政部门

（1）组织医疗机构、疾病预防控制机构和卫生监督机构开展突发公共卫生事件的调查与处理。

（2）组织突发公共卫生事件专家咨询委员会对突发公共卫生事件进行评估，提出启动突发公共卫生事件应急处理的级别。

（3）应急控制措施：根据需要组织开展应急疫苗接种、预防服药。

（4）督导检查：国务院卫生行政部门组织对全国或重点地区的突发公共卫生事件应急处理工作进行督导和检查。省、市（地）级以及县级卫生行政部门负责对本行政区域内的应急处理工作进行督察和指导。

（5）发布信息与通报：国务院卫生行政部门或经授权的省、自治区、直辖市人民政府卫生行政部门及时向社会发布突发公共卫生事件的信息或公告。国务院卫生行政部门及时向国务院各有关部门和各省、自治区、直辖市卫生行政部门以及军队有关部门通报突发公共卫生事件情况。对涉及跨境的疫情线索，由国务院卫生行政部门向有关国家和地区通报情况。

（6）制订技术标准和规范：国务院卫生行政部门对新发现的突发传染病、不明原因的群体性疾病、重大中毒事件，组织力量制订技术标准和规范，及时组织全国培训。地方各级卫生行政部门开展相应的培训工作。

（7）普及卫生知识。针对事件性质，有针对性地开展卫生知识宣教，提高公众健康意识和自我防护能力，消除公众心理障碍，开展心理危机干预工作。

（8）进行事件评估：组织专家对突发公共卫生事件的处理情况进行综合评估，包括事件概况、现场调查处理概况、患者救治情况、所采取的措施、效果评价等。

3. 医疗机构

（1）开展患者接诊、收治和转运工作，实行重症和普通患者分开管理，对疑似患者及时排除或确诊。

（2）协助疾控机构人员开展标本的采集、流行病学调查工作。

（3）做好医院内现场控制、消毒隔离、个人防护、医疗垃圾和污水处理工作，防止院内交叉感染和污染。

（4）做好传染病和中毒患者的报告。对因突发公共卫生事件而引起身体伤害的患者，任何医疗机构不得拒绝接诊。

（5）对群体性不明原因疾病和新发传染病做好病例分析与总结，积累诊断治疗的经验。重大中毒事件，按照现场救援、患者转运、后续治疗相结合的原则进行处置。

（6）开展科研与国际交流：开展与突发事件相关的诊断试剂、药品、防护用品等方面的研究。开展国际合作，加快病源查寻和病因诊断。

4. 疾病预防控制机构

（1）突发公共卫生事件信息报告：国家、省、市（地）、县级疾控机构做好突发公共卫生事件的信息收集、报告与分析工作。

（2）开展流行病学调查：疾控机构人员到达现场后，尽快制订流行病学调查计划和方案，地方专业技术人员按照计划和方案，开展对突发事件累及人群的发病情况、分布特点进行调查分析，提出并实施有针对性的预防控制措施；对传染病患者、疑似患者、病原携带者及其密切接触者进行追踪调查，查明传播链，并向相关地方疾病预防控制机构通报情况。

（3）实验室检测：中国疾病预防控制中心和省级疾病预防控制机构指定的专业技术机构在地方专业机构的配合下，按有关技术规范采集足量、足够的标本，分送省级和国家应急处理功能网络实验室检测，查找致病原因。

（4）开展科研与国际交流：开展与突发事件相关的诊断试剂、疫苗、消毒方法、医疗卫生防护用品等方面的研究。开展国际合作，加快病源查寻和病因诊断。

（5）制订技术标准和规范：中国疾病预防控制中心协助卫生行政部门制订全国新发现的突发传染病、不明原因的群体性疾病、重大中毒事件的技术标准和规范。

（6）开展技术培训：中国疾病预防控制中心具体负责全国省级疾病预防控制中心突发公共卫生事件应急处理专业技术人员的应急培训。各省级疾病预防控制中心负责县级以上疾病预防控制机构专业技术人员的培训工作。

5. 卫生监督机构

（1）在卫生行政部门的领导下，开展对医疗机构、疾病预防控制机构突发公共卫生事件应急处理各项措施落实情况的督导、检查。

（2）围绕突发公共卫生事件应急处理工作，开展食品卫生、环境卫生、职业卫生等的卫生监督和执法稽查。

（3）协助卫生行政部门依据《突发公共卫生事件应急条例》和有关法律法规，调查处理突发公共卫生事件应急工作中的违法行为。

6. 出入境检验检疫机构

（1）突发公共卫生事件发生时，调动出入境检验检疫机构技术力量，配合当地卫生行政部门做好口岸的应急处理工作。

（2）及时上报口岸突发公共卫生事件信息和情况变化。

7. 非事件发生地区的应急反应措施

未发生突发公共卫生事件的地区应根据其他地区发生事件的性质、特点、发生区域和发展趋势，分析本地区受波及的可能性和程度，重点做好以下工作：

（1）密切保持与事件发生地区的联系，及时获取相关信息。

（2）组织做好本行政区域应急处理所需的人员与物资准备。

（3）加强相关疾病与健康监测和报告工作，必要时，建立专门报告制度。

（4）开展重点人群、重点场所和重点环节的监测和预防控制工作，防患于未然。

（5）开展防治知识宣传和健康教育，提高公众自我保护意识和能力。

（6）根据上级人民政府及其有关部门的决定，开展交通卫生检疫等。

五、反应的处理

（一）反应的终止

（1）突发公共卫生事件应急反应的终止需符合以下条件：突发公共卫生事件隐患或相关危险因素消除，或末例传染病病例发生后经过最长潜伏期无新的病例出现。

（2）特别重大突发公共卫生事件由国务院卫生行政部门组织有关专家进行分析论证，提出终止应急反应的建议，报国务院或全国突发公共卫生事件应急指挥部批准后实施。

（3）特别重大以下突发公共卫生事件由地方各级人民政府卫生行政部门组织专家进行分析论证，提出终止应急反应的建议，报本级人民政府批准后实施，并向上一级人民政府卫生行政部门报告。

（4）上级人民政府卫生行政部门要根据下级人民政府卫生行政部门的请求，及时组织专家对突发公共卫生事件应急反应的终止的分析论证提供技术指导和支持。

（二）反应的后期评估

突发公共卫生事件结束后，各级卫生行政部门应在本级人民政府的领导下，组织有关人员对突发公共卫生事件的处理情况进行评估。评估内容主要包括事件概况、现场调查处理概况、患者救治情况、所采取措施的效果评价、应急处理过程中存在的问题和取得的经验及改进建议。评估报告上报本级人民政府和上一级人民政府卫生行政部门。

（三）反应的后期政策

1. 奖励

县级以上人民政府人事部门和卫生行政部门对参加突发公共卫生事件应急处理做出贡献的先进集体和个人进行联合表彰；民政部门对在突发公共卫生事件应急处理工作中英勇献身的人员，按有关规定追认为烈士。

2. 责任

对在突发公共卫生事件的预防、报告、调查、控制和处理过程中，有玩忽职守、失职、渎职等行为的，依据《突发公共卫生事件应急条例》及有关法律法规追究当事人的责任。

3. 抚恤补助

地方各级人民政府要组织有关部门对因参与应急处理工作致病、致残、死亡的人员，按照国家有关规定，给予相应的补助和抚恤；对参加应急处理一线工作的专业技术人员应根据工作需要制订合理的补助标准，给予补助。

4. 补偿

突发公共卫生事件应急工作结束后，地方各级人民政府应组织有关部门对应急处理期间紧急调集、征用有关单位、企业、个人的物资和劳务进行合理评估，给予补偿。

六、反应的处置保障

突发公共卫生事件应急处理应坚持预防为主，平战结合，国务院有关部门、地方各级人民政府和卫生行政部门应加强突发公共卫生事件的组织建设，组织开展突发公共卫生事件的监测和预警工作，加强突发公共卫生事件应急处理队伍建设和技术研究，建立健全国家统一的突发公共卫生事件预防控制体系，保证突发公共卫生事件应急处理工作的顺利开展。

（一）技术保障

1. 信息系统

国家建立突发公共卫生事件应急决策指挥系统的信息、技术平台，承担突发公共卫生事件及相关信息收集、处理、分析、发布和传递等工作，采取分级负责的方式实施。

要在充分利用现有资源的基础上建设医疗救治信息网络，实现卫生行政部门、医疗救治机构与疾病预防控制机构之间的信息共享。

2. 疾病预防控制体系

国家建立统一的疾病预防控制体系。各省（区、市）、市（地）、县（市）要加快疾病预防控制机构和基层预防保健组织建设，强化医疗卫生机构疾病预防控制的责任；建立功能完善、反应迅速、运转协调的突发公共卫生事件应急机制；健全覆盖城乡、灵敏高效、快速畅通的疫情信息网络；改善疾病预防控制机构基础设施和实验室设备条件；加强疾病控制专业队伍建设，提高流行病学调查、现场处置和实验室检测检验能力。

3. 应急医疗救治体系

按照"中央指导、地方负责、统筹兼顾、平战结合、因地制宜、合理布局"的原则，逐步在全国范围内建成包括急救机构、传染病救治机构和化学中毒与核辐射救治基地在内的，符合国情、覆盖城乡、功能完善、反应灵敏、运转协调、持续发展的医疗救治体系。

4. 卫生执法监督体系

国家建立统一的卫生执法监督体系。各级卫生行政部门要明确职能，落实责任，规范执法监督行为，加强卫生执法监督队伍建设。对卫生监督人员实行资格准入制度和在岗培训制度，全面提高卫生执法监督的能力和水平。

5. 应急卫生救治队伍

各级人民政府卫生行政部门按照"平战结合、因地制宜，分类管理、分级负责，统一管理、协调运转"的原则建立突发公共卫生事件应急救治队伍，并加强管理和培训。

6. 演练

各级人民政府卫生行政部门要按照"统一规划、分类实施、分级负责、突出重点、适应需求"的原则，采取定期和不定期相结合的形式，组织开展突发公共卫生事件的应急演练。

7. 科研和国际交流

国家有计划地开展应对突发公共卫生事件相关的防治科学研究，包括现场流行病学调查方法、实验室病因检测技术、药物治疗、疫苗和应急反应装备、中医药及中西医结合防治等，尤其是开展新发、罕见传染病快速诊断方法、诊断试剂以及相关的疫苗研究，做到技术上有所储备。同时，开展应对突发公共卫生事件应急处理技术的国际交流与合作，引进国外的先进技术、装备和方法，提高我国应对突发公共卫生事件的整体水平。

（二）物资、经费保障

1. 物资储备

各级人民政府要建立处理突发公共卫生事件的物资和生产能力储备。发生突发公共卫生事件时，应根据应急处理工作需要调用储备物资。卫生应急储备物资使用后要及时补充。

2. 经费保障

应保障突发公共卫生事件应急基础设施项目建设经费，按规定落实对突发公共卫生事件应急处理专业技术机构的财政补助政策和突发公共卫生事件应急处理经费。应根据需要对边远贫困地区突发公共卫生事件应急工作给予经费支持。国务院有关部门和地方各级人民政府应积极通过国际、国内等多渠道筹集资金，用于突发公共卫生事件应急处理工作。

（三）交通保障

各级应急医疗卫生救治队伍要根据实际工作需要配备通信设备和交通工具。

（四）法律保障

（1）国务院有关部门应根据突发公共卫生事件应急处理过程中出现的新问题、新情况，加强调查研究，起草和制订并不断完善应对突发公共卫生事件的法律、法规和规章制度，形成科学、完整的突发公共卫生事件应急法律和规章体系。

（2）国务院有关部门和地方各级人民政府及有关部门要严格执行《突发公共卫生事件应急条例》等规定，根据本预案要求，严格履行职责，实行责任制。对履行职责不力，造成工作损失的，要追究有关当事人的责任。

（五）宣传教育

县级以上人民政府要组织有关部门利用广播、影视、报刊、互联网、手册等多种形式对社会公众广泛开展突发公共卫生事件应急知识的普及教育，宣传卫生科普知识，指导群众以科学的行为和方式对待突发公共卫生事件。要充分发挥有关社会团体在普及卫生应急知识和卫生科普知识方面的作用。

（六）预案管理

（1）根据突发公共卫生事件的形势变化和实施中发现的问题及时进行更新、修订和补充。

（2）国务院有关部门根据需要和本预案的规定，制订本部门职责范围内的具体工作预案。

（3）县级以上地方人民政府根据《突发公共卫生事件应急条例》的规定，参照本预案并结合本地区实际情况，组织制订本地区突发公共卫生事件应急预案。

（宋振鹏）

第六节　卫生应急准备

突发公共卫生事件具有的突发、不可预见、进程快、影响广的特点使得在事件发生后不可能有时间再来做准备工作，如果平时没有做好充分、有效的卫生应急准备工作，就不能保证在事件突然发生时有效应对和控制事件发展，将会对社会、经济的持续健康发展和广大人民群众的健康与生命安全带来严重危害。因此，各级卫生部门和机构应本着预防为主、常备不懈的原则，加强卫生应急的预案、人员和物资等准备工作，尤其要重视应急队伍的组建和应急物资的储备，开展培训和演练，全面提高卫生应急处置能力和水平。

一、建立健全卫生应急预案体系

在《突发公共卫生应急条例》中明确规定了"国务院卫生行政主管部门按照分类指导、快速反应的要求，制订全国突发事件应急预案，报请国务院批准。省、自治区、直辖市人民政府根据全国突发事件应急预案，结合本地实际情况，制订本行政区域的突发事件应急预案"。并在第十一条对全国突发事件应急预案应当包括的内容进行了框定，内容主要有：①突发事件应急处理指挥部的组成和相关部门的职责；②突发事件的监测与预警；③突发事件信息的收集、分析、报告、通报制度；④突发事件应急处理技术和监测机构及其任务；⑤突发事件的分级和应急处理工作方案；⑥ 突发事件预防、现场控制，应急设施、设备、救治药品和医疗器械以及其他物资和技术的储备与调度；⑦突发事件应急处理专业队伍的建设和培训。

为有效应对突发公共卫生事件，实行分类管理，卫健委还将根据公共卫生安全形势发展和卫生应急工作实际需要，进一步修订和补充修订和补充重点传染病、食物中毒、救灾防病等单项应急预案单项卫生应急预案。各级卫生行政部门和各级各类医疗卫生机构也要结合本地区和本单位实际制订有关卫生应急预案，明确具体责任和程序，确保突发公共卫生事件的分级管理。最终，形成我国科学、完善的突发公共卫生事件应急预案体系。

二、建立并完善突发公共卫生应急医疗救治体系

根据国家统一的卫生建设规划，按照"中央指导、地方负责、统筹兼顾、平战结合、因地制宜、合理布局"的原则，将逐步在全国范围内建成符合国情、覆盖城乡、功能完善、反应灵敏、运转协调、持续发展的医疗救治体系。主要包括急救机构、传染病救治机构和化学中毒与核辐射医疗救治基地。

各级人民政府卫生行政部门要加强对本行政区域内医疗救治机构的管理，组织和指导开展应急培训和演练，确保医疗救治网络在突发公共卫生事件应对中有效发挥作用。

三、加强卫生应急队伍建设和管理

各级人民政府卫生行政部门要按照"平战结合、因地制宜，分类管理、分级负责，统一管理、协调运转"的原则，根据本地区卫生应急工作的实际需要，分类组建卫生应急处置队伍，并加强培训，开展演练，提高应急队伍的实战能力和应急处置水平。省级以下地方人民政府卫生行政部门可依托所属的医疗卫生机构建立卫生应急队伍。

应急队伍主要包括传染病、食物中毒、群体性不明原因疾病、核事故和突发放射事件、职业中毒和化学污染中毒等类别。应急队伍组建要以现场应急处置为主要任务，人员组成上要确保专业合理、来源广泛，队伍要配备必要的现场应急装备。各级人民政府卫生行政部门要加强卫生应急队伍的管理，定期开展培训和演练，提高应急处置能力。

四、认真开展卫生应急培训和演练

各级人民政府卫生行政部门要坚持"预防为主，平战结合"的原则，加强各类卫生管理和专业技术人员的应急业务培训，增强应急意识，更新相关知识，提高应急处置业务能力和水平。

各级人民政府卫生行政部门要按照"统一规划、分类实施、分级负责、突出重点、适应需求"的原则，以检验预案、锻炼队伍、发现问题、整改提高的为目的，根据本地区实际情况和工作需要，结合应急预案，采取定期和不定期相结合的形式，统一组织安排本地区突发公共卫生事件应急处理的演练。

五、做好卫生应急物资储备

我国卫生应急物资储备以地方储备为主，国家储备作为有益和必要的补充。

卫生应急物资储备是一项复杂、动态的系统工作，涉及卫生、发展改革和财政等多个部门，部门协调配合十分重要。各级人民政府卫生行政部门要根据本地区突发公共卫生事件的特点和应急处置的实际需要，分类提出应急物资储备目录，由财政部门保证储备资金，发展改革部门具体组织落实储备到位。物资储备种类包括：药品、疫苗、医疗卫生设备和器材、快速检验检测技术和试剂、传染源隔离及卫生防护的用品和应急设施等。

发生突发公共卫生事件时，卫生行政部门根据应急处理工作需要，商发展改革调用储备物资。发展改革部门根据本级政府的指令和卫生部门的建议，按照有关规定调用应急储备物资，并及时补充。

（宋振鹏）

第七节 现场人员防护

一、现场个体防护原则

个体防护是指为了保护突发公共卫生事件处置现场工作人员免受化学、生物与放射性污染危害而制订的规程、使用的防护装置的选择和使用方法，以防范现场环境中有害物质对人体健康的影响。

突发事件的现场应急工作是在存在危害因素的条件下对事件进行处理和对受害者进行救助的行动，救援场所存在可以给救援人员带来危害的致病因子；所以，所有救援工作都要在充分防护的基础上展开，参加救援的人员也要在得到防护的前提下开展工作。《突发公共卫生事件应急条例》规定参加救援的工作人员要采取有效防护措施，任何个人和组织都不能违反防护规律，擅自或强令他人（或机构）在没有适当防护的情况下进入现场工作。

从事现场工作的人员要经过系统的个体防护培训和定期演练。临时动员到现场工作的人员在使用前应进行个体防护知识培训，并在专业人员监督下工作。

需要强调的是任何防护都是有限的，也就是说正确选择和使用个体防护装置能将环境中有害物质的威胁降低到最低的程度，但没有绝对安全的防护。所以，在救援中首先应考虑如何避免危害源泄漏，最大限度地控制有害物的泄漏量，尽量远离有害环境等。个体防护装备的使用必须是在经过充分的现场风险评价基础上，并在已经采取了其他可能的控制方法后，在仍需要进入有害环境工作时，能为工作人员提供保护的唯一有效措施。所以，为保护现场工作人员的安全与健康，也为保障现场救援工作的顺利有效实施，在决定使用个体防护装备时，必须在充分了解各类个体防护装备的性能和局限性基础上，选择防护水平与危害水平相当的防护装备。

在没有防护的情况下，任何救援人员都不应暴露在能够或者可能危害健康的环境中。没有正确防护的救援工作只能加大事件的危害性和处理的复杂性，会带来严重的后果。需要说明的是，疾病控制、卫生监督、临床急救等处置突发公共卫生事件的专业人员日常工作中穿着的工作服和口罩等，不能满足对现场有害物质隔离的效能，不能用于有毒有害现场环境。突发公共卫生事件现场存在的致病因子主要有病原微生物、化学毒物和放射性尘埃。按危害物性状分为以下三类：

颗粒物：包括粉尘、烟、雾、微生物、放射性颗粒物和核爆物质。

气态物质：包括有毒气体、有毒蒸汽。

缺氧环境：一般是指环境中氧浓度低于18%。

二、个体防护装置的种类

（一）防护服

防护服由上衣、裤子、帽子等组成。按其防护性能分为四级：

A级防护：能够对周围环境中的气体与液体提供最完善保护。

B级防护：存在有毒气体（或蒸汽）或者针对致病物质对皮肤危害不严重的环境。

C级防护：适用于低浓度污染环境或现场支持作业区域。

D级呼吸防护：适用于现场支持性作业人员。

对生命及健康有即时危险的岗位（即在30分钟内即发生的不可修复和不可逆转危害的地方）以及到化学事故中心地带参加救援的消防队员（或其他到此区域的人员）均需达到A级（窒息性或刺激性毒物等）或B级（不挥发的有毒固体或液体）防护要求，对不明毒源的事件现场救援者均要达到A级要求。

1. 传染病疫情现场和患者救治中的防护

在传染性疾病的控制过程中，防护服的功用是为现场疾病控制、卫生监督和临床急救工作人员接触到具有潜在感染性的现场环境、患者的血液、体液、分泌物、排泄物等提供阻隔防护作用。在设计上除要满足穿着舒适和对颗粒物隔离效率的要求外，还应对防水性、透湿量、抗静电性、阻燃性等有较高的要求。

现场使用的防护服要符合中华人民共和国国家标准《医用一次性防护服技术要求》

（GB 19082—2003）的要求。

在现场使用中，防护服内仅需穿着柔软保暖的棉织内衣即可，无须穿多套防护服。

目前医疗机构制作的"隔离服"穿透性高，且其他性能难以判定，性能会随着使用次数的增加有所下降，所以不建议使用。

2. 放射性尘埃的现场防护

在放射性尘埃现场，多数情况下用医用一次性防护服即可，也可选用其他防护服。

放射现场处置过程中，防护服的功用是为现场工作人员接触到放射性废物、放射性尘埃提供阻隔防护作用。选用时，除要满足穿着舒适性和严格的颗粒物隔离效率外，特别要达到表面光滑、皱褶少，对防水性、透湿量、抗静电性和阻燃性也有较高的要求。

根据放射性污染源的种类和存在方式以及浓度，可对各防护参数提出具体要求。

此类防护服要求帽子、上衣和裤子联体，袖口和裤脚采用弹性收口。

防护服仅能阻隔放射性尘埃、放射性废物，无防辐射的功效。

3. 化学物泄漏和中毒现场的防护

化学物泄漏和中毒现场处置中，防护服的功用是为现场工作人员接触到现场有害化学物和空气中存在的有害气体、尘埃、烟、雾等提供阻隔防护作用。

根据毒源类型和环境状况，化学事故现场分成热区、温区和冷区，在每个区域内所需要的防护有所不同，一个区域内使用的防护服不能够到其他区域使用。

防护服的选用原则应依据泄漏物的种类、存在的方式、环境条件及浓度等综合考虑。对具有腐蚀性气态物质（蒸汽、粉尘、烟雾等）存在的现场，防护服要具有耐腐蚀性、高隔离效率和一定的防水性，同时要求衣裤连体，袖口和裤脚有较好的密合性等。对于非蒸发性的固态或液态化学物，仅需要穿着有一定隔离效率的防护服即可。

防护服可参照生产厂家产品说明书中的各技术参数和应用范围选用。

4. 不明原因事故现场

事件发生的初期致害因素不明或在其浓度、存在方式不详的情况下，应按照最严重事件的要求进行防护。防护服要衣裤连体，具有高效液体阻隔效能（防化学物）、过滤效率高、防静电性能好等。

此类防护服使用后要封存，等待事件性质明确后按照相应的类别处理。

（二）防护眼面罩

眼面防护用具都应具有防高速粒子冲击和撞击的功能，并根据其他不同需要，分别具有防液体喷溅、防有害光线（如强的可见光、红外线、紫外线、激光等）和防尘等功效。针对具有刺激性和腐蚀性气体、蒸汽的环境，建议应该选择全面罩，因为单纯使用眼罩并不能做到气密。如果事故现场需要动用气割等能够产生有害光的设备，应配备相应功能的防护眼镜或面屏。

全面型呼吸防护器对眼睛具有一定保护作用。眼罩对放射性尘埃及空气传播病原体也有一定的隔绝作用。现场调查处理人员、实验室工作人员、传染科医生等接触危害源的岗位在工作时必须有眼部保护。

（三）手防护

防护手套的种类繁多，除抗化学物外，还有防切割、电绝缘、防水、防寒、防热辐射和耐火阻燃等功能。需要说明的是，一般的防酸碱手套与抗化学物的防护手套并非完全等同，由于许多化学物相对手套材质具有不同的渗透能力，所以需要时应选择具有防各类化学物渗透的防护手套。

依据防护手套的特性，参考可能的接触机会，选用适当的手套，应考虑化学品的存在状态（气态、液体）和浓度以确定该手套能抵御该浓度。如由天然橡胶制造的手套可应付一般低浓度的无机酸但不能抵御浓硝酸及浓硫酸。橡胶手套对病原微生物、放射性尘埃有良好的阻断作用。

（四）防护鞋（靴）

与防护手套类似，防护鞋（靴）的防护功能也多种多样，包括防砸、防穿刺、防水、抗化学物、绝缘、抗静电、抗高温、防寒、防滑等。

防护鞋（靴）要求对酸碱和腐蚀性物质有一定的抵御性，表面不应有皱褶，以免积存尘埃。

（五）呼吸防护

1. 过滤式呼吸防护器

过滤式呼吸防护用品把吸入的环境空气，通过净化部件的吸附、吸收、催化或过滤等作用，除去其中有害物质后作为气源，供使用者呼吸用，分为自吸过滤式和送风过滤式两类。

我国自吸过滤式防毒面具的国家标准分别为 GB 2890/2891/2892—1995。选用时应选择经过该标准认证的国产品，或采用 NIOSH 或 EN 标准认证的产品。

动力送风空气过滤式呼吸防护用品　靠动力（如电动风机或手动风机）克服部件阻力的过滤式呼吸防护用品，下面是这类产品的一般分类。

2. 隔绝式呼吸器

隔绝式呼吸防护用品将使用者呼吸器官与有害空气环境隔绝，靠本身携带的气源（携气式或自给式，SCBA）或导气管（长管供气式），引入作业环境以外的洁净空气供呼吸。以下是这类呼吸器的主要分类方法。

三、呼吸防护器的使用范围

（一）过滤式呼吸防护器

按过滤元件的作用方式分为过滤式防尘呼吸器和过滤式防毒呼吸器。前者主要用于隔断各种直径的粒子，通常称为防尘口罩和防尘面具；后者用以防止有毒气体、蒸汽、烟雾等经呼吸道吸入产生危害，通常称为防毒面具和防毒口罩。

过滤式呼吸器只能在不缺氧的环境（即环境空气中氧的含量不低于18%）和低浓度毒污染环境使用，一般不用于罐、槽等密闭狭小容器中作业人员的防护。

过滤式呼吸防护器又分为全面型和半面型，在正确的使用条件下，二者分别能将环境中有害物质浓度降低到1/10和1/50以下。过滤式中还有动力送风空气过滤式呼吸器，能将环境有害物浓度降低到1/1 000以下。

口罩一般是用无纺布制成，主要用来防尘，防尘口罩主要是用来防止颗粒直径小于5 μm的呼吸性粉尘经呼吸道吸入产生危害，主要用于浓度较低的作业场所。

（二）供气式呼吸防护器

供气式呼吸器能使佩戴者的呼吸器官与污染环境隔离，由呼吸器自身供气（空气或氧气），或从清洁环境中引入空气维持人体的正常呼吸。可在缺氧、尘毒严重污染、情况不明的有生命危险的作业场所使用，一般不受环境条件限制。按供气形式分为供气式和携气式两类。携气式呼吸器自备气源，属携带型，根据气源的不同又分为氧气呼吸器、空气呼吸器和化学氧呼吸器；供气式只适用于定岗作业和流动范围小的作业。

（三）呼吸防护装置的适用性

呼吸防护用品的使用环境分两类，第一类是所谓的立即威胁生命和健康浓度（IDLH）环境，IDLH 环境会导致人立即死亡，或丧失逃生能力，或导致永久健康伤害。第二类是非 IDLH 环境。IDLH 环境包括以下几种情况：

（1）空气污染物种类和浓度未知的环境。

（2）缺氧或缺氧危险环境。

（3）有害物浓度达到 IDLH 浓度的环境。

有害物的 IDLH 浓度并非职业接触限值，而是 GB/T 18664 附录 B 中提供的 317 物质的 IDLH 浓度，使用时必须参考标准。对应于所有应急响应的现场使用，GB/T 18664 规定，IDLH 环境应使用正压全面罩空气呼吸器（SCBA）。

C 级防护所对应的危害类别为非 IDLH 环境，允许使用过滤式呼吸防护用品。选择过滤式防护用品时必须确知有害物种类和浓度，有害物浓度不得达到 IDLH 浓度，而且不能缺氧。

（四）有毒气体环境

使用过滤式防毒呼吸器。挥发性化学液体泄漏，或化学气体释放环境必须选择适合的化学过滤元件。化学过滤元件一般分滤毒罐和滤盒两类，主要不同在于重量或体积，滤毒罐的容量并不一定比滤毒盒大，这主要是执行产品的标准不同决定的。化学过滤元件一般分单纯过滤某些有机蒸汽类、防酸性气体类（如二氧化硫、氯气、氯化氢、硫化氢、二氧化氮、氟化氢等）、防碱性气体类（如氨气）、防特殊化学气体或蒸汽类（如甲醛、汞），或各类型气体的综合防护。有些滤毒元件同时配备了颗粒物过滤，有些允许另外安装颗粒物过滤元件。所有颗粒物过滤元件都必须位于防毒元件的进气方向。分为自吸式和送风式两类，目前使用的主要是自吸式防毒呼吸器。

在滤毒盒或滤毒罐上都有一个醒目的标识色带，用来指示此过滤材料的性能，如有机气体为黑色。由于各国对防毒、防颗粒物过滤元件的标色、标号规定不同，具体选用时需要参考各国标准，或向制造商咨询。

（宋振鹏）

第八节 现场应急处理

一、现场标识和现场分区

在突发公共事件现场，常会根据实际情况设置临时警示线和警示标识，并划分出不同功能区域。

（一）现场标识

在突发公共事件现场常用的现场标识有两类：警示线和警示标识。

1. 警示线

警示线是界定和分隔危险区域的标识线，有黄色警示线、红色警示线和绿色警示线三种。红色警示线设在紧邻事件危害源周边，将危害源与其外的区域分隔开来，限佩戴相应防护用具的专业人员可以进入此区域。黄色警示线设在危害区域的周边，其内外分别是危害区和洁净区，此区域内的人员要佩戴适当的防护用具，出入此区域的人员必须进行洗消处理。绿色警示线设在救援区域的周边，将救援人员与公众隔离开来，患者的抢救治疗、指挥机构设在此区内。

2. 警示标识

警示标识分为图形标识和警示语句，即可分开使用，也可配合使用，主要有禁止标识、警告标识、指令标识和提示标识四类。禁止标识为禁止不安全行为的图形，如"禁止入内"标识；警告标识为提醒对周围环境引起注意，以避免可能发生危险的图形，如"当心中毒"标识；指令标识为强制做出某种动作或采用防范措施的图形，如"戴防毒面具"标识；提示标识为提供相关安全信息的图形，如"救援电话"标识。

设置警示标识的注意事项：

（1）警示标识固定方式分附着式、悬挂式和柱式三种，悬挂式和附着式的固定要稳固不倾斜，柱式的警示标识和支架应牢固地连接在一起。

（2）警示标识设在现场的醒目位置，并应具有良好的照明条件，有足够的时间来注意它所表示的内容。

（3）警示标识不能设在可移动的物体上，警示标识前不得放置妨碍认读的障碍物。

（4）警示标识的平面与视线夹角应接近90°角，观察者位于最大观察距离时，最小夹角不低于75°。

（5）警示标识设置的高度，尽量与人眼的视线高度相一致。悬挂式和柱式警示标识的下缘距地面的高度不宜小于2 m，局部信息警示标识的设置高度视具体情况确定。

（6）警示标识采用坚固耐用的材料制作，一般不宜使用易变形、变质或易燃的材料。

（二）现场分区

事件现场一般根据事件危害源的性质，结合周边环境、气象和人口等因素，来划分危险区域，通常分为热区、温区和冷区。

1. 热区（红区）

热区是紧邻现场事件危害源的地域，一般用红色警示线将其与其外的区域分隔开来，在此区域救援人员必须装备防护装置以避免被污染或受到物理损害。

2. 温区（黄区）

温区是围绕热区以外的区域，在此区域的人员要穿戴适当的防护装置避免二次污染的危害，一般以黄色警示线将其与其外的区域分隔开来，此线也称为洗消线，所有出此区域的人必须在此线上进行洗消处理。

3. 冷区（绿区）

冷区是洗消线外，患者的抢救治疗、支持指挥机构设在此区。

事件处理中要控制公众、新闻记者、观光者和当地居民等可能试图进入现场的人员，应首先建立的分离线是冷线（绿线），来控制进入人员。位于热区的伤亡人员一般要由消防人员抢救出，并通过特定的通道将其转移出热线（红线），交给位于温区的救护人员，救护人员要避免被污染；被污染的伤亡人员要在被洗消后转移出温区，最好能够建立洗消区，洗消区分成两种，一种处理伤亡人员，另一种处理穿戴防护服的救援人员。在伤员运转到医疗机构前，要将伤员分类，以便使伤员得到最有效的救治。

二、现场医疗救援

灾难事故发生以后常有大批伤病员需要立即进行救治，最先到达现场的医护人员（急救车）首先应该自动担负起早期医疗救治的指挥职责并设法尽快启动当地急救服务系统（EMS），待当地医疗应急指挥或卫生主管部门负责人员到达后，先到的医护人员应主动报告灾情、伤情并服从统一指挥。通常事故现场高效正确的救伤指挥和有条不紊的抢救秩序比少数医护人员埋头治疗个别伤员更为重要。

现场专业医疗救援的主要任务有三条：

（1）对伤病员迅速检伤分类，找出生命受到威胁的危重伤员并紧急处置其致命伤。

（2）对危重伤病员保持其气道通畅和供氧并维持循环满足基本生命需要。

（3）迅速安全地将所有伤员疏散转运到具有救治能力的医院。围绕此三项任务，根据灾情、伤情及现场可利用医疗资源等紧急制订现场救援方案，并由现场医疗指挥监督严格执行是救援成功的前提保证。

现场患者医疗救援方案的制订原则：

（1）统一指挥与独立救治相结合。迅速建立起由卫生主管部门负责人员和医疗救援专家共同组成的现场医疗救援指挥机构，保证现场救援的顺利进行。每一位参加现场救治的医护人员都要服从统一指挥调动，与其他救护人员合作并充分利用团队的力量和资源。

（2）区域救治与巡回救治相结合。医疗救治指挥者必须随时巡回掌握事件现场的全面情况，而不是仅仅注重某一个区域的伤员救治。救治队伍应专设一组经验较丰富的高年资医生及救护车，不时在整个现场巡诊，帮助指导解决各种疑难问题。

（3）地方自救与医疗救援相结合。发生事件地区应该尽快依靠自己的医疗力量积极自行救助。当地区或国家应急预案启动，国家、军队或其他地区医疗救援队到达后，当地卫生行政主管部门有责任积极协助，使救援工作能够迅速展开。

（4）现场医疗救援强调安全第一，包括伤病员和救助者自身的安全。医疗救援人员进入现场前应当采取必要的安全防护措施，到达现场后要立即确定是否处于危险境地或排除可能造成继续伤害的各种因素。虽然重伤员应尽量就地抢救，但在环境危险不允许原地处置时，应移至安全处再检查处置。注意不做任何不科学的冒险救治，避免造成更多人员伤亡。

（5）采用分级救治与合理转运相结合的方法。到达现场后首先应全面清查受伤人数，进行检伤分类，给予分级、分区急救处理和转运。在医疗资源不足的事件现场，必须合理利用有限人力物力，达到救治尽可能多的有生存希望的伤员的目的。伤员分级处理及转运不能单纯以伤情轻重来决定是否给予优先救治，对于那些可以获得最大医疗救治效果的重症患者应当实施优先救治，其他轻症患者可给予简单处理后转运，濒死或特重伤救治无望成活的患者可暂不做处置。

（6）救治的基本原则是"先救命，后治伤"，只有在生命得以拯救之后才谈得上减轻伤残或恢复功能的问题。故应首先考虑患者呼吸、循环状况等致命问题，在条件允许时尽早吸氧、积极止血并适当补液，给予呼吸循环支持始终是医疗救援的关键内容。

（7）危重症患者必须进行必要的现场处置后再转运，例如活动性大出血的止血、气道不全梗阻的通畅与维持、脏器外溢减压包扎、严重脊柱骨盆或长骨干骨折的临时外固定等，一般不采取"Scoop and go"——即使用铲式担架将患者"铲"起就走的做法，以避免转运途中可能造成的"二次损伤"使救治成功率下降。但也不能过度强调现场处置，过多地延长现场救治和转运时间，以至延误必需的早期专科手术或医院内高级救治。

（8）事件现场特别是灾难事故中应注意区别多发伤与复合伤救治的不同，前者为同一伤因致伤，救治相对简单；后者可以有多个伤因存在，例如核爆炸光辐射造成的热烧伤、冲击波造成的机械损伤和核辐射及核污染造成的放射损伤，救治时必须全面考虑综合处置。

（9）除去由于创伤或伤后失血引起患者缺氧及低容性休克以外，在经受严重打击后多发伤剧烈疼痛和精神上高度恐惧、紧张同样可以造成疼痛或神经性休克，对此适当给予止痛、镇静药物十分重要，但需防止掩盖伤情和抑制呼吸的情况发生。

（10）现场救援时气候因素不容忽视，防寒保暖及降温防暑对于呼吸、循环不稳定的危重症患者至关重要，均应该给予高度重视。

（11）现场急救≠急诊室急救≠病房或ICU急救，其特点是情况紧急、医疗条件差、患者众多、病情复杂且变化迅速，故在制订救援方案时应该从实际出发，力求在适当的时间和地点，以适当的方式对为数众多的患者实施最好的救护。

（12）参加现场医疗救援的医护人员不应该仅仅是内科专家或外科专家，而应该是熟悉生命支持（心肺复苏）和创伤救治方法（创伤早期救治四大技术——止血、包扎、固定、搬运）的急诊全科医生，或组成有内、外科医生参加的救援小组共同进行工作。

三、现场患者转运原则与要点

现场医疗救援包括三大组成部分：其一是抢险救护，即将患者从危险的环境中解救出来；其二是现场急救，即对危重症患者不得不立即进行的现场救治；最后就是设法将全部患者及时、安全、合理地疏散转运到有条件的医院接受进一步治疗。在转运工作中应该遵循的重要原则及注意事项包括：

1）专人负责，统一指挥：保证现场转运资源（车辆、担架、人员及其他运输工具等）集中使用，由有经验的医护人员或管理者统一指挥，有序运作，协调管理。

2）坚持科学的优先转运原则：在检伤分类的基础上优先转运红标危重伤员和黄标重伤员，绿标轻伤员可暂缓运送。

3）设置伤员集中、车辆集结、飞机起落、火车船只停靠的特殊区域，开通并保持转运专用通道畅通。

4）提前与收治患者的单位进行联络，合理分流，统筹安排并组织动员目的医院、血液中心做好治疗准备。防止出现"突然袭击"或"伤员扎堆"现象。

5）根据患者病情轻重，采用分级运送的方法：从仅有临时吸氧、简易担架及一般处置治疗急救包的普通急救车，到可以进行生命体征监测及高级心肺复苏，甚至可以进行手术治疗的标准化移动加强监护治疗单位；从非专业救援志愿者及初级急救员，到经验丰富的高年资急救医生，根据需要分别组合用于不同患者的转运，做到有限资源充分利用，保证转运安全有效。

6）运送前充分准备并正确把握转运指征及时机：包括患者的准备、运输工具和车上设备物资准备以及医护人员和通信联络准备。

转运前应该对威胁患者生命的情况进行紧急处置并待生命体征相对稳定后再运送，例如活动性出血伤口的止血包扎，严重骨折或脊柱损伤的临时固定，呼吸道堵塞或高位截瘫呼吸功能障碍的处理，重度休克伤员的开放静脉补液，适当的止痛镇静治疗等。如患者病情危急且现场又不具备抢救条件或者可以在运送途中进行处置时，可考虑边转运边救治。

转运使用的运输工具的可靠性、适用性及稳定性必须有保证（担架牢固、车况正常等），途中使用的监护抢救仪器设备和急救物品必须齐备并性能良好，例如多参数监护仪、除颤仪、吸氧装置、吸引器，以及气管插管或气管切开置管物品、绷带敷料、骨折临时固定器材和足够的抢救用药等。

转运危重症患者须由有经验的专业急救医生护送，行前须认真检查病情并了解受伤经过及现场治疗情况，记录患者生命体征，确定气道通畅情况、静脉通道可靠性、骨折临时固定的牢固程度、标记物是否清楚准确等。

用于安全转运的通信联络必须通畅可靠，指挥中心应随时向急救车护送人员发布命令定向疏散患者，并及时通知道路交通情况；护送人员也需要及时向指挥中心汇报患者病情变化和任务完成情况，并需提前联络接收医院。

　　7）患者转运途中的一般注意事项

　　（1）要严密观察生命体征的改变，包括神志、血压、呼吸、心率、口唇颜色等。

　　（2）要随时检查具体损伤和治疗措施的情况，例如外伤包扎固定后有无继续出血、肢体肿胀改变及远端血供是否缺乏、脊柱固定有否松动、各种引流管是否通畅、输液管道是否安全可靠、氧气供应是否充足、仪器设备工作是否正常等。

　　（3）对发现的问题及时采取必要的处理和调整，必要时停车抢救，目的在于维持患者在转运途中生命体征平稳。

　　（4）在严密监控下适当给予镇静或止痛治疗，防止患者坠落或碰伤，适当采取保暖或降温措施。

　　（5）对特殊伤患者及特殊现场采取适当防护隔离措施（如传染病患者），医护人员也须做好自身防护。对有特殊需要的患者采取防光、声刺激或颠簸等措施。

　　（6）注意与清醒患者的语言交流，除能了解意识状态以外，还可以及时给予心理治疗，帮助缓解紧张情绪，有利于稳定其生命体征。

　　8）使用不同运输工具时的特殊注意事项

　　（1）担架搬运患者须将其头后脚前放置，以利于后位担架员随时观察其神志变化。患者体位可以根据其病情及呼吸循环状况决定。长途搬运时务必系好保险带，以防止滑落摔伤，同时应采取加垫、间断按摩等措施，以防止出现局部压伤。担架员行进步调应尽量一致，以减少颠簸。

　　（2）汽车运送患者须妥善固定患者及车载担架，路况不好时应缓慢行驶。转运途中经常检查患者病情、监护导联及输液管、引流管、吸氧管等问题，必要时应停车操作。

　　（3）火车转运多用于大批患者长距离转移，因此，患者分类标记务必清楚牢固，重症患者应放置在下铺容易观察治疗的位置。专业护理要求做到"四勤"，即勤巡回、勤询问、勤查体、勤处理。

　　（4）船舶运送容易引起恶心、呕吐，造成患者窒息并严重污染舱内环境。因此，应提前用药防止晕船和及时发现呕吐者并给予相应处理，呕吐物须及时清扫并适当通风换气，防止舱内污染和传染病发生。

　　（5）飞机运送患者同样存在晕机呕吐现象，除此之外还应注意机舱内压力的变化可以影响伤员呼吸循环状态，并导致颅、胸、腹及受伤肢体内压改变，引起一系列严重后果。途中使用的输液袋、引流袋、气管导管及导尿管气囊等中空物品也都可能随舱内压力变化出现破溃溢液等问题。同时应该尽量将患者垂直飞行方向放置或头后脚前位。

　　9）人工搬运注意事项：人工搬运可采用搀扶、抬抱、背负、拖拽等方法，应该注意要防止增加患者痛苦，特别应该注意防止造成颈、胸、腰椎或其他部位的"二次损伤"。在受伤现场对脊柱或长骨干骨折给予临时固定，活动大出血给予填压包扎等，可以减少"二次损伤"。只要没有继续伤害的因素存在，例如烟熏、火烧、坠落砸伤等，都应该对可迅速致命或可造成严重合并症的损伤进行简单处置以后再搬动。

　　如果条件许可，应该尽量使用铲式担架、脊柱固定板、移动板等简单工具，以减少脊柱损伤。上下普通担架或脊柱板应采用同轴侧滚的方法。没有工具时可以多人一侧或双侧同步抬抱搬运，人少时还可采用床单、雨衣、毛毯拖拽的方法，但都应遵循"原木原则"，即尽量防止受伤脊柱的折弯或旋转。其他没有脊柱损伤或四肢骨折的患者可以酌情采用搀扶、背负或抱持搬运法。

10）病情及治疗的详细记录和认真交接：转运前转运陪护医务人员须做好详细记录，包括一般情况（姓名、年龄、性别、身份证号码、住址、单位、联系人及联系方法、电话号码等），病情（受伤地点、机制、性质、部位、程度等），抢救治疗经过及治疗反应，目前状况等内容，还应该记录抢救人员姓名、单位和患者拟转运去向等信息，并认真阅读及携带早期病历。在转运过程中须随时记录病情变化、所给治疗措施及其效果和仍然存在的主要问题。到达指定医院后须向接诊医生认真交代，包括口头介绍和转交所有病历资料，交接双方还都应该在病历或记录表格上签字。

（王丽莉）

第九节　现场调查和分析

现场调查是主要针对疾病的暴发或流行等突发性公共卫生事件展开的调查。现场流行病学调查的根本目的是及时控制疫情蔓延，确定病因（包括传染源、传播途径、高危人群以及危险因素），以便及时采取针对性措施控制疫情发展。

一般而言，现场调查有以下几个主要目的：①查明病因，或寻找病因线索及危险因素，为进一步调查研究提供依据；②控制疾病进一步发展，终止疾病暴发或流行；③预测疾病暴发或流行的发展趋势；④评价控制措施效果；⑤进一步加强已有监测系统或为建立新的监测系统提供依据。

现场流行病学调查首要应考虑其科学性，同时也应考虑现场限制条件、社会压力和工作责任对调查人员的影响。在任何情况下，调查人员必须正确面对各种复杂问题，协调各种利益冲突，科学地提出合理的研究设计、调查结论和建议。

现场调查主要包括组织准备、核实诊断、确定暴发或流行的存在、建立病例定义、核实病例并计算病例数、描述性分析（三间分布）、建立假设并验证假设、采取控制措施、完善现场调查和书面报告等十个步骤。

一、组织准备

调查组进行现场调查，调查组应明确调查目的和具体调查任务。现场调查组应由相应的专业人员组成，一般应该包括流行病学、实验室和临床医学等专业人员，必要时还应增加其他卫生专业和管理人员。现场调查组应有负责人，组织协调整个调查组在现场的调查工作，调查组成员应明确各自的职责。

现场调查组在奔赴现场前应准备必需的资料和物品，一般可以包括：相关调查表（有时需要在现场根据初步调查结果现场设计调查表用于调查）和调查器材、现场预防控制器材、采样设备和相应的采样试剂、现场联系资料（联系人及联系电话）、电脑、照相机和个人防护用品等。

二、核实诊断

核实诊断的目的在于排除医务人员的误诊和实验室检验的差错。

核实诊断可以通过检查病例、查阅病史及核实实验室检验结果进行。核实诊断应包括相应信息的收集，尤其是疾病的特征，根据病例的临床表现、实验室检查与流行病学资料相互结合进行综合分析作出判断。

三、确定暴发或流行的存在

当发现的病例超过既往的正常水平时，应注意分析引起报告数量增多的可能原因：如报告制度是否改变、监测系统是否调整、诊断方法和标准是否改变等，以最终确定暴发或流行是否真实存在。

四、建立病例定义

确定病例定义是为了尽可能地搜索和发现患者，确定发病规模和涉及范围，以评估疾病危害程度，并为查清发病原因提供线索。现场调查中的病例定义应包括以下四项因素：即患者的时间、地点、人间分布特征以及临床表现（或）实验室信息。一般来说，定义病例最好运用简单、容易应用和客观的方法。例如，发热、肺炎的 X 线诊断、血常规白细胞计数、血便或皮疹等。现场调查早期建议使用"较为宽松"的病例定义，以便发现更多可能的病例。

五、核实病例并计算病例数

核实病例的目的在于根据病例定义尽可能发现所有可能的病例，并排除非病例。

发现病例可以通过系统的方法搜索，如加强已有的被动监测系统，或者建立主动监测系统，提高发现病例的能力。

根据疾病本身特点和发生地区情况，查找病例的方法也应该相应地有所变化。大多数暴发或流行均有一些可辨认的高危人群，所以，这些疾病的发现就相对容易。对于那些没有被报告的病例，可以利用多种信息渠道，如通过与特定医生、医院、实验室、学校、工厂直接接触或者应用一些宣传媒体发现。有时为发现病例还需要做一些细致的工作，例如医生询问调查、电话调查、入户调查、病原体分离和培养、血清学调查等。

发现并核实病例后，可以将收集到的病例信息列成一览表，以便进一步计算病例数量和相关的信息。

六、描述性分析

流行病学工作者面临的最基本和最重要的任务之一是描述资料，其目的是阐明哪些疾病正在流行，在何时、何地、何种人群中流行。后三个方面就是流行病学中通常所说的时间、地点和人群分布（三间分布）。从这三个方面对现场调查资料进行描述，可以达到以下目的：首先，它为探索卫生事件提供了系统的方法，并确保阐明卫生事件及其基本因素；其次，这一方法用通俗易懂的基本术语提供了有关卫生事件的详细特征；最后，它可以明确卫生事件所危害的人群，并提出有关病因、传播方式及对卫生事件其他方面可供检验的假设。

（一）时间分布

在对流行病学资料进行分析时，必须始终考虑到时间要素。暴发或流行的估计要求将特定时间的病例数与同期的预期病例数比较。因此考虑时间的时候，需要明确提出有关的时段或时期，弄清暴露和卫生事件之间的时间关系，做好时间资料的来源及资料的处理。

（二）地点分布

描述流行病学的第二个要素是地区，地区特性可提示卫生事件的地区范围，并有助于建立有关暴露地点的假设。

（三）人群分布

按人群特征进行流行病学分析的目的，在于全面描述病例特征，并发现病例与普通人群的不同。这将有助于提出与危险因素有关的宿主特征，其他潜在危险因素以及传染源、传播方式和传播速度的假设。

分析患者的特征，如年龄、性别、种族、职业或其他任何有用的描述病例特有的特征。如果发现一个特别的特征，通常会对查找危险人群提供一个线索，甚至找出一个特异的暴露因素。有些疾病首先侵犯一定的年龄组或种族；有时患某种疾病的人与职业明显相关。

七、建立并验证假设

假设是利用上述步骤所获得的信息来说明或推测暴发或流行的来源，假设必须建立在研究设计之前，通常会考虑多种假设。

一个假设中应包括以下几项因素：①危险因素来源；②传播的方式和载体；③引起疾病的特殊暴露因素；④高危人群。

假设应该具备如下特征：①合理性；②被调查中的事实所支持（包括流行病学、实验室和临床特点）；③能够解释大多数的病例。

建立假设的过程中应注意：①注意现场的观察；②始终保持开放的思维；③请教相关领域和专业的专家。

通过调查分析建立假设的难度是很大的，必须仔细审核资料，综合分析临床、实验室及流行病学特征，假设可能致病的暴露因子。换句话说，必须从患者的既往暴露史找出可能致病的因子。如果患者和非患者既往暴露史无明显差异，则要建立另一种新的假设。这就要求具有想象力、耐力，有时还要反复调查多次后才能得到比较准确的结论。

八、采取控制措施

应根据疾病的传染源和传播途径以及疾病的特征确定控制和预防措施。预防控制的主要措施包括消除传染源、减少与暴露因素的接触、防止进一步暴露和保护易感/高危人群，最终达到控制、终止暴发或流行的目的。

现场调查过程中调查和控制处理应同时进行，即在现场调查开始不仅要收集和分析资料，寻求科学的调查结果，而且应当采取必要的公共卫生控制措施，尤其在现场调查初期可以根据经验或常规知识先提出简单的控制和预防措施。

九、完善现场调查、补充控制措施、评估措施效果

在完成上述步骤的基础上可采用专门拟制的调查表或调查提纲，对全部病例，有时也需要对受到病因作用而未发病的人群通过访问、现场观察的方式，进行深入调查，同时开展必要的实验室检查。运用对比的方法对收集到的各种资料进行分析，可按时间、地区和人群的不同特征进行分组、列表、制图，并计算所需的各种疾病的指标，再次确定或修正初步调查所描述的发病情况。通过资料的对比分析，特别是病例对照研究与群组研究的方法，确定发病的来源，传播因子及影响发病的有关因素，以验证假设。

在初步防治方案的基础上，针对疾病发生的原因，拟定行之有效的预防控制措施，尽快落实，以便控制疫情。在实施防疫措施经过一个最长潜伏期后，如不再发生新病例，可认为调查分析和防治措施正确。否则，还应再深入调查分析，重新修订控制措施。

在整个工作过程中调查与控制措施要紧密结合进行，不能偏废任何一个方面，更不应单纯治疗患者，既不调查暴发原因，又不实施防治措施。

十、调查结论和书面报告

根据全部调查材料及预防控制措施的效果观察，对发病原因、传播方式、流行特点、流行趋势、措施评价及经验教训作出结论，并形成书面报告。现场调查工作的书面总结一般包括初步报告、进程报告和总结报告。

初步报告是第一次现场调查后的报告，它应包括进行调查所用的方法，初步流行病学调查和实验室结果、初步的病因假设以及下一步工作建议等。

随着调查的深入和疫情的进展，还需要及时向上级汇报疫情发展的趋势、疫情调查处理的进展、调查处理中存在的问题等，这需要及时书写进程报告。

在调查结束后一定时间内，及时写出本次调查的总结报告。内容包括暴发或流行的总体情况描述，引起暴发或流行的主要原因，采取的控制措施及效果评价、应吸取的经验教训和对今后工作的建议。

开展现场调查通常包括上述几个步骤，但这并不意味着在每一次现场调查中这些步骤都必须具备，而且开展现场调查的步骤也可以不完全按照上述顺序进行，这些步骤可以同时进行，也可以根据现场实际情况进行适当调整。

（王丽莉）

第十三章 免疫预防管理

第一节　免疫预防管理概述

人类的生存史是人类不断与疾病、灾难的斗争史，在这部史册中，免疫预防起到了重要作用。人类通过长期的摸索、总结、研究，发现了免疫预防传染病的方法，这是人类同传染病进行斗争的伟大胜利，是预防医学史上的重要里程碑，更是预防接种为人类建立的丰功伟绩。

早在公元前5世纪古希腊的史册中描述了在传染病流行时，有患过该病的人来护理患者和埋葬尸体的记载。中国作为文明古国，也很早就注意疾病的预防，并进行了长期艰苦卓绝的探索研究。历史文献在隋朝时已有有关传染病的记载，宋朝时发明了人痘接种预防和治疗天花，后在民间广泛流传并在全国推广。天花曾是人类历史上的烈性传染病，是威胁人类的主要杀手之一。在欧洲，17世纪中叶，患天花死亡者达30%。我国早在宋朝（11世纪）已有吸入天花痂粉预防天花的传说。到明代，即17世纪70年代左右，则有正式记载接种"人痘"，预防天花，人痘接种预防天花史上有不可磨灭的贡献，更是世界免疫预防的先例。从经验观察，将沾有疱浆的患者的衣服给正常儿童穿戴，或将天花愈合后的局部痂皮磨碎成细粉，经鼻给正常儿童吸入，可预防天花。这些方法在北京地区较为流行，且经陆上丝绸之路西传至欧亚各国，经海上丝绸之路，东传至朝鲜、日本及东南亚国家。英国于1721年流行天花期间，曾以少数犯人试种人痘预防天花成功，但因当时英国学者的保守，未予推广。18世纪后叶，英国乡村医生 Jenner 观察到牛患有牛痘，局部痘疹酷似人类天花，挤奶女工为患有牛痘的病牛挤奶，其手臂部亦得"牛痘"，但却不得天花。于是他意识到接种"牛痘"可预防天花。为证实这一设想，他将牛痘接种于一个8岁男孩手臂，两个月后，再接种从天花患者来源的痘液，只致局部手臂疱疹，未引起全身天花。他于1798年公布了他的论文，把接种牛痘称为"Vaccination"（拉丁语中，牛写为 Vacca），即接种牛痘，预防天花。由于种"人痘"预防天花具有一定的危险性，使这一方法未能非常广泛地应用。然而，其传播至世界各国，对人类寻求预防天花的方法有重要的影响。法国著名化学家、微生物学家巴斯德（Louis Pasteur，1822—1895）在研究鸡霍乱病时，产生了通过减轻病原微生物的毒性，实验免疫接种预防传染病的想法，后来进行了抗炭疽免疫接种实验及狂犬疫苗的制作，1885年首次人体预防接种成功。

从1966年开始，世界各国加强了天花的免疫预防和监测，到1997年天花成为人类历史上第一个被消灭的传染病；现在全球消灭脊髓灰质炎已经进入最后证实阶段，各大洲已经陆续递交了证实文件，亚洲只有疫苗衍生株的流行，监测证实野毒株已经根除，这将是人类历史上第二个通过免疫预防被消灭的传染病。随着免疫预防工作的开展，消灭麻疹工作也在有条不紊地开展，现在其发病率已大幅度下降，免疫预防控制传染病正发挥着越来越重要的作用。

从中国人接种"人痘"预防天花的正式记载算起，到其后的 Jenner 接种牛痘苗预防天花，直至今日，免疫学的发展已有三个半世纪。前后走过经验免疫学时期、免疫学科建立时期、现代免疫学时期。在后两个时期中，随着科学发展，免疫学经历了四个迅速发展阶段，即：①1876 年后，多种病原菌被发现，用已灭活及减毒的病原体制成疫苗，预防多种传染病，从而疫苗得以广泛发展和使用；②1900 年前后，抗原（Ag）与抗体（Ab）的发现，揭示出"抗原诱导特异抗体产生"这一免疫学的根本问题，促进了免疫化学的发展及 Ab 的临床应用；③1957 年后，细胞免疫学的兴起，人类理解到特异免疫是 T 及 B 淋巴细胞对抗原刺激所进行的主动免疫应答过程的结果，理解到细胞免疫和体液免疫的不同效应与协同功能；④1977 年后分子免疫学的发展，得以从基因活化的分子水平，理解抗原刺激与淋巴细胞应答类型的内在联系与机制。当今，免疫学正进入第五个迅速发展阶段，即后基因组时代，从功能基因入手，研究免疫应答与耐受的分子机制，及新型疫苗的设计研制。

第二节　预防接种管理

一、预防接种机构

（一）疾病预防控制机构

1）国家疾病预防控制中心设立免疫规划中心。

2）县级以上地方疾病预防控制机构设立负责免疫规划工作的业务科（所、室）。

（二）乡镇、社区防保组织

乡镇、社区防保组织依据其职责设专人负责预防接种工作。

（三）预防接种单位

1）从事预防接种工作的医疗卫生机构（以下称接种单位），由县级卫生行政部门指定，并明确其责任区域。

2）接种单位应当具备下列条件

（1）具有医疗机构执业许可证件。

（2）具有经过县级卫生行政部门组织的预防接种专业培训并考核合格的执业医生、执业助理医生、护士或者乡村医生。

（3）具有符合疫苗储存、运输管理规范的冷藏设施、设备和冷藏保管制度。

3）承担预防接种工作的城镇医疗卫生机构，应当设立预防接种门诊。

4）接种单位接受所在地县级疾病预防控制机构的技术指导，并按照预防接种工件规范和卫生行政部门的有关规定，承担责任区域内的预防接种工作。

二、人员

1）各级疾病预防控制机构和乡镇、社区防保组织根据其职责、任务，结合本行政区域的服务人口、服务面积和地理条件等因素，合理配置相应的专业技术人员。

2）接种单位根据工作任务，合理安排工作人员。承担预防接种的人员应当具备执业医生、执业助理医生、护士或者乡村医生资格，并经过县级卫生行政部门组织的预防接种专业培训，考核合格后方可上岗。

三、职责

各级疾病预防控制机构实施免疫规划，负责疫苗的使用管理，履行下列职责：

（一）国家级疾病预防控制机构

1）开展免疫规划策略研究，为制订国家免疫规划相关的法规、规章、政策提供科学依据。

2）根据国家免疫规划，制订有关技术方案、技术标准等，为实施规划提供技术指导，开展督导和评价。

3）负责全国预防接种冷链系统建设的技术指导。

4）负责国家免疫规划疫苗针对传染病和预防接种服务实施情况的监测、评估和分析。

5）承担国家免疫规划疫苗针对传染病重大疫情的调查与处理。

6）承担国家免疫规划疫苗针对传染病的实验室监测及其技术指导工作。

7）承担有关疫苗应用效果的观察与研究、疑似预防接种异常反应监测和评价工作，参与和指导与预防接种活动相关重大突发事件的处理工作。

8）负责全国预防接种师资和专业技术骨干培训，组织编写培训教材。

9）组织开展预防接种健康教育、健康促进活动，制作健康教育材料，对有关部门和基层开展的预防接种宣教活动提供技术指导。

10）组织开展预防接种政府间和多、双边国际合作交流项目；参与、实施国际预防接种策略研究；收集、交流国内外预防接种资料和有关疫苗进展的信息。

11）组织开展预防接种策略、国家免疫规划管理、疫苗及疫苗针对传染病流行病学、卫生经济学、实验室技术等方面的研究和推广应用。

（二）省级疾病预防控制机构

1）根据国家法律、法规、规章以及免疫规划的要求，协助省级卫生行政部门制订实施国家免疫规划的具体方案；提出纳入国家免疫规划（含省级增加免费向公民提供疫苗，以下同）疫苗购置费和工作经费的年度预算计划。

2）根据国家免疫规划的要求，制订技术方案、管理制度和年度工作计划，并在组织实施过程中，提供技术指导和咨询，进行督导和评价。

3）根据国家免疫规划和本地区预防、控制传染病的发生、流行的需要，制订本地区第一类疫苗的使用计划，包括疫苗的品种、数量、供应渠道与供应方式等内容，并向依照国家有关规定负责采购第一类疫苗的部门报告，同时报同级卫生行政部门备案。

4）根据卫健委制订的免疫程序、疫苗使用指导原则，结合本地区的传染病流行情况，协助省级卫生行政部门制订本地区的接种方案，指导疫苗使用管理工作。

5）协助省级卫生行政部门制订冷链设备建设、补充、更新计划，指导本地区的冷链管理，开展冷链系统的监测。

6）组织开展预防接种服务、安全注射和常规接种率监测，并进行督导、分析、评价和反馈。

7）组织开展国家免疫规划疫苗针对传染病的疫情报告和监测，进行流行病学调查分析、疫情处理，以及实验室监测工作。

8）负责国家免疫规划疫苗的免疫成功率、人群免疫水平监测工作。

9）组织开展疑似预防接种异常反应监测；参与和指导重大预防接种异常反应的调查处理，以及其他与预防接种活动相关重大突发事件的处理工作。

10）组织开展预防接种健康教育、健康促进活动，制作健康教育材料，对有关部门和基层开展的预防接种健康促进、健康教育活动提供技术指导。

11）组织编写培训教材，对专业人员进行培训；开展学术活动和信息交流，引进和推广先进技术。

12）负责收集相关资料，进行调查研究，总结开展预防接种工作的经验和问题，并向同级卫生行政部门和国家疾病预防控制中心报告，提出改进建议。

（三）设区的市级疾病预防控制机构

1）根据上级制订的免疫规划、策略和技术规范，结合当地情况，制订并组织实施本地区工作目标、策略和措施；检查、督导、评价和反馈执行情况，及时向上级报告和采取纠正措施。

2）提出工作经费预算草案；协助市级卫生行政部门制订冷链设备和接种器材补充、更新计划，指导本地区的冷链管理工作。进行冷链系统的监测及冷链设备的检查、维修和保养。

3）制订本地区第一类疫苗使用、分配计划，进行疫苗管理。

4）指导和参与接种率常规报告、监测和分析评价。

5）指导预防接种服务和实施预防接种安全注射，做好检查、督导和监测工作。

6）组织开展国家免疫规划疫苗针对传染病的疫情报告、监测和流行病学调查、疫情处理、实验室监测，以及免疫成功率和人群免疫水平监测工作。

7）指导和参与疑似预防接种异常反应监测、调查和处理，以及其他与预防接种活动相关突发事件的处理工作。

8）组织开展健康促进、健康教育活动，对专业人员进行培训。

9）收集相关资料，加强调查研究，总结开展预防接种工作的经验和问题，并向同级卫生行政部门和上级疾病预防控制机构报告工作进展情况，提出改进建议。

（四）县级疾病预防控制机构

1）组织实施上级制订的免疫规划、策略和技术规范；制订和实施预防接种年度工作计划，并对计划的落实情况，定期检查、督导和反馈。

2）根据本规范及其有关规定，协助县级卫生行政部门对指定的接种单位和接种人员的资质进行认定，并提供技术指导。

3）提出第一类疫苗使用、分配计划，进行疫苗管理。

4）协助县级卫生行政部门提出冷链设备和接种器材更新、补充计划，指导乡级、村级冷链设备管理和温度监测工作。

5）指导实施预防接种安全注射，开展接种率常规报告，评价预防接种工作实施质量。

6）组织开展国家免疫规划疫苗针对传染病疫情报告、监测和流行病学调查分析、疫情处理；协助省级或市级开展免疫成功率和人群免疫水平监测工作。

7）开展疑似预防接种异常反应监测、调查和处理，参与其他与预防接种活动相关突发事件的处理工作。

8）开展预防接种健康促进、健康教育活动，对乡、村级技术人员进行技术培训。对儿童入托、入学查验预防接种证工作提供技术指导。

9）收集与预防接种有关的基础资料。

10）定期向上级报告预防接种工作实施情况，并提出改进建议。

（五）乡镇、社区防保组织

1）根据上级的要求，组织开展或实施预防接种工作，保证预防接种注射安全。

2）提出国家免疫规划疫苗使用计划，建立健全疫苗领发登记，做好疫苗管理。

3）开展冷链温度监测，指导村级冷链设备的使用与管理。

4）进行常规接种率、国家免疫规划疫苗针对传染病和疑似预防接种异常反应报告。

5）开展预防接种健康促进、健康教育活动和对村级人员进行培训。

6）收集与预防接种有关的基础资料。

7）以乡镇为单位负责预防接种服务的乡级单位，同时应承担接种单位的职责。

（六）接种单位

1）根据责任区域内预防接种工作需要，按照各项技术规范要求，具体实施预防接种工作。

2）制订第一类疫苗使用计划和第二类疫苗购买计划。做好疫苗管理，保证疫苗冷藏。

3）按照有关规定对新生儿建立预防接种卡（证），及时发现流动人口中的儿童，并按规定建卡，给予接种或补种。

4）开展接种率常规报告和国家免疫规划疫苗针对传染病的报告工作。

5）开展疑似预防接种异常反应报告，对预防接种后的一般反应进行处理。

6）开展健康教育和有关咨询活动。

7）收集与预防接种有关的基础资料。

四、疫苗使用与管理

疫苗分类：根据《疫苗流通和预防接种管理条例》（下称条例），疫苗分为两类。

第一类疫苗，是指政府免费向公民提供，公民应当依照政府的规定受种的疫苗，包括国家免疫规划确定的疫苗，省级人民政府在执行国家免疫规划时增加的疫苗，以及县级以上人民政府或者其卫生行政部门组织的应急接种或者群体性预防接种所使用的疫苗。

第二类疫苗，是指由公民自费并且自愿受种的其他疫苗。

五、免疫程序和使用指导意见

（一）国家免疫规划疫苗

1. 疫苗种类

目前国家免疫规划确定的疫苗包括皮内注射用卡介苗（以下称卡介苗，BCG）、重组乙型肝炎疫苗（以下称乙肝疫苗，HepB）、口服脊髓灰质炎减毒活疫苗（以下称脊灰疫苗，OPV）、吸附百白破联合疫苗（以下称百白破疫苗，DPT）及吸附白喉破伤风联合疫苗（以下称白破疫苗，DT）、麻疹减毒活疫苗（以下称麻疹疫苗，MV）。

2. 免疫程序

各种疫苗免疫程序（表13-1）。

表13-1　国家免疫规划疫苗的免疫程序

疫苗	年（月）龄										
	出生时	1月	2月	3月	4月	5月	6月	8月	18~24月	4岁*	6岁
乙肝疫苗	第1剂	第2剂					第3剂				
卡介苗	1剂										
脊灰疫苗			第1剂	第2剂	第3剂						第4剂*
百白破疫苗			第1剂	第2剂	第3剂				第4剂*		
白破疫苗											1剂*
麻疹疫苗								第1剂	第2剂**		

注：＊加强免疫；＊＊复种。

3. 使用规定

1）国家免疫规划疫苗常规免疫为：卡介苗接种1剂次；乙肝疫苗接种3剂次；脊灰疫苗口服4剂次，前3剂次为基础免疫，第4剂次为加强免疫；百白破疫苗接种5剂次，前3剂次为基础免疫，第4剂次为加强免疫；第5剂次使用白破疫苗加强免疫1剂次；麻疹疫苗接种2剂次，第2剂次为复种。

2）基础免疫要求在12月龄内完成。

3）免疫程序所列各种疫苗第1剂的接种时间为最小免疫起始月龄。

4）脊灰疫苗、百白破疫苗各剂次的间隔时间应≥28天。

5）乙肝疫苗第1剂在新生儿出生后24小时内尽早接种，第2剂在第1剂接种后1个月接种，第3剂在第1剂接种后6个月（5~8月龄）接种。第1剂和第2剂间隔应≥28天。第2剂和第3剂的间隔应≥60天。

6）麻疹疫苗复种可使用含麻疹疫苗成分的其他联合疫苗，如麻疹风疹联合减毒活疫苗、麻疹腮腺炎风疹联合减毒活疫苗等。

7）如需同时接种两种以上国家免疫规划疫苗，应在不同部位接种，并严格按照第四章相关要求进行接种。严禁将几种疫苗混合吸入1支注射器内接种。2种减毒活疫苗如未同时接种，应至少间隔4周再接种。

8）未完成基础免疫的14岁内儿童应尽早进行补种。在补种时掌握以下原则：

（1）未接种国家免疫规划疫苗的儿童，按照免疫程序进行补种。

（2）未完成国家免疫规划疫苗免疫程序规定剂次的儿童，只需补种未完成的剂次。

（3）未完成百白破疫苗免疫程序的儿童，3 月龄至 6 岁儿童使用百白破疫苗；7 ~ 11 岁儿童使用白破联合疫苗；12 岁以上儿童使用成人及青少年用白破联合疫苗。

（4）未完成脊灰疫苗免疫程序的儿童，4 岁以下儿童未达到 3 剂次（含强化免疫等），应补种完成 3 剂次。4 岁以上儿童未达到 4 剂次（含强化免疫等），应补种完成 4 剂次。

（5）未完成麻疹疫苗免疫程序的儿童，未达到 2 剂次（含强化免疫等），应补种完成 2 剂次。

（二）省级增加的国家免疫规划疫苗

省级人民政府在执行国家免疫规划时，根据本行政区域的传染病流行情况、人群免疫状况等因素，可以增加免费向公民提供的疫苗种类（表 13 - 2）。

表 13 - 2 目前省级增加的国家免疫规划疫苗的免疫程序

疫苗	年（月）龄				
	8 个月	6 ~ 18 个月	18 ~ 24 个月	3 岁	6 岁
乙脑灭活疫苗	第 1、2 剂		第 3 剂*		第 4 剂*
乙脑减毒活疫苗	第 1 剂		第 2 剂*		
A 群流脑疫苗		第 1、2 剂		第 3 剂*	第 4 剂*

* 为加强免疫。

1. 疫苗种类

目前部分省增加的国家免疫规划疫苗为：乙型脑炎疫苗（分为乙型脑炎灭活疫苗和乙型脑炎减毒活疫苗，以下称乙脑灭活疫苗和乙脑减毒活疫苗）、A 群脑膜炎球菌多糖疫苗（以下称 A 群流脑疫苗）。

2. 免疫程序

目前部分省增加的国家免疫规划疫苗的免疫程序分为基础免疫和加强免疫，具体接种年（月）龄、剂次。

3. 使用规定

1）乙脑灭活疫苗注射 4 剂，第 1、第 2 剂为基础免疫，2 剂次间隔 7 ~ 10 天；第 3、第 4 剂为加强免疫。

2）乙脑减毒活疫苗注射 2 剂，第 1 剂为基础免疫；第 2 剂为加强免疫。

3）A 群流脑疫苗注射 4 剂，第 1、第 2 剂为基础免疫，2 剂次间隔时间不少于 3 个月；第 3、第 4 剂次为加强免疫，3 岁时接种第 3 剂，与第 2 剂接种间隔时间不得少于 1 年；6 岁时接种第 4 剂，与第 3 剂接种间隔时间不得少于 3 年。

4）如使用 A + C 群流脑疫苗时，应按照以下原则实施：

（1）接种对象为 2 岁以上的人群。

（2）已接种过 1 剂 A 群流脑疫苗者，接种 A + C 群流脑疫苗与接种 A 群流脑疫苗的时间间隔不得少于 3 个月。

（3）已接种 2 剂或 2 剂以上 A 群流脑疫苗者，接种 A + C 群流脑疫苗与接种 A 群流脑疫苗最后 1 剂的时间间隔不得少于 1 年。

（4）按以上原则接种 A + C 群流脑疫苗，3 年内避免重复接种。

（三）其他疫苗的使用原则

根据传染病流行情况、人群免疫状况及国家疫苗标准等制订。

（四）国家免疫规划疫苗和省级增加的国家免疫规划疫苗的接种部位、途径和剂量

国家免疫规划疫苗（含省级增加的疫苗品种）的接种部位、途径和剂量参见国家药典的规定，对未收入药典的疫苗，参见疫苗使用说明书。

六、使用计划的制订与下发

省级疾病预防控制机构根据国家免疫规划和本地区预防、控制传染病的发生、流行的需要，制订本地区疫苗的使用计划，并做好分发疫苗的组织工作。

（一）第一类疫苗制订计划的依据

1）纳入国家免疫规划疫苗的免疫程序和省级增加的国家免疫规划疫苗的免疫程序。

2）本地区国家免疫规划疫苗针对传染病发病水平、人群免疫状况和开展强化免疫、应急接种等特殊免疫活动的计划。

3）本地区总人口数、出生率、各年龄组人数，儿童数，以及适龄的流动儿童数。

4）疫苗运输、储存形式与能力。

5）上年底疫苗库存量。

6）疫苗损耗系数：由省级疾病预防控制机构根据接种服务形式、接种周期、疫苗规格大小等确定。

疫苗损耗系数 = 疫苗使用数 ÷（基础免疫每剂次疫苗接种剂量 × 基础免疫人次数 + 加强免疫每剂次疫苗接种剂量 × 加强免疫人数）

（二）制订计划的内容和方法

1）疫苗品种、规格、数量、供应渠道和供应方式等。

2）疫苗使用量按下述公式计算

（1）疫苗年使用量 =（基础免疫使用量 + 加强免疫使用量 + 特殊免疫使用量）－上年底库存量

（2）基础免疫疫苗年使用量 =（出生儿童数 + 流动儿童数 + 漏种儿童数）× 每剂次剂量 × 免疫次数 × 损耗系数

（3）加强免疫疫苗年使用量 = 加强年龄组人口数之和 × 每剂次剂量 × 免疫次数 × 损耗系数

（4）特殊免疫使用量 = 特殊免疫人口数 × 每剂次剂量 × 免疫次数 × 损耗系数

制订疫苗使用计划时，除按上述公式计算外，还要适当增加一定数量的机动疫苗和突发疫情应急接种的疫苗。

（三）制订第一类疫苗使用计划的程序

1）接种单位应当根据预防接种工作的需要，制订第一类疫苗的需求计划。接种单位或乡级预防保健单位要向县级卫生行政部门和县级疾病预防控制机构报告疫苗使用年

度计划表。

2）县级和市级疾病预防控制机构汇总、审核、平衡辖区疫苗使用计划，并经同级卫生行政部门审批后，分别向上一级疾病预防控制机构报疫苗使用年度计划表。

3）省级疾病预防控制机构汇总、审核、平衡，制订疫苗使用年度计划，并向负责采购第一类疫苗的部门报告，同时报省级卫生行政部门备案。

4）制订第一类疫苗年度使用计划的具体要求由各省确定。

（四）疫苗使用计划的下发

1）疫苗使用计划落实后，由省级卫生行政部门或疾病预防控制机构逐级下发疫苗分配和供应的使用计划。

2）省级疾病预防控制机构按照使用计划将第一类疫苗分发到设区的市级疾病预防控制机构或者县级疾病预防控制机构。

县级疾病预防控制机构应当按照使用计划将第一类疫苗分发到接种单位和乡级医疗卫生机构。乡级医疗卫生机构应当将第一类疫苗分发到承担预防接种工作的村医疗卫生机构。医疗卫生机构不得向其他单位或者个人分发第一类疫苗。

传染病暴发、流行时，县级以上地方人民政府或者其卫生行政部门需要采取应急接种措施的，设区的市级以上疾病预防控制机构可以直接向接种单位分发第一类疫苗。

（五）第二类疫苗购买计划的制订与报告

接种单位根据预防接种工作的需要，制订第二类疫苗的购买计划，并向县级卫生行政部门和疾病预防控制机构报告。

七、疫苗管理

（一）建立健全疫苗管理制度

各级疾病预防控制机构和接种单位应按照条例的有关规定，建立健全疫苗管理制度，有专人负责做好疫苗的储存、分发和运输工作。

（二）疫苗的接收

1）疾病预防控制机构、接种单位在接收第一类疫苗或者购进第二类疫苗时，应当进行查验，审核疫苗生产企业、疫苗批发企业的资质，并索取由药品检验机构依法签发的生物制品每批检验合格或者审核批准证明复印件（要有企业印章）；购进进口疫苗的，还应当索取进口药品通关单复印件（要有企业印章）。索取的上述证明文件，保存至超过疫苗有效期2年备查。

2）供应的纳入国家免疫规划疫苗的最小外包装的显著位置，应有标明"免费"字样以及"免疫规划"专用标识。

3）疾病预防控制机构、接种单位购进符合相关要求的疫苗生产企业、疫苗批发企业销售的疫苗，以及接收上级疾病预防控制机构分发、供应的疫苗时，应当查验疫苗的冷藏条件。在规定的冷藏要求下运输的疫苗，方可接收。

4）疾病预防机构、接种单位在接收疫苗时，应对疫苗品种、剂型、批准文号、数量、规格、批号、有效期、温度记录、供货单位、生产厂商、质量状况等内容进行核对，做好记录。保存至超过疫苗有效期2年备查。

（三）疫苗的储存与运输

1）省、市、县级疾病预防控制机构应根据当地的免疫策略、年度工作计划、接种服务形式、冷链储存条件以及应急接种需要等情况确定国家免疫规划疫苗储存数量。原则上各级疫苗储存量为：省级6个月，市级3个月，县级2个月，具备冷藏条件的乡级不得超过1个月。

2）疫苗应按品种、批号分类码放。

3）疫苗储存和运输的温度要求

（1）乙肝疫苗、卡介苗、百白破疫苗、白破疫苗、乙脑灭活疫苗、A群流脑疫苗、A+C群流脑疫苗在2~8℃条件下运输和避光储存。

（2）脊灰疫苗、麻疹疫苗、乙脑减毒活疫苗、风疹疫苗在-20~8℃的条件下运输和避光储存。

（3）其他疫苗的储存和运输温度要求按照药典和疫苗使用说明书的规定执行。

（4）运输疫苗时应使用冷藏车，并在规定的温度下运输。未配冷藏车的单位在领发疫苗时要将疫苗放在冷藏箱中运输。

（四）疫苗的分发领取

1）领取或分发疫苗时要遵循"先短效期、后长效期"，以及先产先出、先进先出、近效期先出的原则，有计划地分发。

2）疾病预防控制机构和接种单位，应当建立真实、完整的购进、分发、供应疫苗记录。记录应当注明疫苗的通用名称、生产企业、剂型、规格、批号、有效期、批准文号、（购销、分发）单位、数量、价格、（购销、分发）日期、产品包装以及外观质量、储存温度、运输条件、批签发合格证明编号或者合格证明、验收结论、验收人签名。记录应当保存至超过疫苗有效期2年备查。

3）疾病预防控制机构和接种单位要经常核对疫苗进出情况，日清月结，每半年盘查1次，做到账、苗相符。

第三节　预防接种服务

一、常规接种

（1）接种单位按照国家免疫规划和当地预防接种工作计划定期为适龄人群提供的预防接种服务。

（2）承担国家免疫规划疫苗接种工作的接种单位每年至少应提供6次接种服务。

二、群体性预防接种

（1）群体性预防接种是指在特定范围和时间内，针对可能受某种传染病感染的特定人群，有组织地集中实施预防接种的活动。

（2）县级或设区的市卫生行政部门根据传染病监测和预警信息，需要在本行政区域内部分地区进行群体性预防接种的，应当报经同级人民政府决定，并向省级卫生行政部门备案；需要在省、自治区、直辖市行政区域全部范围内进行群体性预防接种的，应当由省级卫生行政部门报经同级人民政府决定，并向卫健委备案；需要在全国范围或者跨省、自治区、直辖市范围内进行群体性预防接种的，由卫健委决定。

（3）作出批准决定的人民政府或卫健委应当组织有关部门做好人员培训、宣传教育、物资调用等工作。

（4）疾病预防控制机构制订群体性预防接种实施方案，采取适当的预防接种服务形式开展接种工作。

（5）任何单位或者个人不得擅自进行群体性预防接种。

三、应急接种

（1）在传染病流行开始或有流行趋势时，为控制疫情蔓延，对易感染人群开展的预防接种活动。

（2）传染病暴发、流行时，县级以上地方人民政府或者其卫生行政部门需要采取应急接种措施的，依照《中华人民共和国传染病防治法》和《突发公共卫生事件应急条例》的规定执行。

（3）疾病预防控制机构制订应急接种实施方案，选择适当的接种服务形式尽快开展接种工作。

四、预防接种服务形式和周期

县级卫生行政部门根据疾病预防控制机构提出的建议确定辖区内接种服务的形式和周期。

（一）定点接种

1. 预防接种门诊

（1）城镇的接种单位，应根据责任区的人口密度、服务人群以及服务半径等因素设立预防接种门诊，实行按日（周或旬）进行预防接种。

（2）有条件的农村地区可以在乡级卫生院设立预防接种门诊，以乡为单位实行按周（旬或月）集中进行预防接种。

（3）预防接种门诊标准及管理办法由省级卫生行政部门制订。

2. 村级接种点

农村地区根据人口、交通情况以及服务半径等因素，设置覆盖1个或几个村级单位的固定预防接种点，实行按月（双月）进行预防接种，每年提供不少于6次预防接种服务。

3. 出生时接种

设有产科的各级各类医疗卫生机构按照"谁接生，谁接种"的原则，承担新生儿乙肝疫苗及卡介苗预防接种服务。

（二）入户接种

边远山区、海岛、牧区等交通不便的地区，可采取入户巡回进行预防接种方式，每年提供不少于 6 次预防接种服务。预防接种日期要固定，应选在大多数群众方便的时间。

（三）临时接种

在流动人口等特殊人群儿童集聚地设立临时预防接种点，选择适宜时间，为适龄人群提供预防接种服务。

五、预防接种证、卡（簿）的管理

国家对儿童实行预防接种证制度。接种单位必须按规定为适龄儿童建立预防接种证，作为儿童预防接种的凭证、记录和证明；同时，做好其他适龄人群预防接种的记录工作。

（一）儿童预防接种证、卡（簿）的建立

1）预防接种证、卡（簿）按照受种者的居住地实行属地化管理。

2）在儿童出生后 1 个月内，其监护人应当到儿童居住地的承担预防接种工作的接种单位为其办理预防接种证。未按时建立预防接种证或预防接种证遗失者应及时到接种单位补办。

3）设有产科的医疗卫生单位，要告知新生儿监护人及时到居住地接种单位建立预防接种证、卡（簿）。

4）户籍在外地的适龄儿童寄居当地时间在 3 个月及以上，由现寄居地接种单位及时建立预防接种卡（簿），无预防接种证者须同时建立预防接种证；要向流动儿童监护人宣传，及时到寄居地接种单位办理接种卡（簿）和接种证。

5）接种单位应在接种证上加盖公章。

6）预防接种证、卡格式由省级卫生行政部门制订。

（二）儿童预防接种证、卡（簿）的使用管理

1）接种单位对适龄儿童在实施预防接种时，应当查验预防接种证，并按规定做好记录。

2）预防接种证、卡（簿）由实施接种工作的人员填写。书写工整、文字规范、填写准确、齐全，时间（日期）栏（项）填写均以公历为准。

3）儿童迁移时，原接种单位应将儿童既往预防接种史的证明交给儿童家长或其监护人，转入迁入地接种单位；迁入地接种单位应主动向儿童家长或其监护人索查儿童既往预防接种史证明；无预防接种证、卡或接种证明的要及时补建、补种。

4）接种单位至少每半年对责任区内儿童的预防接种卡（簿）进行一次核查和整理，剔出迁出、死亡或失去联系 1 年以上的儿童预防接种卡片，由接种单位另行妥善保管。

5）县级疾病预防控制机构或者儿童居住地承担预防接种工作的接种单位，根据托幼机构、学校对儿童入托、入学查验预防接种证的报告，发现未按照国家免疫规划受种的儿童，应会同托幼机构、学校督促其监护人在儿童入托、入学后及时到接种单位

补种。

6）预防接种证由儿童监护人长期保管。预防接种卡（簿）城市由接种单位保管，农村由乡级预防保健单位保管。预防接种卡（簿）的保管期限应在儿童满 7 周岁后再保存不少于 15 年。

（三）儿童预防接种信息卡的使用和管理

（1）儿童预防接种信息卡，是应用接种信息管理软件及数据库，以 IC 卡、磁卡、条形码等为储存或识别载体，通过计算机网络管理系统，实现儿童接种资料规范化、信息化管理。

（2）儿童预防接种信息卡系统，应按照国家基本技术标准，统一规划、统一接口、统一部署，实现依托网络，数据共享。

（3）儿童预防接种信息卡系统应达到标准统一、编码统一，具备网络查询功能，并在全省范围内实施。

（4）使用儿童预防接种信息卡的地区，不得以儿童预防接种信息卡替代预防接种证。可按照统一规定，每年将信息库中的接种资料以书面形式进行备份，逐步取代预防接种卡（簿）。

六、注射器材的管理

1. 注射器材的选择

用于预防接种的注射器材有自毁型注射器、普通一次性注射器、一次性蓝芯注射器，推广使用自毁型注射器。

2. 注射器材的计划和采购

省级疾病预防控制机构根据人口数、出生率、国家免疫规划疫苗免疫程序制订年度注射器材的品种、规格和数量等使用计划，并备用 10% 左右机动数，统一采购。

3. 注射器材的分发

省级疾病预防控制机构根据国家免疫规划疫苗使用计划，将注射器材随疫苗逐级分发，各级要做好注射器材的领发登记管理工作。

七、预防接种方法

（一）皮内接种法

1. 适用疫苗

卡介苗。

2. 注射部位

上臂三角肌外下缘皮内。

3. 操作方法

（1）家长抱紧儿童，露出儿童胳膊。

（2）用 1 ml 一次性注射器或一次性蓝芯注射器配 4.5 号针头吸取 1 人份疫苗，皮肤常规消毒，待乙醇干后，左手绷紧注射部位皮肤，右手持注射器，食指固定针管，针头斜面向上，与皮肤呈 10°～15°角刺入皮内。再用左手拇指固定针管，但不要接触针头部分，然后注入疫苗，使注射部位形成一个圆形皮丘，针管顺时针方向旋转 180°角后，拔出针头。勿按摩注射部位。

（二）皮下接种法

1. 适用疫苗

麻疹疫苗、乙脑疫苗、流脑疫苗、风疹疫苗。

2. 接种部位

上臂外侧三角肌下缘附着处皮肤。

3. 操作方法

（1）如在儿童左上臂接种，家长取坐位，儿童应坐于家长腿上；家长左臂抱紧儿童，使儿童头部靠在家长左肩部；将儿童右臂置于家长身后；家长用右臂固定儿童双腿，右手握住儿童左手，防止在接种过程中乱动。

（2）接种人员用 1 ml 注射器配上 5.5 号针头，吸取 1 人份疫苗后，皮肤常规消毒，绷紧皮肤，右手持注射器，食指固定针柄，针头斜面向上，与皮肤成 30°～40°角，快速刺入针头长度的 1/3～2/3，放松皮肤，左手固定针管，回抽无血，注入疫苗，快速拔出针头，用消毒干棉球稍加按压针眼部位。若有回血，应更换注射部位，重新注射。

（三）肌内接种法

1. 适用疫苗

百白破疫苗、白破疫苗、乙肝疫苗。

2. 接种部位

上臂外侧三角肌中部。

3. 操作方法

（1）家长取坐位，儿童应坐于家长腿上；家长左臂抱紧儿童，使儿童头部靠在家长左肩部；将儿童右臂置于家长身后；家长用右臂固定儿童双腿，右手握住儿童左手，防止在接种过程中乱动。大年龄儿童可取坐位或立位，注射侧的手叉腰。

（2）用适当规格的注射器吸取 1 人份疫苗，皮肤常规消毒，左手将三角肌绷紧，右手持注射器（以执毛笔式），与皮肤呈 90°角，快速刺入针头长度的 2/3，固定针管，放松皮肤，回抽无血，注入疫苗后快速拔出针头，用消毒干棉球稍加按压针眼部位。

（四）口服法

（1）用于口服脊灰疫苗和轮状病毒疫苗的接种。

（2）用消毒的药匙将脊灰疫苗送入儿童口中（液体疫苗可直接滴入），用凉开水送服咽下。

（3）月龄小的儿童，喂服脊灰疫苗时可将糖丸疫苗碾碎，放入药匙内，加少许凉开水溶解成糊状服用，或将糖丸疫苗溶于 5 ml 凉开水中，使其完全溶化口服咽下。

（4）口服疫苗时要看服下肚，如儿童服苗后吐出应先饮少量凉开水，休息片刻后再服。

第四节 预防接种异常反应与事故的报告及管理

一、预防接种异常反应的报告与处理

（一）疑似预防接种异常反应

疑似预防接种异常反应，是指在预防接种过程中或接种后发生的可能造成受种者机体组织器官、功能损害，且怀疑与预防接种有关的反应。

（二）报告

1. 报告内容

主要包括姓名、性别、年龄、儿童监护人姓名、住址、接种疫苗名称、剂次、接种时间、发生反应的时间和人数、主要临床特征、初步诊断和诊断单位、报告单位、报告人、报告时间等。

2. 报告程序及时限

（1）各级各类医疗机构、疾病预防控制机构和接种单位及其执行职务的人员在发现预防接种异常反应、疑似预防接种异常反应或者接到相关报告，应当及时向所在地的县级卫生行政部门、药品监督管理部门报告，并填写疑似预防接种异常反应报告卡。

（2）发现怀疑与预防接种有关的死亡、群体性反应或者引起公众高度关注的事件时，县级疾病预防控制机构和接种单位及其执行职务的人员应当在发现后2小时内，向所在地县级卫生行政部门和药品监督管理部门报告。

（3）接到报告的县级卫生行政部门、药品监督管理部门应当立即组织调查核实和处理，在接到与预防接种有关的死亡、群体性反应或者引起公众高度关注事件的报告时，应按规定的时限逐级向上一级卫生行政部门和药品监督管理部门报告。

（4）属于突发公共卫生事件的，按照应急条例的规定进行报告。

（三）调查

1. 调查的组织

接到报告后，县级卫生行政部门应当会同药品监督管理部门立即核实，组织调查。必要时，市级以上卫生行政部门和药品监督管理部门应给予指导或者参与调查。

卫生部门调查组原则上由临床、流行病、免疫规划、实验室检验等有关专业人员组成。

属于突发公共卫生事件的，按照应急条例的规定组织调查。

2. 调查步骤和内容

1）核实报告：根据报告内容，核实出现反应者的基本情况、主要临床表现、初步诊断、疫苗接种情况、发生反应的时间和人数等，完善相关资料，做好深入调查的准备工作。

2）现场调查和收集相关资料

（1）访视患者与临床检查：现场访视患者，并进行深入的调查和临床检查。主要了解患者的预防接种史、既往健康状况、家族史或变态反应史，调查初次发病时间与预防接种时间的关系，对患者进行临床检查，要掌握目前的主要症状和体征及有关的实验室检查结果、已采取的治疗措施和效果等相关资料。如病例已死亡，应当建议进行尸体解剖。

（2）收集预防接种相关信息：疫苗进货渠道、供货单位的资质证明、疫苗购销记录；疫苗运输条件和过程，观察目前疫苗贮存条件和冰箱温度记录、冰箱是否存放其他物品、疫苗送达基层接种单位前的贮存情况；接种疫苗的种类、生产单位、批号、出厂日期、有效期、来源、领取日期，同批号疫苗的感观性状。

接种服务组织形式、接种现场情况、接种时间和地点、接种单位和接种人员的资质。

接种实施情况，接种部位、途径、剂次和剂量，打开的疫苗何时用完；安全注射情况、注射器材的来源、注射操作是否规范。

接种同批次疫苗其他人员的反应情况，当地相关疾病的发病情况。

3. 分析与讨论

（1）分析资料：根据调查和收集的资料，分析出现的反应与预防接种在时间上的关联性、接种疫苗至出现反应平均间隔时间及趋势、报告发生率与可能的预期发生率的比较，判断反应是否与预防接种有关；如与预防接种无关，哪些是出现反应的可能原因。

（2）专家讨论：调查组成员应根据自己专业的特点，在专家组讨论时应充分发表意见，互相交流，逐步达成共识。专家组成员未经允许，不得以个人名义以任何方式对外公布调查结论。

4. 初步结论和建议

根据调查结果由调查组得出初步结论，并提出相应的建议。

5. 撰写调查报告

对出现死亡、严重残疾或者组织器官损伤、群体性反应或者引起公众高度关注的事件时，在调查结束后由调查组撰写调查报告。

调查报告应包括以下内容：

（1）对疑似预防接种异常反应的描述。

（2）对疑似预防接种异常反应病例的诊断、治疗及实验室检查。

（3）疑似预防接种异常反应发生后所采取的措施。

（4）疑似预防接种异常反应的原因分析。

（5）对疑似预防接种异常反应的初步判定及依据。

（6）撰写调查报告的人员、时间。

（四）预防接种异常反应判定

1）预防接种异常反应：预防接种异常反应，是指合格的疫苗在实施规范接种过程中或者实施规范接种后造成受种者机体组织器官、功能损害，相关各方均无过错的药品不良反应。

2）以下情形不属于预防接种异常反应

（1）因疫苗本身特性引起的接种后一般反应。

（2）因疫苗质量不合格给受种者造成的损害。

（3）因接种单位违反预防接种工作规范、免疫程序、疫苗使用指导原则、接种方案给受种者造成的损害。

（4）受种者在接种时正处于某种疾病的潜伏期或者前驱期，接种后偶合发病。

（5）受种者有疫苗说明书规定的接种禁忌，在接种前受种者或者其监护人未如实提供受种者的健康状况和接种禁忌等情况，接种后受种者原有疾病急性复发或者病情加重。

（6）因心理因素发生的个体或者群体的心因性反应。

3）与预防接种异常反应相关的诊断，应由县级以上预防接种异常反应诊断小组做出。

4）预防接种异常反应诊断存在争议时的处理

（1）接种单位或者受种方可以请求接种单位所在地的县级卫生行政部门处理。

（2）因预防接种导致受种者死亡、严重残疾或者群体性疑似预防接种异常反应，接种单位或者受种方请求县级卫生行政部门处理的，接到处理请求的卫生行政部门应当采取必要的应急处置措施，及时向本级人民政府报告，并移送上一级卫生行政部门处理。

5）预防接种异常反应的鉴定按照卫健委、国家药品监督管理局制订的《预防接种异常反应鉴定办法》规定执行。

6）任何医疗单位或个人均不得做出预防接种异常反应诊断。

（五）疑似预防接种异常反应的处置

1）发现疑似预防接种异常反应，应积极诊治。

2）预防接种异常反应的经济补偿

（1）因预防接种异常反应造成受种者死亡、严重残疾或者器官组织损伤的，应当给予一次性补偿。

（2）因接种第一类疫苗引起预防接种异常反应需要对受种者予以补偿的，补偿费用由省、自治区、直辖市人民政府财政部门在预防接种工作经费中安排。

（3）因接种第二类疫苗引起预防接种异常反应需要对受种者予以补偿的，补偿费用由相关的疫苗生产企业承担。

3）发生群体性反应或者有死亡发生的，按照应急条例有关规定处理。

二、其他与预防接种相关事件的报告和处理

（1）因疫苗质量不合格给受种者造成损害的，依照《中华人民共和国药品管理法》的有关规定处理。

（2）因接种单位违反预防接种工作规范、免疫程序、疫苗使用指导原则、接种方案给受种者造成损害的，依照《医疗事故处理条例》的有关规定处理。

（宋振鹏）